AF592216

TRAITÉ

DES

EXHUMATIONS JURIDIQUES,

ET

CONSIDÉRATIONS SUR LES CHANGEMENS PHYSIQUES QUE LES CADAVRES ÉPROUVENT EN SE POURRISSANT DANS LA TERRE, DANS L'EAU, DANS LES FOSSES D'AISANCE ET DANS LE FUMIER;

PAR M. ORFILA,

Professeur à la Faculté de Médecine de Paris; Membre de plusieurs Sociétés savantes nationales et étrangères;

ET PAR M. O. LESUEUR,

Docteur en Médecine, agrégé près la Faculté de Médecine de Paris, etc.

OUVRAGE ORNÉ DE CINQ PLANCHES, DONT QUATRE COLORIÉES.

TOME PREMIER.

PARIS,

BECHET JEUNE,

LIBRAIRE DE LA FACULTÉ DE MÉDECINE,

RUE DE L'ÉCOLE DE MÉDECINE, N° 4.

1831.

TRAITÉ

DES

EXHUMATIONS

JURIDIQUES.

Le mot *exhumation*, composé de *ex*, *de*, et de *humus*, *terre*, sert à désigner l'extraction d'un cadavre de sa sépulture. L'exhumation est dite *juridique* quand elle est ordonnée par un magistrat, dans le dessein de découvrir la cause de la mort d'un individu inhumé depuis un temps plus ou moins long. Ce sujet qui intéresse tant la médecine et les tribunaux, fera spécialement l'objet de notre travail ; nous ne croyons devoir nous occuper de la translation des cadavres d'une sépulture dans une autre, et de l'évacuation des cimetières et des caves sépulcrales, que d'une manière accessoire, et sous le rapport de l'hygiène publiqué. Voici le plan que nous nous proposons de suivre dans cet ouvrage, qui sera divisé en trois sections :

Ire Section. — Législation relative aux exhumations

juridiques. — Dangers dont elles peuvent être accompagnées. — Manière de les faire, et précautions à prendre pour éviter ces dangers.

IIe Section. — Changemens physiques éprouvés par les organes aux diverses époques où l'examen des cadavres peut être ordonné, soit que les corps aient été déposés dans la terre, dans l'eau, dans les fosses d'aisance ou dans le fumier (1).

IIIe Section. — Application à la médecine légale. — Utilité des exhumations pour éclairer les questions relatives à l'empoisonnement, aux blessures, à l'infanticide, à l'appréciation du sexe, de l'âge, de la taille, et à tout ce qui se rapporte à l'identité, etc. — Réfutation des auteurs qui ont considéré les exhumations juridiques, non-seulement comme inutiles, mais encore comme pouvant induire quelquefois les experts en erreur.

---

(1) Nous savons bien que le mot *exhumation* n'est plus applicable à des cadavres que l'on retire de l'eau, des fosses d'aisance ou du fumier; mais comme souvent les magistrats consultent les gens de l'art sur la cause de la mort d'individus dont les cadavres sont restés plus ou moins de temps dans ces milieux, nous avons pensé que notre travail serait d'une utilité plus générale, si nous comparions l'état de ces corps à celui des cadavres qui se pourrissent dans la terre.

SECTION PREMIÈRE.

De la législation relative aux exhumations juridiques ; des dangers dont elles peuvent être accompagnées, et des précautions à prendre pour éviter ces dangers.

ARTICLE PREMIER.

Législation relative aux exhumations juridiques.

Le législateur a prévu avec raison le cas où, sans motif, les tombeaux ou les sépultures seraient violés. Voici le texte précis de l'art. 360 du Code pénal :

« Sera puni d'un emprisonnement de trois mois à un an, et de seize francs à deux cents francs d'amende, quiconque se sera rendu coupable de violation de tombeaux ou de sépultures, sans préjudice des peines contre les crimes ou les délits qui seraient joints à celui-ci. »

Les morts ne peuvent donc être extraits de leur demeure que dans les cas où, dans l'intérêt de la société, les magistrats ordonnent leur exhumation pour mieux connaître les causes qui ont pu détruire la vie. Le désir d'apprécier la nature et l'étendue des lésions cadavériques pour éclairer le diagnostic, n'est pas un motif suffisant, aux yeux de la loi, pour autoriser les gens de l'art à faire des recherches sur des corps déjà ensevelis; et si dans le travail qui fait l'objet de ce livre, il nous a été permis d'exhumer des cadavres qui étaient enterrés depuis plusieurs mois ou depuis plusieurs années, c'est que tous ces cadavres ont été inhumés par nous, et pris parmi ceux qui, n'étant réclamés par personne, sont livrés aux élèves pour les travaux anatomiques. Il n'a pas été difficile de faire comprendre à l'autorité que des corps qui n'étaient pas destinés à recevoir de sépulture, pouvaient, sans inconvénient, être déposés par nous dans la terre pour en être extraits plus tard et servir à des études qui ne seraient peut-être pas sans intérêt.

ARTICLE II.

Des dangers dont les exhumations peuvent être accompagnées.

Les auteurs sont tellement remplis d'observations tendant à prouver combien il peut être nuisible à la santé d'exhumer des cadavres, qu'il serait difficile de ne pas reconnaître qu'au moins, dans certains cas, ces opérations peuvent être accompagnées de quelque danger. Il nous semble cependant que les médecins qui ont écrit sur ce sujet ont singulièrement exagéré ces dangers, comme on pourra en juger par l'exposition des faits suivans :

1°. On lit dans Ramazzini qu'un fossoyeur nommé Piston avait inhumé un jeune homme bien habillé et avec une chaussure neuve : quelques jours après, trouvant, vers le midi, les portes du temple ouvertes, il alla à son tombeau, dérangea la pierre qui le fermait, y descendit, et, voulant ôter les souliers du cadavre, il tomba mort, et fut ainsi puni d'avoir violé ce lieu sacré. (*Maladies des Artisans*, p. 205, année 1777.)

2°. Vicq-d'Azyr rapporte qu'à Riom en Auvergne on remua la terre d'un ancien cimetière dans le dessein d'embellir la ville. Peu de temps après, on vit naître une maladie épidémique qui enleva un grand nombre de personnes, particulièrement dans le peuple, et la mortalité se fit surtout sentir aux environs du cimetière. Le même événement avait causé, six ans auparavant, une épidémie dans une petite ville de la même province, appelée Ambert. Une pareille suite de faits ne laisse aucun doute sur l'infection que peuvent causer les exhalaisons des cadavres. (*Essais sur les lieux et les dangers des sépultures*, p. 113.)

3°. On trouve encore dans le même auteur que *Pennicher*, dans son *Traité sur les embaumemens*, dit que la vapeur d'un tombeau causa à un malheureux fossoyeur une fièvre maligne. (GOCKEL, cent. 11, observ. 33.) On a vu un fait pareil à Breslau en 1719. (VICQ-D'AZYR, ouvr. cité, p. 117.)

4°. D'après Haller, une église aurait été infectée par les exhalaisons d'un seul cadavre, douze ans après sa sépulture ; ce cadavre répandit une maladie très-dangereuse dans un couvent entier. (VICQ-D'AZYR, ouvr. cité, p. 117.)

5°. Raulin raconte qu'en 1744 la ville de Lectoure fut affligée d'une maladie populaire qui fit périr près d'un tiers de ses habitans : on en attribua la cause à un vieux cimetière où l'on avait fait des travaux profonds. Il dit, à la page suivante, que plusieurs enfans jouaient avec le cadavre d'un pendu qui était mort depuis peu de mois ; le plus hardi d'entre eux frappa d'un coup de poing la poitrine nue de ce cadavre ; il en jaillit une liqueur si corrosive que celle qui toucha le bras de ce misérable enfant y fit une excoriation si terrible, qu'on eut de la peine d'empêcher que ce bras ne se gangrénât. (*Observations de médecine*, *par* JOSEPH RAULIN, p. 390, année 1754.)

6°. En 1744, trois hommes moururent dans le caveau d'une église de Montpellier ; le quatrième ne dut son salut qu'à la fuite la plus prompte, et encore éprouva-t-il des vertiges, des lypothimies, etc., qui mirent sa vie en danger. Ses vêtemens et toute sa personne exhalèrent pendant plusieurs jours une odeur cadavéreuse. (HAGUENOT, *Mémoire* lu à la société de Montpellier en décembre 1746.)

7°. Un général de Carthage ayant fait ouvrir un lieu de sépulture, devant une petite ville de Sicile, pour y faire des retranchemens, la peste se mit dans son armée. (NAVIER, *Réflexions sur les dangers des exhumations*, année 1775, p. 9.)

8°. Un fossoyeur, creusant une fosse dans l'église de

Saint-Alpin d'Amsterdam, y trouva un corps presque dans son entier, quoique inhumé depuis long-temps. Il l'entama d'un coup de hoyau, et fut frappé sur-le-champ de l'odeur infecte de ce cadavre; il tomba malade et mourut dans les vingt-quatre heures. (*Ibid.*, p. 20.)

9°. On avait enlevé, pendant l'hiver de 1749, tous les bancs de l'église de Saint-Eustache de Paris, pour creuser et construire des caveaux. Les corps morts que l'on rencontra dans la fouille du terrain, furent exhumés et transférés pour la plupart derrière l'œuvre. Ceux qu'on devait enterrer dans l'église furent déposés dans un caveau particulier, situé sous les charniers, et ce caveau n'avait point été ouvert depuis fort long-temps. Le 7 mars suivant, les enfans qui étaient au catéchisme tombèrent presque tous en syncope ou en faiblesse dans le même temps. Le dimanche suivant, même accident arriva à une vingtaine d'enfans et autres personnes de tout âge. La semaine suivante, le même événement arriva à Sainte-Périne, d'où l'on avait exhumé des cadavres pour y construire une manufacture de rubans, où l'on faisait travailler de jeunes filles. (*Ibid.*, page 19, *observation rapportée par* MALOUIN.)

10°. Le 20 avril 1773, on creusa à Saulieu, dans la nef de l'église de Saint-Saturnin, une fosse pour une femme morte de fièvre putride. Les fossoyeurs découvrirent le cercueil d'un corps enterré le 3 mars précédent. En descendant dans la fosse le cadavre de la femme, la bière s'entr'ouvrit, ainsi que le cercueil dont on vient de parler, et il se répandit sur-le-champ une odeur si fétide, que tous les assistans furent forcés de sortir. De cent vingt jeunes gens des deux sexes que l'on préparait à la première communion, cent quatorze tombèrent dangereusement malades, ainsi que le curé et le vicaire, les fossoyeurs et plus de soixante-dix autres personnes, dont il en est mort dix-huit, y compris le curé et le vicaire qui ont été enterrés des premiers. (MARET, *Journal encyclopédique*, septembre 1773, et NAVIER, ouvrage cité, p. 5.)

11°. L'abbé *Rozier* dit qu'un particulier de Marseille fit ouvrir des fosses pour planter des arbres dans un endroit où, trente ans auparavant, lors de la peste, on avait enterré un grand nombre de cadavres. A peine eut-on donné quelques coups de bêche, que trois des ouvriers furent subitement suffoqués, sans qu'on pût les rappeler à la vie. (*Observations physiques*, année 1773, tome 1er, page 109.)

12°. Le 15 janvier 1772, au rapport du P. Cotte, prêtre de l'Oratoire, un fossoyeur, creusant une fosse dans le cimetière de Montmorency, donna un coup de bêche sur un cadavre enterré un an auparavant; il sortit une vapeur infecte qui le fit frissonner, et lui fit dresser les cheveux sur la tête. Comme il s'appuyait sur sa bêche pour fermer l'ouverture qu'il venait de faire, il tomba mort, et les secours qu'on lui donna furent inutiles. (*Ibid.*, p. 109.)

13°. Le seigneur d'un village situé à deux lieues de cette ville mourut d'une fièvre putride le 15 décembre 1773. On voulut lui préparer une fosse distinguée dans l'église. Pour cet effet, on remua plusieurs cadavres, et l'on déplaça le cercueil d'une de ses parentes enterrée au mois de février précédent. L'infection se répandit aussitôt dans l'église; ce qui n'empêcha pas de continuer la cérémonie, comme s'il eût été plus essentiel d'enterrer promptement un mort, que de fuir les coups meurtriers de l'épidémie, en abandonnant et l'église et le cadavre pour quelques jours. Aussi ceux qui assistèrent à ces obsèques payèrent-ils cher leur obstination imprudente. Quinze d'entre eux moururent en huit jours de temps : de ce nombre furent quatre malheureux paysans qui avaient levé la tombe, préparé la fosse, et remué les cercueils. Six curés assistant à cette révoltante cérémonie, ont aussi manqué de périr. (*Gazette de santé* du 10 février 1774.)

14° On lit dans le *Recueil de pièces* concernant les exhumations faites dans l'église de Saint-Éloi de Dunkerque (Paris, 1783), que de deux jeunes gens que la curiosité avait conduits au lieu de l'exhumation, un fut affecté d'une douleur violente de la tête; bientôt la petite-vérole se déclara, et il mourut. Dans le nombre des cadavres auxquels il s'était arrêté, plusieurs étaient infectés de petite-vérole confluente. Un ouvrier périt d'un autre genre d'imprudence : il se jouait avec les débris des cadavres, et croyait trouver dans le vin un spécifique suffisant. (Page 73.)

Les divers accidens dont nous venons de parler ont tellement effrayé les auteurs de médecine légale, que plusieurs d'entre eux n'ont pas hésité à établir que le médecin pourrait refuser son ministère lorsqu'il s'agirait d'un rapport sur un cas d'exhumation faite long-temps après la mort. Voici comment s'exprime M. Fodéré : « Les effets de la mort, manifestés aussitôt que l'action vitale a cessé, augmentent en raison du temps qui s'est écoulé depuis cette cessation, et suivant la nature de la maladie et de la lésion sous lesquelles l'individu a succombé; bientôt tout est confondu ; et, sans compter que lorsque la putréfaction est avancée, *les gens de l'art ne peuvent être obligés à un examen qui serait autant dangereux pour leur vie* qu'inutile pour les éclaircissemens qu'on veut obtenir, il est telles causes de mort et telles lésions qu'il est impossible de distinguer alors d'avec les phénomènes inhérens à l'état cadavérique : tels sont les douleurs et spasmes, les coups de sang à la tête ou à la poitrine, les commotions, l'étranglement et les divers genres de suffocation, l'empoisonnement, etc. » (*Traité de médecine légale*, tom. 3, pag. 71, année 1813). On lit encore dans la première édition de l'ouvrage du même auteur (p. 28) : « Et si le cadavre exhale déjà une mauvaise odeur, l'homme de l'art peut *se refuser à en approcher*; car on ne peut l'obliger à une opération qui deviendrait non-seulement inutile en grande partie, mais encore qui pourrait être nuisible à sa santé. »

Les observations qui précèdent ne nous semblent pas *toutes* propres à prouver les dangers des exhumations : il en est en effet qui paraissent apocryphes; d'autres offrent des détails évidemment exagérés, et les accidens graves qui y sont mentionnés ne sauraient être attribués aux exhalaisons putrides. Comment supposer en effet une action aussi malfaisante aux émanations dégagées par un cadavre enterré dans une fosse particulière, lorsque, dans notre travail, ni les fossoyeurs, ni deux ou trois élèves qui nous assistaient, ni nous-même, nous n'avons jamais éprouvé d'incommodité notable, quoique les exhumations aient été nombreuses et faites sans prendre aucune précaution, aux diverses époques de la putréfaction, et souvent au milieu des plus grandes chaleurs? Nous sommes loin de contester les effets nuisibles d'un amas de cadavres en putréfaction, des cimetières dans lesquels on ferait des fouilles pour opérer la translation de plusieurs corps; nous accorderons encore qu'il peut y avoir du danger à descendre dans une fosse commune pour exhumer un cadavre; mais nous ne saurions admettre ce danger dans le cas d'une exhumation partielle faite dans une fosse particulière : tout au plus les fossoyeurs et les assistans éprouveront-ils de très-légères incommodités, lors même qu'ils n'auront fait usage d'aucune des précautions propres à corriger les mauvais effets des exhalaisons putrides. Il en sera de même des gens de l'art, qui seront obligés d'ouvrir les cadavres et d'examiner pendant plusieurs heures leurs organes. Cette proposition ne nous paraît devoir souffrir d'exception que dans les cas, fort rares, où les médecins et les personnes chargées de pareils travaux seraient considérablement affaiblis par des maladies antécédentes qui les prédisposeraient à en contracter de nouvelles, ou bien lorsque la décomposition des corps étant encore peu avancée, et l'abdomen considérablement tuméfié, on percerait maladroitement celui-ci, et on s'obstinerait à respirer, pendant un certain temps, le gaz méphitique qui se dégagerait par l'ouverture. Nous réfutons donc ces auteurs qui, à l'exemple de M. Fodéré, ont pensé que les gens de l'art pouvaient refuser de faire une exhumation juridique, sous prétexte qu'ils exposaient leur vie; nous le ferons avec d'autant plus de raison qu'il ne nous sera pas difficile d'établir dans la troisième section de cet ouvrage, que ces exhumations, loin d'être inutiles, comme ils l'ont avancé, peuvent, dans beaucoup de cas, servir à prouver que la mort des individus est le résultat d'une violence extérieure, d'un empoisonnement, etc.

Nous irons même plus loin; nous sommes persuadé que dans un certain nombre de cas d'exhumations de plusieurs cadavres, et de fouilles dans les caves sépulcrales, on a attribué aux exhalaisons putrides, des fièvres et des maladies épidémiques qui devaient nécessairement reconnaître une toute autre cause. Parmi les faits nombreux qui appuient cette manière de voir, nous citerons les exhumations du cimetière et de l'église des Saints-Innocens de Paris, et les observations consignées par M. Parent-Duchâtelet dans un rapport sur l'enlèvement et l'emploi des chevaux morts.

1° Les exhumations du cimetière et de l'église des Innocens eurent lieu du mois de décembre 1785 jusqu'au mois de mai 1786, du mois de décembre de la même année au mois de février 1787, et *du mois d'août* au mois d'octobre suivant. Il y avait déjà près de six ans que l'on n'enterrait plus les morts dans le cimetière, tandis qu'aucune interruption n'avait eu lieu pour les cérémonies funéraires dans l'église. C'est dans le sein de la tranquillité et du calme, dit *Thouret*, qu'ont été terminées les opérations dont nous avons à rendre compte, et qui ayant été reprises à différentes époques, et continuées constamment chaque fois le jour et la nuit, ont eu plus de dix mois de durée. Pendant cette longue suite de travaux, une couche de huit à dix pieds de terre infectée pour la plus grande partie, soit des débris des cadavres, soit par les immondices des maisons voisines, a été enlevée de toute la surface du cimetière et de l'église, sur une étendue *de deux mille toises carrées;* plus de *quatre-vingts* caveaux funéraires ont été ouverts et fouillés; *quarante* à *cinquante* des fosses communes ont été creusées à huit et dix pieds de profondeur, quelques-unes *jusqu'au fond*, et plus de *quinze* à *vingt mille* cadavres appartenant à toutes sortes d'époques, ont été exhumés avec leurs bières. Exécutées principalement pendant l'hiver, et ayant eu aussi lieu en grande partie dans *les temps des plus grandes chaleurs;* commencées d'abord avec tous les soins possibles, avec toutes les précautions connues, et *continuées presque en entier, sans en employer pour ainsi dire aucune; nul danger ne s'est manifesté pendant le cours de ces opérations.* (*Rapport sur les exhumations du cimetière et de l'église des Saints-Innocens*, par M. Thouret, p. 10, année 1789.)

Objectera-t-on que depuis plusieurs années on n'enterrait plus les cadavres dans ces lieux, et que déjà la décomposition putride avait atteint cette période où il ne se dégage presque plus d'émanations fétides et nuisibles? D'ailleurs, dira-t-on, les cadavres avaient éprouvé, dans le cimetière des Innocens, une transformation en *gras* qui rendait leur action sur l'économie animale beaucoup moins intense, pour ne pas dire nulle. Il est vrai que ceux de ces corps qui s'étaient transformés en *gras* dans ce cimetière ne devaient exhaler que peu ou point d'odeur malfaisante; mais n'avons-nous pas dit que pendant les six années qui avaient précédé les travaux, on n'avait pas cessé d'inhumer dans l'église des Saints-Innocens? dès-lors ne devait-on pas extraire des caves des cadavres *non encore transformés en gras et en pleine putréfaction?* « On remarquait, dit Thouret, toutes les nuances de la destruction, toutes les métamorphoses de la mort rassemblées, depuis le corps qui se *dissout* et se *putréfie*, jusqu'à ceux plus privilégiés qui se changent en momies sèches et fibreuses. » (Page 16.)

Du reste, les détails suivans, extraits d'un Mémoire de Fourcroy, confirment pleinement notre manière de voir. Curieux d'avoir des renseignemens positifs sur les altérations qu'éprouvent les cadavres que l'on jette dans les fosses communes, ce savant célèbre interrogea à plusieurs reprises un grand nombre de fossoyeurs du cimetière des Saints-Innocens, qui lui apprirent qu'ils n'étaient exposés à un véritable danger que dans la *première période* de la décomposition des corps, c'est-à-dire quelques jours après leur inhumation, lorsque le ventre, après avoir été distendu par des gaz, se déchire aux environs de l'anneau, et quelquefois autour du nombril; il s'écoule alors par ces ouvertures un fluide sanieux, brunâtre, d'une odeur très-fétide, et il se dégage en même temps un fluide élastique très-méphitique, et dont on doit redouter les dangereux effets. Il est arrivé plusieurs fois dans des fouilles de cimetière, que la pioche ayant ouvert ainsi le bas-ventre, le gaz qui s'en est élevé a frappé subitement d'apoplexie les ouvriers employés à ce travail : telle est la cause des malheurs arrivés dans les cimetières. On conçoit que la même rupture du bas-ventre et le dégagement du gaz très-méphitique ayant lieu dans les caveaux comme dans la terre, ce fluide élastique, comprimé dans ces souterrains, peut exposer à des accidens terribles les personnes qui y descendent imprudemment; on conçoit aussi, d'après cela, la cause de la mort des Balsagettes dans le caveau de Saulieu.

Après s'être demandé quelle peut être la nature de ce gaz délétère, qu'il croit formé d'hydrogène sulfuré et phosphoré, d'azote et d'une vapeur animale délétère, Fourcroy continue en ces termes : « Les hommes occupés au travail des cimetières reconnaissent *tous* qu'il n'y a de réellement dangereux pour eux que la *vapeur qui se dégage du bas-ventre* des cadavres, lorsque cette cavité se rompt. Ils ont encore observé que cette vapeur ne les frappe pas toujours d'asphyxie; que s'ils sont éloignés du cadavre qui la répand, elle ne leur donne qu'un léger vertige, un sentiment de malaise et de défaillance, des nausées; ces accidens durent plusieurs heures; ils sont suivis de perte d'appétit, de faiblesse et de tremblement : tous ces effets annoncent un poison subtil qui *ne se développe heureusement* que dans une des premières époques de la décomposition des corps. » (*Mémoire sur les différens états des cadavres trouvés dans les fouilles du cimetière des Innocens, en* 1786 *et* 1787, lu par Fourcroy à l'Académie royale des Sciences, les 20 et 28 mai 1789.)

2°. Les observations consignées par M. Parent-Duchâtelet dans un travail demandé par M. Delavau, alors préfet de police, au conseil de salubrité, viennent merveilleusement à l'appui de la proposition que nous cherchons à prouver. Les clos d'écarrissage de Montfaucon, dit le rapporteur, exhalent l'odeur la plus infecte (1). Qu'on se figure ce que peut produire la décomposition putride de monceaux de chairs et d'intestins abandonnés, pendant des semaines ou des mois, en plein air et à l'ardeur du soleil, à la putréfaction spontanée; qu'on y ajoute, par la pensée, la nature des gaz qui peuvent sortir de monceaux de carcasses qui restent garnies de beaucoup de parties molles; qu'on y joigne les émanations que fournit un terrain qui, pendant des années, a été imbibé de sang et de liquides animaux, celles qui proviennent de ce sang lui-même, qui, dans l'un et dans l'autre clos, reste sur le pavé sans pouvoir s'écouler; celles enfin des ruisseaux des boyauderies et des séchoirs du voisinage; que l'on multiplie, autant que l'on voudra, les

---

(1) La voirie de Montfaucon est un emplacement destiné aux opérations de l'écarrissage, et où il y a environ 12,775 chevaux d'abattus, de dépouillés et de dépecés tous les ans.

degrés de la *puanteur*, et l'on n'aura qu'une faible idée de l'odeur *repoussante* qui sort de ce cloaque, le plus infect qu'il soit possible d'imaginer! . . . . . .

Eh bien! ni les maîtres écarrisseurs ni les ouvriers ne sont jamais malades; et si vous les interrogez, ils vous diront que les émanations qu'ils respirent contribuent à leur bonne santé. Déjà, dans un rapport fait en 1810 par MM. Deyeux, Parmentier et Pariset, il y est parlé de la surprise que causa la brillante santé de la femme et des cinq enfans du nommé Fiard, qui travaillaient toute l'année dans leur clos, et couchaient dans le lieu même, où il fut impossible aux membres de la commission de pénétrer, à cause de l'excessive infection qui s'en exhalait. On sait également que la plupart des écarrisseurs meurent dans un âge fort avancé, et presque toujours exempts des infirmités de la vieillesse. Bien plus, on a remarqué que dans l'épidémie de Pantin et de la Villette, pas un seul ouvrier du clos de Montfaucon n'en fut affecté, privilége qui paraît leur avoir été commun avec les femmes qui confectionnent la poudrette dans le voisinage.

On dira peut-être que ces ouvriers, nés pour ainsi dire dans le métier d'écarrisseur, et tous issus de parens qui l'ont exercé, ont perdu la faculté d'être influencés par les émanations putrides qui conservent sur les autres toute leur activité. Nous répondrons à cette objection par les faits suivans: les étrangers qui viennent tous les jours au clos, et qui y restent souvent longtemps, n'en sont point incommodés. On n'a jamais remarqué que les ouvriers étrangers que l'on était quelquefois obligé de prendre pour des travaux extraordinaires, n'étaient pas plus susceptibles que les autres de contracter des maladies. Les carriers, les plâtriers, les cabaretiers et les gargotiers qui sont au voisinage de la voirie de Montfaucon n'en éprouvent aucune influence fâcheuse. On lit encore dans le rapport de la commission de 1810, qu'elle resta convaincue que les maladies diverses dont avaient été affectés les ouvriers de la verrerie tenaient à d'autres causes qu'aux émanations du clos d'écarrissage de la gare.

Plusieurs observations fort curieuses, ajoute M. Parent-Duchatelet, appuient d'ailleurs ce que nous venons de dire du peu d'influence que peut avoir l'habitude sur l'action négative des émanations putrides, par rapport à la santé de ceux qui y sont exposés. On fait tous les ans à Paris, au cimetière du Père Lachaise, près de deux cents exhumations, pour transporter dans des terrains acquis par les familles, ou dans des sépultures convenables, les corps qui ont été provisoirement déposés dans des fosses particulières. Ces exhumations se pratiquent à toutes les époques de l'année, deux, trois ou quatre mois après la mort, souvent même beaucoup plus tard. On conçoit que la putréfaction est alors dans toute son activité, et cependant on n'a point encore remarqué que le moindre accident soit arrivé aux fossoyeurs chargés de ces travaux, qui sont d'autant plus pénibles, et qui devraient être d'autant plus dangereux, qu'ils les obligent de respirer dans la fosse même les émanations qui ont été renfermées pendant long-temps dans un étroit espace, et qui proviennent d'individus qui ont succombé à des maladies de nature différente. — Ne sait-on pas aussi que les ouvriers boyaudiers jouissent de la santé la plus brillante, quoiqu'ils vivent dans une atmosphère infecte? Enfin, n'est-il pas certain que les maladies charbonneuses et la pustule maligne n'attaquent que bien rarement les écarrisseurs, quoiqu'ils se livrent à leurs travaux sans prendre aucune précaution?

ARTICLE III.

De la manière de faire les exhumations juridiques, et des précautions à prendre pour éviter les dangers qui peuvent les accompagner.

Il importe de distinguer le cas où il s'agit simplement d'extraire un cadavre d'une fosse particulière, de celui qui a pour objet l'évacuation des cimetières et des caves sépulcrales, ou l'extraction d'un cadavre d'une fosse commune.

A. *Exhumation d'un cadavre enterré dans une fosse particulière.*

Quoiqu'il n'y ait en général aucun danger à exhumer un cadavre enterré dans une fosse particulière, nous croyons devoir conseiller un certain nombre de précautions qui rendent l'opération moins désagréable (1). 1° On choisira le matin de préférence, surtout dans les saisons chaudes, d'abord parce qu'il sera quelquefois nécessaire de prolonger pendant plusieurs heures l'examen du cadavre, et que d'ailleurs les corps inhumés depuis quelques mois peuvent se gonfler et éprouver d'autres changemens, beaucoup plus promptement au milieu du jour, lorsque la température est élevée, que dans la matinée; il est également certain que l'impression désagréable produite par les émanations sur l'organe de l'odorat, est plus marquée pendant la chaleur. 2° On emploiera deux ou trois fossoyeurs afin que l'exhumation soit faite promptement, et on *pourra* arroser de temps en temps les parties de la fosse déjà creusées, avec deux ou trois onces d'une faible dissolution de chlorure de chaux; les fossoyeurs sont tellement habitués aux odeurs qu'exhalent les cadavres en putréfaction, et redoutent tellement peu les effets de ces exhalaisons, que dans les nombreuses exhumations dont nous les avons chargés, ils n'ont jamais eu recours à cette liqueur désinfectante: nous-même qui assistions à ces opérations, nous n'avons jamais senti la nécessité d'en faire usage. On doit déjà pressentir que nous regarderons au moins comme inutiles deux précautions indiquées par les auteurs, et qui consistent à garnir la bouche et les narines des ouvriers d'un mouchoir

(1) On ne procédera que d'après l'ordre d'un magistrat, et en présence d'un juge d'instruction ou de tout autre fonctionnaire délégué à cet effet.

trempé dans du vinaigre, et à jeter plusieurs livres de dissolution de chlorure de chaux sur le cercueil, aussitôt qu'on aurait creusé assez pour l'apercevoir : cet arrosement doit même être rejeté comme nuisible dans beaucoup de cas ; en effet, lorsque la bière a été brisée, défoncée, la liqueur dont il s'agit, pénétrera dans son intérieur, et agira sur le corps dont elle pourra altérer les tissus, comme nous le dirons plus bas. Tout ce que nous pouvons conseiller en pareil cas, et seulement lorsque l'odeur putride est très-désagréable, c'est de jeter au fond de la fosse et sur la partie de la bière encore entière, trois ou quatre onces de dissolution de chlorure de chaux ou de soude (1). Dans aucun cas la bière ni le corps ne seront plongés dans une dissolution de ces chlorures; il ne faudra même pas répandre quelques verres de cette liqueur à la surface du cadavre : si l'on veut neutraliser *momentanément* (2) l'odeur désagréable qui s'exhale, on versera çà et là sur la table ou gît le cadavre, et à côté de lui, deux ou trois onces de dissolution de chlorure, qui agira à peu près avec la même énergie que si elle eût été portée sur le corps, et qui n'offrira pas les inconvéniens qui résultent

(1) Cette dissolution pourra être préparée avec une once de chlorure et deux pintes d'eau.

(2) Nous disons *momentanément*, parce qu'en effet l'action désinfectante des chlorures est limitée à un temps qui n'est pas très-long, et l'on est obligé de revenir souvent à l'emploi de ces préparations, pour peu que l'examen du cadavre se prolonge.

de son contact avec la peau et nos organes. Ces inconvéniens, sont *a* d'être presque intantanément décomposée par l'acide carbonique et de donner naissance, quand on s'est servi de chlorure de chaux, à du sous-carbonate de chaux blanc qui s'applique sur les tissus et les recouvre d'une couche blanche qui ne permet plus de bien les étudier; *b* d'altérer promptement ces mêmes tissus, de manière à changer leur consistance, leur couleur : ainsi les muscles qui sont d'un rouge tirant légèrement sur le livide, blanchissent, puis deviennent plus livides, verdâtres et plus mous par leur contact avec le chlorure de chaux; les chlorures de soude et de potasse attaquent aussi les organes, mais plus lentement que celui de chaux, et ne déposent jamais de sous-carbonate de chaux, quoiqu'ils communiquent d'abord une teinte blanchâtre aux muscles. 3° On retirera le cadavre du cercueil et on commencera les recherches immédiatement après; on observe en effet, surtout en été et lorsque la putréfaction n'est pas encore très-avancée, que les corps qui restent pendant plusieurs heures en contact avec l'air, se tuméfient, se colorent, et éprouvent des altérations qui seraient propres à induire l'expert en erreur.

B. *Évacuation des cimetières et des caves sépulcrales.*

Tandis que, lors d'une exhumation juridique, les gens de l'art sont obligés de procéder à l'opération aussitôt qu'ils sont requis, ils peuvent au contraire différer les travaux, et attendre la saison la plus favorable quand il s'agit de fouiller et d'évacuer des cimetières et des caves sépulcrales dans l'intention d'assainir les environs. On ne procédera donc que lorsque la température ne sera pas trop élevée, et l'on suspendra l'opération pendant quelque temps si l'atmosphère devient trop chaude et humide, et surtout si le vent souffle du sud; les époques les plus convenables dans nos climats, sont la fin de l'hiver et le commencement du printemps. On emploiera un nombre d'ouvriers suffisant pour que les travaux puissent être promptement exécutés, et pour peu que les fossoyeurs soient incommodés, on les remplacera par d'autres qui à leur tour pourront céder la place aux premiers: leurs vêtemens seront exposés à l'air à la fin de la journée, et ne serviront que le surlendemain. Ceux des ouvriers qui descendront dans les caves sépulcrales, ou qui lèveront une pierre à chacune des extrémités de ces caves pour pratiquer des ouvertures destinées à renouveler l'air, auront la bouche et les narines garnies d'un mouchoir trempé dans du vinaigre; et s'il est utile qu'ils aient bu modérément du vin, il importe qu'ils ne soient pas ivres, parce que l'affaissement qui accompagne le plus souvent cet état semble favoriser l'action délétère des émanations putrides. On évitera aussi que ces fossoyeurs ne se tiennent long-temps courbés en avant, la face rapprochée du sol, et pour cela on fera plutôt usage de bêches et de longues pinces de fer, que de pioches et d'autres instrumens peu longs.

Avant de commencer les travaux il ne sera pas inutile de sonder le terrain dans plusieurs endroits pour s'assurer du degré de putréfaction des corps, car il peut se faire que dans une portion du même cimetière, la décomposition ait atteint le dernier terme, tandis qu'elle ne sera pas trop avancée dans une autre partie : or, on conçoit que, dans le premier cas, il n'y ait presque aucune précaution à prendre. Toutefois ces fouilles ne doivent pas être trop multipliées, et l'on ne doit en commencer une nouvelle qu'après avoir comblé avec de la terre celle que l'on vient de faire. Qu'il s'agisse de ces travaux préparatoires, ou que déjà l'on creuse sur toute la surface du cimetière pour extraire les corps, on arrosera de temps en temps le terrain avec la dissolution de chlorure de chaux précédemment indiquée; on pourra n'enlever d'abord qu'un demi-pied de terre sur toute la surface, laisser cette nouvelle couche de terrain en contact avec l'air pendant quelques heures après l'avoir arrosée avec le chlorure, puis enlever un second demi-pied de terre, et agir de même jusqu'à ce que l'on soit arrivé à la profondeur voulue.

Les cercueils non endommagés seront placés en entier et avec soin sur des tombereaux destinés à les transporter; les autres, ceux qui auront été disjoints, enfoncés ou brisés, exhaleront peut-être une odeur infecte, et devront être arrosés avec une dissolution de chlorure avant de les placer sur les tombereaux : ceux-ci seront couverts d'une toile imprégnée d'eau vinaigrée, et lorsque les cadavres ne seront pas encore entièrement pourris, on aura soin de les placer dans des caisses bien goudronnées et munies d'un couvert. Les débris des cercueils seront brûlés sur une grille, d'abord à l'aide de fagots ou de charbon de terre, puis ils serviront eux-mêmes à entretenir la combustion. S'il y a à transporter des ossemens mêlés de terre, il faudra emporter le tout plutôt que de passer à la claie pour séparer les petits os; en effet, cette ventilation, dans un terrain infecté, pourrait être nuisible.

S'il s'agit de l'exhumation dans des caves *sépulcrales* situées dans les églises ou ailleurs, après avoir établi des courans d'air en ouvrant les portes et les croisées, et avoir percé une ouverture à une des extrémités de la cave, on arrosera le sol avec la dissolution de chlorure de chaux, et on s'éloignera pendant plusieurs heures. Alors on s'occupera de renouveler l'air de ces caves. On a d'abord proposé d'allumer du feu dans un fourneau disposé sur une grille placée elle-même sur l'ouverture déjà mentionnée. A l'aide de ce ventilateur, l'air du souterrain sera bientôt renouvelé; mais il est préférable de recourir à la manche à air. (*Voyez* planche 1.) Cette manche consiste tout simplement en une toile de forme cylindrique, longue de plusieurs toises, offrant un grand nombre de cerceaux que l'on place de deux pieds en deux pieds pour empêcher l'affaissement de la manche sur elle-même. Une des extrémités de cette manche *X* étant introduite dans la cave sépulcrale *Q* dont on veut renouveler l'air, l'autre extrémité *D* vient se rendre dans le cendrier d'un fourneau *E* où l'on allume le charbon; et l'on conçoit que celui-ci ne puisse pas brûler sans qu'il se fasse une aspiration telle de l'air du sépulcre, qu'il suffira de très-peu de temps pour le renouveler en entier. Voici du reste la désignation des diverses parties qui composent cet appareil.

A Manche à air servant à renouveler l'air, et dont l'ouverture se trouve du côté du vent.

B Manche pliée. De deux pieds en deux pieds se trouvent des cerceaux.

C Porte pour jeter le charbon.

D Tube en tôle recouvrant la manche à air, et servant à porter l'air du sépulcre dans le cendrier.

E Fourneau où l'on allume le charbon.

Q Sépulcre.

Quel que soit le moyen employé pour renouveler l'air d'un de ces caveaux, avant d'y faire descendre les fossoyeurs, on s'assurera qu'une bougie allumée, plongée jusqu'au fond, continue à y brûler; si elle s'éteignait, il faudrait encore différer les travaux de quelques heures, et insister sur l'emploi des moyens prescrits. Les premiers ouvriers qui pénétreront dans ces caveaux auront la bouche et les narines garnies d'un mouchoir trempé dans de l'eau vinaigrée; ils seront suspendus à une corde qui passera sous les aisselles, et munis d'une sonnette à l'aide de laquelle ils avertiront qu'il est temps de les retirer.

Les travaux une fois terminés, on comblera les vides des cimetières avec la terre qui avait été remuée, et on arrosera avec la dissolution de chlorure; quant aux caves, on les fermera après les avoir également arrosées. L'emploi réitéré de ce chlorure, pendant quelques jours, permettra d'habiter peu de temps après les cimetières et autres lieux naguère infectés par des exhalaisons fétides.

Nous ne terminerons pas ce chapitre sans indiquer les précautions que devront prendre les individus qui habitent dans le voisinage des lieux où se font les exhumations. Ces précautions consistent à fermer les portes et les fenêtres qui donneront du côté de ces lieux, à répandre en été, sur le sol des jardins ou des rues qui avoisinent les habitations, quelques onces de dissolution de chlorure, et à faire de temps à autre des fumigations aromatiques, qui auront au moins l'avantage de masquer l'odeur fétide des cadavres.

Extraction d'un cadavre d'une fosse commune.

On agira comme il vient d'être dit à l'occasion de l'évacuation des caves sépulcrales.

SECTION II.

Des changemens physiques éprouvés par les organes aux diverses époques où l'examen des cadavres peut être ordonné, soit que les corps aient été déposés dans la terre, dans l'eau, dans les fosses d'aisance ou dans le fumier.

Cette section se composera de six chapitres, savoir :

Chap. I. De la putréfaction des cadavres dans la terre.

Chap. II. De la putréfaction des cadavres dans l'eau.

Chap. III. De la putréfaction des cadavres dans les fosses d'aisance.

Chap. IV. De la putréfaction des cadavres dans le fumier.

Chap. V. De la marche comparée de la putréfaction dans ces différens milieux.

Chap. VI. Des changemens amenés dans nos tissus, et notamment dans le canal digestif, par la putréfaction, et que l'on serait tenté de confondre avec des lésions pathologiques.

CHAPITRE PREMIER.

De la putréfaction des cadavres dans la terre.

Pour traiter ce sujet d'une manière convenable, nous croyons devoir examiner successivement la putréfaction des cadavres ensevelis dans des fosses particulières, et de ceux qui sont entassés dans des fosses communes. Les détails dans lesquels nous allons entrer prouveront que les phénomènes de la décomposition putride ne sont pas les mêmes dans ces deux circonstances, et justifieront suffisamment la distinction que nous établissons.

ARTICLE PREMIER.

De la putréfaction des cadavres ensevelis dans des fosses particulières.

Ici nous examinerons, dans les six paragraphes suivans,

1°. La putréfaction des cadavres de vieillards nus ou enveloppés d'une serpillière, et enterrés au cimetière de Bicêtre.

2° La putréfaction des cadavres de vieillards enterrés au même cimetière dans des bières de sapin neuf de deux à trois lignes d'épaisseur.

3°. La putréfaction des cadavres de vieillards enveloppés d'une serpillière ou d'un drap, et enterrés au même cimetière dans des bières de sapin neuf d'un pouce d'épaisseur.

4°. La putréfaction des cadavres d'enfans âgés de quelques jours, enveloppés d'une serpillière ou d'un drap, et enterrés au même cimetière dans des bières de sapin neuf d'un pouce d'épaisseur, ou dans des boîtes plus minces.

5°. La putréfaction des cadavres d'adultes nus ou renfermés dans des bières de deux à trois lignes, et enterrés dans un coin du jardin de l'hospice de la Faculté de Médecine de Paris ou ailleurs.

6°. La putréfaction comparée de fragmens des cuisses d'un même cadavre dans des terres de différente nature (1).

§. I.

Putréfaction des cadavres de vieillards enveloppés dans une serpillière, et enterrés au cimetière de Bicêtre.

Nous ne saurions mieux faire connaître la marche que suit la putréfaction de ces cadavres qu'en rappor-

---

(1) C'est dans cet article que nous indiquerons la composition des terrains où nous avons inhumé les cadavres qui font l'objet de ce travail.

tant, avec tous leurs détails, les nécropsies d'une partie des corps que nous avons exhumés.

OBSERVATION 1re.

Lançon, âgé de quatre-vingts ans, mort le 5 mars 1830, à la suite d'une double pneumonie, et inhumé le 8 du même mois au cimetière de Bicêtre, fut exhumé le 23, quinze jours après l'inhumation; il avait été simplement enveloppé dans une serpillière, sorte de grosse toile claire, bien différente, par conséquent, des draps ordinaires (1). Quelque temps avant d'enterrer ce cadavre on avait tiré un coup de pistolet à bout portant dans la bouche, pour savoir jusqu'à quel point l'os maxillaire inférieur pouvait se fracturer.

La serpillière est entière et recouvre tout le corps, excepté à la partie antérieure et moyenne du thorax, où ses bords sont légèrement écartés; sa couleur est un peu plus brune qu'avant l'inhumation, et elle résiste encore beaucoup quand on veut la déchirer.

Le cadavre est également entier; mais en enlevant la serpillière on détache, dans quelques endroits, de petits lambeaux d'épiderme, dont quelques-uns adhèrent à peine à cette toile, et que l'on peut facilement en séparer: ces lambeaux offrent les caractères de l'épiderme qui est encore attaché à la peau, et dont nous parlerons

(1) Pendant ces quinze jours, la température avait presque constamment été de 10° à 14° thermomètre centigrade, à midi.

bientôt. La partie antérieure du corps est couverte de terre qui y adhère çà et là, et y est comme massée; on ne peut l'enlever qu'en détachant l'épiderme sous-jacent.

La coloration générale de cette partie du cadavre, débarrassée de terre, est d'un blanc jaunâtre tirant légèrement sur le rosé dans certains points; toutefois l'abdomen est d'un vert clair; en arrière, la couleur est violette. On trouve quelques vers sur le ventre, mais particulièrement au dos. Le corps exhale une odeur assez fétide.

L'*épiderme* existe presque partout; il est ridé, très-légèrement soulevé, et facile à détacher en petits lambeaux, excepté dans certaines parties où il ne peut être séparé que sous forme d'un enduit; ces lambeaux sont minces, translucides, d'un blanc grisâtre, même lorsqu'ils proviennent de l'abdomen, qui est coloré en vert, comme nous l'avons déjà dit; on voit toutefois à la partie interne et inférieure de la jambe gauche un de ces lambeaux d'un vert pré, et la peau sous-jacente est bleuâtre et comme ecchymosée. L'épiderme de la face plantaire des pieds est très-adhérent, plus sec et plus mat que partout ailleurs; celui de la face dorsale n'offre rien de remarquable. La paume des mains et les doigts sont recouverts par cette cuticule qui ressemble assez à celle de la face plantaire des pieds; la face dorsale du carpe et du métacarpe en est presque entièrement dépourvue. Les *ongles* s'arrachent avec facilité; ils sont assez élastiques, un peu ramollis et à peine translucides; la peau qu'ils recouvrent offre déjà une teinte rosée et même rougeâtre dans certains points.

La *peau*, colorée, comme il a été dit en parlant de la coloration générale du corps, est dans l'état naturel, si ce n'est qu'elle est un peu ramollie. Le tissu *cellulaire* sous-cutané et intermusculaire ne diffère pas de l'état normal, excepté à la partie postérieure du crâne et à la partie moyenne et supérieure du dos, où il est sensiblement ramolli sans être infiltré, et à la partie inférieure du dos, où il est le siége d'une infiltration sanguinolente qui lui donne l'aspect d'une gelée rouge.

Les *muscles* sont en général d'un rouge pâle, ramollis et faciles à déchirer; ceux de l'abdomen sont de couleur livide et verdâtre; ceux de la partie inférieure du dos sont plus ramollis, infiltrés de sérosité sanguinolente, et rougeâtres.

Les *nerfs*, les *tendons*, les *aponévroses*, les *cartilages* et les *ligamens* sont dans l'état naturel.

La *tête*. La tête est couverte de cheveux gris assez adhérens. La face est encore très-reconnaissable; elle est de couleur jaunâtre au front, au menton et à droite; la partie latérale gauche est légèrement verdâtre, comme ecchymosée. Les orbites paraissent pleins; les paupières sont appliquées sur la partie antérieure des globes oculaires qui est un peu affaissée; elles sont entières, un peu amincies et légèrement ramollies. Les yeux offrent encore toutes les parties qui les composent; la cornée transparente est la seule membrane qui soit affaissée; elle est notablement obscurcie; l'humeur vitrée présente une teinte bistre clair; à cela près, les membranes et les humeurs de l'œil paraissent dans l'état naturel. Les muscles destinés à mouvoir les globes oculaires sont pâles et ramollis, tandis que le paquet graisseux qui les environne est à l'état normal. Le nez est entier et de couleur jaunâtre ; ses ailes sont légèrement déprimées. La bouche est largement ouverte. Les lèvres sont ramollies, amincies, d'un gris verdâtre à gauche, et d'une teinte plus claire à droite. Le menton et les joues sont couverts de barbe blanche ; les os maxillaires offrent encore quelques dents. Les oreilles sont en partie dépouillées d'épiderme ; le derme, mis à nu, est d'un rouge vif. La peau du crâne, débarrassée de cheveux, est d'un rouge vif tirant sur le violet ; celle des régions temporales est d'un rouge moins foncé : lorsqu'on l'incise, on voit qu'elle adhère encore fortement, et que le tissu cellulaire sous-jacent est humide et a une grande tendance à s'infiltrer, surtout en arrière et aux parties postérieures latérales.

Le cerveau, si ce n'est qu'il est un peu ramolli, est dans l'état naturel ; le ramollissement est plus marqué dans la substance grise. Le cervelet, dans lequel on trouve proportionnellement beaucoup plus de substance grise, est sensiblement plus ramolli ; la protubérance annulaire a également perdu de sa consistance ; toutefois, ces divers organes sont assez bien conservés pour servir à l'étude anatomique. La moelle épinière est à peu près dans l'état naturel.

Thorax. La partie antérieure du thorax est couverte de poils gris qui y sont peu adhérens. Les deux cavités du thorax renferment une assez grande quantité de sérosité sanguinolente; il y a des adhérences, surtout à gauche. Les poumons, d'un volume et d'un aspect ordinaires, nagent sur l'eau, sont crépitans, excepté dans certaines parties du lobe moyen droit, qui sont rouges, dures et au premier degré d'hépatisation, et dans une grande partie du lobe supérieur gauche, qui est le siége de l'hépatisation grise. Les plèvres, aux adhérences près, dont nous avons parlé, sont dans l'état naturel. La membrane muqueuse de la trachée-artère est d'un vert noirâtre plus foncé du côté des bronches et dans les divisions de celles-ci, que du côté du larynx, où elle est à peine colorée en gris rougeâtre et piquetée de quelques points noirs. L'intérieur du larynx et la face inférieure de l'épiglotte sont d'un gris légèrement violacé et parsemés çà et là de taches noirâtres. La membrane muqueuse laryngo-trachéale n'est pas sensiblement ramollie; le tissu cellulaire qu'elle recouvre, surtout à la base de l'épiglotte, est infiltré. Les cartilages du larynx et de la trachée-artère sont dans l'état naturel.

Le péricarde, légèrement ramolli, contient quelques onces de sérosité jaunâtre; du reste, il est à l'état normal. Le cœur, très-volumineux, renferme beaucoup de sang noir, en partie coagulé, et n'offre rien de remarquable; les valvules sigmoïdes sont ossifiées. L'aorte et les autres artères contiennent du sang noir en partie coagulé; leur membrane interne, de couleur naturelle, ne présente encore aucun indice de cette teinte rouge qui annonce une imbibition cadavérique. La veine cave inférieure renferme aussi du sang noir fluide, et n'est pas plus colorée que les artères.

Le diaphragme est dans l'état naturel.

Canal digestif. Il y a dans la cavité de l'abdomen une certaine quantité d'un liquide comme bilieux. La bouche offre, dans presque toute l'étendue de la voûte palatine, une couleur bleuâtre qui correspond à l'endroit par lequel avait pénétré la balle du pistolet. Le voile du palais, ses piliers, la luette et le pharynx sont d'un rose violacé, tirant sur le pâle, et présentent çà et là de petites taches bleuâtres, dues peut-être à des grains de poudre. La langue, d'une couleur violacée pâle, est sensiblement ramollie, et offre, vers sa partie postérieure, des taches noirâtres comme celles qui existaient au voile du palais. L'œsophage, légèrement ramolli, paraît à l'état normal, si ce n'est qu'on y remarque à l'intérieur plusieurs petites tumeurs variqueuses remplies de sang noir liquide, tumeurs qui constituent évidemment une lésion pathologique. L'*estomac* contient environ deux cuillerées d'un liquide brunâtre assez épais et fétide; la membrane muqueuse, dans sa partie pylorique, présente une large plaque d'un *gris bleuâtre*, semblable au cérat mercuriel, qui s'étend jusqu'à deux pouces au-delà du pylore; dans les autres parties, elle est jaunâtre, excepté toutefois vers le grand cul-de-sac, et dans l'étendue d'environ trois pouces carrés, où elle est rougeâtre et piquetée d'un rouge vif, sous forme d'une arborisation extrêmement fine, ce que l'on doit attribuer à une lésion existant avant la mort. On remarque aussi au-dessous des autres parties de cette membrane muqueuse, qui ne sont pas colorées en gris bleuâtre, l'arborisation vasculaire qui s'y trouve habituellement : du reste, cette membrane est sensiblement ramollie, surtout dans sa partie splénique. La tunique musculeuse est grisâtre et ne participe nullement de la teinte bleue que l'on remarquait près du pylore. La membrane séreuse est jaunâtre, et d'un jaune rose par places. Les *épiploons* sont un peu plus gris qu'à l'état naturel. Les *intestins* grêles, d'un gris légèrement rougeâtre à l'extérieur, n'offrent que la première de ces couleurs à leur face interne ; on n'y découvre aucune trace de rougeur ; leur membrane muqueuse est un peu ramollie ; les valvules conniventes sont très-apparentes. Les gros intestins sont dans l'état naturel.

Le *foie*, de couleur verte à l'extérieur, surtout à droite, est un peu ramolli et ne présente rien d'extraordinaire. La vésicule biliaire est distendue par une grande quantité de bile. La *rate* et le pancréas sont un peu ramollis.

Organes urinaires et génitaux. Les *reins* sont à l'état normal ; il en est de même de la *vessie*, qui renferme beaucoup d'urine. La *verge* est très-molle ; les corps caverneux sont affaissés et ne contiennent point de sang. Le scrotum est dans l'état naturel et couvert de poils, ainsi que le pubis. Les testicules, quoique ramollis, ont conservé leur forme, leur structure ; il en est de même des épididymes, des cordons testiculaires et des vésicules séminales.

Remarque. Cette observation est remarquable par la teinte noirâtre de la membrane muqueuse de la partie moyenne et inférieure de la trachée-artère et des bronches, teinte qui n'est certainement pas le résultat d'une lésion qui aurait existé avant la mort; d'une autre part, elle ne nous paraît pas devoir être considérée comme un phénomène cadavérique, puisque nous ne l'avons jamais rencontrée, et qu'au contraire les cadavres qui sont restés quinze, vingt-cinq ou quarante jours dans la terre, offrent une coloration rougeâtre de la membrane muqueuse des voies aériennes. (*Voy.* pages 61 et 51.) Tout porte à croire que cette couleur est due à l'introduction dans le larynx et dans la trachée artère, de la portion la plus fluide des matières noirâtres que l'arme à feu avait laissées dans la bouche; ces matières, ramollies par les mucosités et la salive, auraient cheminé vers les bronches, comme l'eau pénètre lorsque les cadavres sont plongés dans ce liquide, comme la terre s'y introduit elle-même lorsque les corps sont ensevelis tout nus. (*Voy.* page 51.)

OBSERVATION 2e.

N***, âgé de soixante-dix ans, mort le 5 mars 1830 à la suite d'une pneumonie qui avait duré quatorze jours, fut inhumé le 7 du même mois au cimetière de Bicêtre, à la profondeur de trois pieds et demi, après avoir été simplement enveloppé dans une serpillière. L'exhumation eut lieu le 12 avril, trente-sept jours après l'inhumation. Un thermomètre centigrade, laissé pendant quelques minutes à un pied environ au-dessous de l'endroit où reposait le corps, marquait 9° + 0°, tandis qu'il s'élevait à 10° dans l'atmosphère; mais il est bon d'observer que la température, qui avait été de 18° à 22° therm. cent., avait notablement baissé depuis deux jours. La température moyenne, pendant le mois de mars avait été de 8,9 + 0° therm. centigr., et pendant les douze premiers jours d'avril, de 13 à 22° à midi. Le cadavre est entier, couvert de terre et d'une grande partie de la serpillière, les autres portions de cette toile ayant été détruites; plusieurs des lambeaux restans peuvent être facilement séparés; d'autres, au contraire, et ils sont assez nombreux, sont entièrement mélangés avec la terre avec laquelle ils sont comme massés, et adhèrent tellement au corps, que pour les enlever il faut gratter assez fortement avec le scalpel, et alors on détache aussi de larges plaques d'épiderme qui restent étroitement unies avec le mélange de terre et de serpillière dont il s'agit. L'odeur qu'exhale le cadavre est assez fétide; son aspect est humide et luisant; on ne découvre ni vers ni mouches à sa surface. Sa partie antérieure offre une teinte générale d'un jaune sale tirant sur le rose; cependant on remarque plusieurs plaques vertes à la partie antérieure des jambes et aux aines, et d'autres d'un rouge assez foncé disséminées çà et là; l'abdomen est vert dans toute sa moitié inférieure; il est jaunâtre, plaqué de vert dans sa partie sus-ombilicale; les parties latérales et inférieures du thorax, surtout à gauche, sont d'un gris verdâtre. En arrière, le tronc est rougeâtre, parsemé de plaques vertes et d'un rouge foncé.

L'*épiderme* existe partout, excepté dans les portions que l'on a été obligé de gratter fortement pour enlever la serpillière et la terre; mais il se détache avec la plus grande facilité par longs lambeaux d'un blanc grisâtre, translucides, se déchirant par la plus légère traction; toutefois, celui qui recouvre la paume des mains et la plante des pieds est presque opaque, beaucoup plus épais et d'un blanc tirant légèrement sur le jaune; sa face interne, dans quelques parties, est colorée en rouge ou en vert par un liquide séreux que l'on entraîne par le lavage, et alors on voit reparaître la couleur blanche du tissu. Les portions d'épiderme détachées avec la serpillière ne peuvent plus en être séparées que sous forme d'un enduit extrêmement mince, rouge, brun ou verdâtre. Les *ongles* qui recouvrent encore la plupart des doigts et tous les orteils, s'enlèvent aisément à l'aide de pinces; ils sont de couleur ordinaire, faciles à couper, comme s'ils avaient été trempés dans l'eau, et translucides; le derme qu'ils recouvrent est d'un rouge cerise, humide et luisant.

La *peau*, diversement colorée suivant les régions où on l'examine, offre les mêmes teintes que la surface du corps; du reste, elle ne diffère de l'état naturel que par un certain degré d'amincissement. Le tissu cellulaire n'est pas saponifié; il est un peu ramolli, moins élastique et plus sec; aussi forme-t-il, entre la peau et les parties sousjacentes, une couche moins épaisse que de coutume; sa couleur est à peu près la même qu'à l'état naturel; celui de la partie inférieure et postérieure des jambes est infiltré par une sérosité rougeâtre qui lui donne un aspect gélatineux.

Les *muscles* sont ramollis, d'un rouge pâle aux cuisses, aux bras, aux avant-bras, mais surtout au thorax, où les grands pectoraux sont presque décolorés ; ceux des jambes et des pieds sont d'un rouge un peu plus foncé ; dans les portions de l'abdomen qui correspondent aux parties que nous avons dit être vertes, ils sont d'un rouge assez pâle ; enfin, ceux du dos sont encore plus ramollis, infiltrés d'une sérosité sanguinolente et d'un rouge plus foncé que partout ailleurs.

Les *tendons* et les *ligamens* sont dans l'état naturel ; il en est de même des *cartilages*, si ce n'est qu'ils offrent une couleur rosée dans quelques points. Les *os* n'ont éprouvé aucun changement notable ; toutefois, à la face interne des tibias, ils sont rosés, ce qui tient sans doute à ce que la peau qui les recouvrait était plaquée de rouge foncé.

Tête. La face est reconnaissable, en sorte que l'identité pourrait être constatée ; elle est généralement d'un rouge sale dans son milieu, et d'un rouge violacé sur les côtés. Le front est jaune, plaqué de rouge cérise ; les paupières sont d'un blanc grisâtre rosé, amincies, entières, dépourvues de cils. Les globes oculaires sont très-affaissés et paraissent vides au premier abord ; la cornée transparente est notablement obscurcie ; cependant on trouve dans ces organes toutes les membranes parfaitement reconnaissables aux caractères qui leur sont propres, et toutes les humeurs ; à la vérité, parmi ces dernières, le cristallin seul a conservé sa forme et ses propriétés ; les autres sont remplacées par un fluide peu consistant, de couleur bistre qui semble être due à la choroïde. Les paquets graisseux qui occupent le fond des orbites sont imprégnés d'une matière huileuse jaunâtre, et nullement saponifiées. Les muscles destinés à mouvoir les yeux sont tellement pâles et ramollis, qu'on a de la peine à apercevoir leurs fibres. Le *nez* est entier et fortement déprimé sur les côtés; la peau qui recouvre les os propres est d'un brun noirâtre; dans le reste de son étendue, elle est d'un blanc jaunâtre; les lèvres sont entières aussi, un peu ramollies et d'un jaune terreux; la bouche est ouverte; la membrane gingivale est d'un blanc grisâtre et presque décolorée; les os maxillaires sont encore garnis de quelques dents. Le menton est d'un jaune terreux; les joues sont jaunâtres dans leur moitié antérieure, et d'un rouge violacé en arrière et en haut. Les oreilles sont entières, en partie dépouillées d'épiderme, et de couleur jaune rougeâtre sale; la gauche est sèche, la droite est humide et assez ramollie. Des cheveux sont accolés sur la peau du crâne; mais on les enlève facilement; après avoir gratté dans cette région avec un scalpel et avoir détaché les cheveux et l'épiderme, on voit que la peau est lie de vin; le tissu cellulaire est humide et légèrement infiltré par un liquide rougeâtre à la partie postérieure et inférieure; du reste, on distingue très-bien l'aponévrose crânienne.

Le *cerveau* ne remplit pas la cavité du crâne; il est réduit à peu près aux sept huitièmes de son volume, et il existe entre lui et la dure-mère des gaz assez fétides. Il semble réduit en une bouillie d'un violet verdâtre à l'extérieur; en l'incisant, on s'assure qu'il est en effet très-ramolli, et qu'il coule comme une bouillie très-épaisse, d'un gris violacé dans quelques parties, d'un gris de fer dans d'autres et d'une grande fétidité. On peut encore distinguer les deux substances grise et blanche, mais avec peine, et il serait impossible de reconnaître aucun des organes qui entrent dans la composition des ventricules, etc. Le cervelet est encore plus mou et plus putréfié que le cerveau. Les nerfs sont d'un gris rosé et très-résistans. La dure-mère est entière, de couleur bleue tirant sur le vert à l'extérieur, et d'un violet verdâtre à sa face interne; sa structure et sa consistance ne paraissent point changées.

Thorax. Il existe dans les cavités des plèvres une petite quantité d'un liquide sanguinolent; ces membranes sont un peu ramollies et grisâtres. L'intérieur du larynx, de la trachée-artère et des bronches est de couleur olive clair, surtout à l'épiglotte et sur les cerceaux cartilagineux; quand on lave la membrane muqueuse, la teinte verdâtre diminue d'intensité et semble prendre un reflet livide; en enlevant cette membrane, on voit que la tunique musculaire est rougeâtre et ramollie; les cartilages du larynx et de la trachée-artère se coupent et se cassent facilement. Les poumons sont mous, emphysémateux, crépitans, excepté dans quelques parties, de couleur et de volume ordinaires, et nageant sur l'eau; leur partie postérieure est gorgée de sang, ce qui dépend en grande partie d'un engorgement qui avait eu lieu pendant la vie; quelques portions de cette même région présentent les caractères de l'hépatisation rouge et grise; du reste, dans toutes les autres parties, la structure de cet organe est parfaitement reconnaissable. Le péricarde renferme un peu de sérosité sanguinolente; il est légèrement rougeâtre, par suite de l'imbibition de sang, et se déchire assez facilement. Le cœur, de volume et d'épaisseur ordinaires, est ramolli et contient du sang en partie fluide, en partie coagulé; la couleur de ses parois internes est un peu plus foncée qu'à l'état naturel; la valvule tricuspide présente quelques taches noirâtres, qui sont aussi l'effet de l'imbibition, et qu'on pourrait, jusqu'à un certain point, confondre avec celles que déterminent certains poisons; du reste, on reconnaît toutes les parties qui composent l'organe dont nous parlons. L'aorte, l'artère et les veines pulmonaires renferment du sang moitié liquide, moitié coagulé; leurs parois internes sont à peine colorées en rougeâtre clair, et cette teinte peut s'enlever en grande partie par le lavage; les tuniques sont ramollies et se séparent facilement les unes des autres. Les artères des membres contiennent aussi du sang noir épais; leur membrane interne est beaucoup moins rouge que celle des veines correspondantes, et se détache avec la plus grande facilité. Les veines des membres renferment également un peu de sang noir épais; leur tunique interne est d'un rouge assez foncé, même après avoir été lavée; du reste, elle est lisse, et paraît dans l'état naturel. Le *diaphragme* est un peu ramolli et de couleur ordinaire.

Canal digestif. La membrane muqueuse de la bouche est d'un gris légèrement verdâtre, surtout en arrière; en avant, sa couleur est un peu plus claire; du reste, elle est ramollie. La langue a perdu beaucoup de sa consistance; elle est d'un vert pré plaqué de livide en haut dans sa moitié postérieure, tandis qu'elle est d'un gris rouge antérieurement; sa face inférieure est pâle dans toute son étendue; sa structure ne paraît avoir subi aucun changement. L'arrière-bouche offre aussi une teinte verdâtre. L'œsophage est d'un rouge cerise à l'extérieur; intérieurement il est d'un vert pré sale, comme la langue dans son tiers supérieur; la membrane muqueuse est au contraire d'un rouge pâle dans ses deux tiers inférieurs; on voit çà et là, dans toute son étendue, des taches ou plutôt de petites élevures comme lenticulaires noirâtres, qui sont de véritables ecchymoses formées par du sang épanché et coagulé entre les membranes muqueuse et musculeuse; cette dernière tunique est d'un rouge violacé, et peut être facilement séparée des autres, qui sont toutes sensiblement ramollies. Il est évident, d'après ce qui précède, que l'œsophage ne saurait être considéré comme étant le siége d'une inflammation.

L'*estomac* renferme à peine une cuillerée d'un liquide lie de vin; il est rouge à l'extérieur, surtout en bas dans une assez grande étendue de la grande courbure; cette surface externe est très-lisse; la membrane muqueuse, après avoir été lavée, est généralement grise, tirant un peu sur le rose; dans les parties qui correspondent à la grande courbure, elle est d'un rouge assez foncé. Près du pylore, on remarque une injection vasculaire très-fine d'un rouge cerise vif; on y voit aussi de grosses veines remplies de sang noir; cette arborisation est un effet évident d'une lésion de l'estomac; du reste, la membrane muqueuse gastrique est encore assez adhérente et peu ramollie. On ne voit pas, dans la région pylorique, ces plaques vertes tirant sur l'ardoise, que nous avons observées dans d'autres ouvertures. (*V*. pag. 36 et 53.) La membrane est un peu ramollie et de couleur naturelle; la tunique séreuse paraît à l'état normal. Les *épiploons* sont aussi un peu plus mous; quelques-uns de leurs vaisseaux sont gorgés de sang noir. Le canal intestinal est très-distendu par des gaz; sa couleur extérieure est naturelle, excepté dans les portions qui correspondent au foie et à la rate, où elle se rapproche de celle de ces deux organes; la membrane muqueuse est grisâtre; dans certaines parties, cependant, elle est rosée et même violacée; là où elle est couverte par des excrémens, elle offre une teinte jaunâtre; mais quand on la lave, on détache un enduit de cette couleur, et on voit qu'elle est aussi grisâtre, mêlée de violet et de rose.

La *rate* est noire, extrêmement ramollie, au point qu'on la déchire en l'enlevant; il n'est plus possible de reconnaître sa structure. Le *foie* ressemble tout-à-fait à celui des cadavres que l'on ouvre peu de temps après la mort, si ce n'est qu'il est un peu plus mou et d'une couleur plus brune. La vésicule du fiel est à l'état normal; la bile qu'elle renferme est épaisse, jaunâtre, et communique cette teinte à la tunique interne.

Organes urinaires et génitaux. Les *reins* sont très-ramollis; on en sépare aisément la membrane externe; ils sont d'une couleur foncée, mais on y distingue encore bien les trois substances. La vessie est ample et d'une couleur rosée à l'intérieur; du reste, elle ne paraît pas avoir subi d'altération. La verge est entière;

ramollie, en partie dépouillée d'épiderme; son extrémité libre est violacée; on distingue parfaitement la structure des corps caverneux, du canal de l'urètre, des testicules, etc., mais ces organes sont très-ramollis; la tunique albuginée est très-légèrement violacée.

OBSERVATION 3e.

T*** âgé de soixante-huit ans, mort le 19 janvier 1830, d'une attaque d'apoplexie, fut inhumé tout nu le surlendemain au cimetière de Bicêtre, dans une fosse particulière, creusée à quatre pieds environ: depuis long-temps cet individu était en proie aux symptômes d'une hypertrophie du cœur. L'exhumation eut lieu le 9 mars 1830 à dix heures du matin, c'est-à-dire quarante-sept jours après celui de l'inhumation. La température moyenne de l'atmosphère avait été, du 21 au 31 janvier, de 1,6—0°; pendant le mois de février, de 1°,2—0° (1), et pendant les neuf premiers jours de mars, de 10,2 + 0° au *maximum*. *Examen du corps*. Le cadavre est entier, ni affaissé, ni tuméfié, un peu humide et couvert de terre qui est comme massée à sa surface. On enlève cette terre avec précaution à l'aide d'un scalpel, et quelque soin que l'on prenne, on détache presque partout en même temps des lambeaux d'épiderme. Lorsque le corps est ainsi débarrassé de la terre

(1) Sur ces quarante jours, le thermomètre centigrade marqua, pendant vingt-deux jours, depuis 1 jusqu'à 16° au-dessous de zéro.

qui le recouvrait, on voit que la face est assez peu altérée pour qu'on puisse constater l'identité, que la couleur générale du cadavre est d'un blanc pâle antérieurement, si l'on en excepte la partie latérale du thorax et de l'abdomen, qui est d'un rose légèrement violacé; cette couleur est d'autant plus foncée que l'on s'approche davantage du dos : on remarque aussi aux parties internes des cuisses, des jambes, des bras et des avant-bras, des plaques d'un rouge violet. En somme, au premier abord, l'aspect de ce cadavre diffère à peine de celui d'un sujet mort depuis peu de jours, et qui n'a pas encore commencé à se putréfier. La partie postérieure du tronc est couverte, comme la partie antérieure, de terre massée, mais plus humide; la peau de cette région est d'un blanc rosé tacheté de violet à sa partie supérieure; partout ailleurs elle est violette.

L'épiderme tient à peine au derme et a été enlevé presque partout avec la terre qui couvrait le cadavre. En examinant les portions de terre massée, qui font pour ainsi dire corps avec les lambeaux de l'épiderme, on voit que celui-ci ne saurait être séparé de la terre, et que sa surface libre, celle qui correspondait à la peau, est grise, sillonnée et légèrement humide; il semblerait que dans toutes ces parties l'épiderme a déjà éprouvé une altération qui l'a rendu légèrement graisseux, et qui aurait probablement fini par former un enduit que l'on rencontre plus tard à la surface de la peau, et dont nous ferons mention en temps opportun. Les parties où l'on trouve encore l'épiderme sont les paumes des mains, les plantes des pieds, entre les doigts et les orteils; tandis que la face dorsale des mains, des doigts, des pieds et des orteils, en est complétement dépouillée, excepté toutefois vers les dernières phalanges des doigts et des orteils, où l'on en trouve encore quelques lambeaux. Cet épiderme est soulevé à la paume des mains; il est rugueux, plissé et semblable à celui de la même partie sur lequel on aurait appliqué pendant long-temps un cataplasme émollient: du reste, il est blanc, sillonné, épais, légèrement translucide, et se déchire à la plus légère traction. A la plante des pieds, il est beaucoup plus soulevé qu'aux mains, et prêt à tomber: son aspect est le même. Les *ongles* existent partout et se détachent avec la plus grande facilité; ils sont légèrement ramollis: le derme qu'ils couvrent est d'une couleur rouge semblable à celle de la gelée de groseille.

La *peau* de couleur naturelle, si ce n'est aux parties déjà mentionnées en parlant de la coloration extérieure du corps, offre la même consistance et le même aspect qu'à l'état normal. Le tissu *cellulaire* et les *muscles* sont dans l'état naturel, si ce n'est que le tissu cellulaire de la partie postérieure du crâne est infiltré d'une assez grande quantité de sérosité sanguinolente; que celui de la région lombaire est encore plus infiltré, et offre un aspect comme gélatineux; que les muscles fessiers et les portions de ceux qui sont à la partie inférieure du dos, sont livides; et qu'il en est de même de ceux de la partie postérieure des cuisses qui sont d'une couleur beaucoup plus foncée que ceux de la partie antérieure. Les *tendons*, les *aponévroses*, les *ligamens* et les *os* sont à l'état normal. Les *nerfs* présentent une teinte rosée; du reste, ils ressemblent parfaitement à ceux des cadavres récens.

La tête est garnie de cheveux que l'on peut enlever facilement. Les orbites sont fermés par les paupières qui sont rapprochées et enfoncées, en sorte qu'au premier abord les cavités orbitaires ne paraissent qu'à moitié pleines. En écartant les paupières qui sont amincies, et auxquelles sont encore attachés quelques cils, on aperçoit le globe de l'œil très-affaissé, et dont la cornée transparente est singulièrement obscurcie; du reste, on reconnaît toutes les parties qui le composent, ainsi que les muscles et le paquet graisseux qui sont logés dans les orbites. Le *nez* n'est que très légèrement affaissé. Les lèvres, les joues, le menton sont dans l'état naturel, si ce n'est qu'ils sont légèrement ramollis, et que leur couleur, lorsqu'on en a bien enlevé la terre qui les recouvre, est d'un gris jaunâtre. La *bouche* est béante, et renferme de la terre très-humide. Les oreilles sont entières, ramollies et à peine déformées. Le *cerveau* est mou, surtout du côté gauche, où le ramollissement semble dépendre d'une lésion pathologique; en effet, en levant l'hémisphère de ce côté par tranches, on voit, après avoir séparé les parties les plus extérieures qui sont saines, que près du ventricule latéral correspondant, il existe une certaine quantité de sérosité sanguinolente, et que la masse encéphalique est jaunâtre et comme pultacée : on trouve aussi une grande quantité de sérosité sanguinolente à la base du crâne; les vaisseaux cérébraux sont en grande partie gorgés de sang noir. La dure-mère est dans l'état naturel; il en est de même du cervelet, qui paraît seulement un peu ramolli par suite de la décomposition putride.

Thorax. Il n'y a point de sérosité épanchée dans les cavités des plèvres; on ne voit non plus aucune trace d'adhérences : au premier abord, les organes renfermés dans ces cavités paraissent à l'état normal. Les *poumons* sont gris, marbrés de rose et de noir en avant; ils sont légèrement emphysémateux, crépitans, et leur structure n'offre rien d'extraordinaire. Postérieurement ils sont d'un violet foncé, ce qui semble tenir autant à ce que le cadavre s'est refroidi étant couché sur le dos, qu'à la difficulté avec laquelle la circulation pulmonaire s'était exercée pendant les derniers temps de la vie; du reste, la structure de cette partie postérieure des poumons diffère un peu de celle des autres parties : en effet, ils sont plus denses, d'un rouge homogène, un peu gorgés de sang, tandis qu'il y en avait à peine en avant : on dirait que postérieurement les poumons avaient subi un commencement d'hépatisation avant la mort. Quoi qu'il en soit, ces organes sont dans un état de conservation tel, qu'on reconnaîtrait parfaitement toutes les altérations pathologiques dont ils pourraient être le siége.

Le *larynx* et la *trachée-artère* sont entiers et à l'état normal, si ce n'est que la membrane muqueuse qui les tapisse intérieurement a une couleur rouge foncée, surtout entre les cerceaux cartilagineux. On trouve à l'intérieur de ces organes et jusqu'aux divisions bronchiques une quantité *notable de terre imbibée de liquide* et en

4.

bouillie, qui a pénétré par la bouche. Le péricarde ne renferme pas de liquide. Le cœur, très-volumineux, est légèrement ramolli, et contient dans ses ventricules comme dans ses oreillettes du sang noir en partie coagulé; les parois du ventricule gauche offrent à peu près neuf lignes d'épaisseur, et sont évidemment *hypertrophiées;* la couleur intérieure de ce ventricule est naturelle, tandis que celle du ventricule droit est d'un violet foncé; cette teinte semble même pénétrer toute l'épaisseur de ses parois. On ne remarque aucune granulation à la surface de cet organe, dans lequel, du reste, on reconnaît à merveille toutes les parties. La crosse de l'*aorte* contient du sang en partie coagulé; sa membrane interne est d'un rouge clair, effet de l'imbibition qui ne s'étend cependant pas au-delà de cette membrane. Les artères des membres renferment du sang coagulé; leur membrane interne est légèrement rosée. La veine cave contient du sang noir à moitié coagulé; elle est rougeâtre à l'intérieur; ce qui tient encore à une imbibition cadavérique. Le diaphragme est dans l'état naturel.

Organes de la digestion. La langue est entière, ramollie, dépourvue d'épiderme; on y remarque encore les papilles lenticulaires qui se trouvent à la partie postérieure de sa face supérieure, et qui forment le V, dont la pointe est tournée en arrière. Entre la base de la langue et l'épiglotte, on trouve une certaine quantité de terre imbibée de liquide et en bouillie, qui pénètre dans le larynx, comme nous l'avons déjà dit. L'*œsophage* renferme dans sa moitié supérieure de la terre molle et en bouillie ; sa membrane muqueuse est d'un gris rougeâtre, plaquée et piquetée de violet ; la moitié inférieure de de ce conduit musculo-membraneux ne contient point de terre, et la tunique muqueuse qui entre dans sa composition est un peu plus rouge qu'à la partie supérieure ; du reste, elle est lisse partout : les diverses teintes dont nous parlons s'étendent aux autres membranes. L'*estomac* renferme environ deux cuillerées d'un liquide brun rougeâtre ; sa membrane muqueuse, généralement d'une couleur aurore tirant un peu sur celle de l'ocre, est grisâtre dans certains points et de couleur vert-bouteille tirant sur le bleu près du pylore, où l'on voit une plaque longue de trois pouces, offrant cette dernière couleur ; cette tunique interne est ramollie et se détache très-facilement : ainsi enlevée, elle présente les diverses teintes dont nous venons de parler. Rien dans cette coloration n'annonce une inflammation, tandis qu'à l'extérieur ce viscère est généralement rouge, surtout dans les parties correspondantes aux portions intérieures de couleur aurore : cette rougeur pourrait simuler jusqu'à un certain point une inflammation. L'intérieur du *duodénum* est d'un rouge brun jaunâtre, tandis que le jéjunum est grisâtre, excepté dans quelques points où il est jaune ; ces portions jaunes sont emphysémateuses et soulevées par des gaz épanchés dans le tissu cellulaire sous-muqueux, de manière à simuler au premier aspect de petits paquets graisseux. La membrane muqueuse des autres intestins est d'un gris légèrement jaunâtre. A l'extérieur, tout le paquet intestinal offre une teinte grise légèrement rosée, teinte qui s'est surtout manifestée depuis que l'air atmosphérique a agi sur les viscères de l'abdomen. Les gros intestins contiennent des matières fécales.

Le *foie*, la vésicule biliaire, les épiploons sont dans l'état naturel. La *rate* est un peu ramollie, le pancréas un peu plus gris qu'à l'état normal.

Organes urinaires et génitaux. Les reins et la vessie qui est vide, sont dans l'état naturel. La peau du pubis est couverte de poils qui s'enlèvent avec beaucoup de facilité. La verge est ramollie, flasque, mais entière; on y reconnaît toutes les parties qui la composent. Les testicules, leurs enveloppes, les cordons testiculaires et les vésicules séminales sont dans l'état naturel, si ce n'est qu'ils sont légèrement ramollis.

Remarques. Cette observation nous paraît devoir fixer notre attention sous plusieurs rapports. 1° Le cadavre, quoique enterré nu dans un terrain qui hâte beaucoup la décomposition des corps, s'est parfaitement conservé, ce qui dépend en grande partie de l'abaissement notable de la température pendant une grande partie du temps qu'a duré l'inhumation; 2° l'introduction d'une certaine quantité de terre jusqu'aux divisions des bronches et jusqu'à la moitié de l'œsophage; 3° la possibilité de constater encore les diverses altérations pathologiques du cerveau, du cœur, des poumons, etc.; 4° la rougeur de la membrane interne du larynx, de l'œsophage et de l'extérieur de l'estomac, et l'engorgement des poumons; celui-ci paraît reconnaître pour cause à la fois le genre de mort auquel le sujet avait succombé, et l'inhumation prolongée.

OBSERVATION 4e.

N***, âgé de soixante-dix ans, mort à la suite d'une péricardite chronique, le 20 janvier 1830, inhumé le lendemain au cimetière de Bicêtre, après avoir été simplement enveloppé d'une serpillière, fut exhumé le 16 mars suivant, cinquante-quatre jours après l'inhumation. La température moyenne de l'atmosphère pendant ce temps a été marquée à la page 47.

Le cadavre est entier et couvert de terre humide et comme massée. Lorsqu'on enlève la majeure partie de cette terre, on voit que la serpillière est détruite sur les parties latérales des bras, des jambes, à l'abdomen et à la partie postérieure du tronc; les portions de toile qui restent et qui sont appliquées sur le corps, ne peuvent être détachées sans enlever en même temps l'épiderme sous-jacent. Le cadavre, débarrassé de toute la terre et des débris de la serpillière, est maigre; l'abdomen est notablement enfoncé, au point que les fosses iliaques sont parfaitement dessinées; la face, quoique déformée, est encore assez reconnaissable pour qu'on puisse constater l'identité. On ne découvre ni vers ni mouches; l'odeur n'est pas très-fétide. La coloration générale de la partie antérieure est rosée; cependant l'abdomen et la partie interne de la jambe gauche sont d'un bleu verdâtre, et l'on remarque des plaques assez larges, d'un rouge vif, vers les malléoles internes, à la partie interne des genoux et des cuisses, vers le haut de la poitrine, sur les deux côtés du col et vers la région zygomato-maxillaire droite. La partie postérieure du tronc offre également une couleur gris-rosée, excepté à la région lombaire du côté gauche, où il existe une plaque verdâtre, ayant à peu près quatre pouces carrés.

Épiderme. La majeure partie de l'épiderme, ainsi que nous l'avons déjà dit, a été enlevée avec la serpillière, partout où celle-ci existait. Cet épiderme peut encore être détaché de la serpillière à l'aide du scalpel, et alors on voit qu'il présente différentes nuances qui peuvent être réduites aux couleurs grise, rosée et pelure d'oignon rouge : il est translucide, ramolli et très-facile à déchirer. Dans les parties que la serpillière ne recouvre plus, et dans celles qu'elle recouvre sans adhérer à la surface du corps, l'épiderme existe encore : ainsi, on le trouve à l'abdomen, à la partie interne des cuisses, sur les parties latérales du thorax et interne des bras et avant-bras : il est à noter que les membres thoraciques étaient immédiatement appliqués contre le thorax, et le touchaient par conséquent. On trouve encore l'épiderme à la plante des pieds et entre les orteils, où il est soulevé en grande partie et prêt à se détacher ; sa couleur est blanche, tirant légèrement sur le verdâtre ; sa consistance moindre que dans l'état naturel ; les portions qui ne sont pas encore enlevées sont ridées et plissées. Les paumes des mains et les doigts aussi sont entièrement couverts par cette cuticule, qui est d'un blanc mat, ridée, fortement plissée, et semblable à celle qui aurait été pendant long-temps en contact avec des cataplasmes émolliens. Lorsqu'on cherche à séparer l'épiderme de la face, on n'en obtient que de très-petits lambeaux, et on le détache sous forme d'un enduit gris-rosé, comme onguentacé.

Les *ongles* existent, mais ils adhèrent assez faiblement aux doigts et aux orteils pour pouvoir être séparés par la plus légère traction ; ils sont ramollis, et la peau qu'ils recouvrent est rouge comme la gelée de groseille.

La *peau* diversement colorée, comme nous l'avons déjà dit, laisse apercevoir les empreintes de la serpillière partout où celle-ci adhérait et pressait : aussi remarque-t-on, par exemple, à la partie antérieure des cuisses, sur la poitrine, etc., des lignes transversales et parallèles aussi rapprochées l'une de l'autre que le sont les fils de la serpillière. Dans plusieurs parties privées d'épiderme, et notamment à la partie antérieure des cuisses, la peau offre un luisant remarquable, qui, au premier abord, paraît dépendre exclusivement d'un enduit graisseux qui la recouvre, mais qui tient réellement à la peau elle-même, puisqu'il persiste après avoir enlevé cet enduit. Du reste, la peau ne diffère pas, par ses autres propriétés, de ce qu'elle est à l'état normal chez des individus maigres.

Le *tissu cellulaire* sous-cutané est dans l'état naturel, excepté à la partie inférieure du dos, à la région massetérienne, temporale et cervicale droite, et à la partie postérieure et latérale de la tête, où il est rougeâtre et même livide et infiltré de sérosité sanguinolente.

Les *muscles* des cuisses, et surtout ceux des *jambes*,

sont un peu ramollis et offrent une teinte livide tirant légèrement sur le vert ; ceux de l'abdomen sont encore plus ramollis et d'une couleur semblable à ceux de la jambe ; ceux du thorax et des membres thoraciques sont moins altérés, et paraissent même dans l'état naturel ; leur couleur est rouge vif, et leur ramollissement à peine marqué : il en est de même de ceux du col, excepté toutefois à la partie latérale droite, où ils sont très-ramollis et livides, parce que la tête a été penchée de ce côté pendant tout le temps de l'inhumation ; ceux de la partie supérieure du dos sont à l'état normal, tandis qu'inférieurement et dans les régions fessières ils sont infiltrés, livides et très-ramollis.

Les *tendons* et les *aponévroses* sont à l'état naturel : il en est de même des *nerfs*, des *ligamens* et des *cartilages*, si ce n'est qu'ils offrent une légère teinte rosée.

Tête. Elle est couverte de cheveux gris, assez peu adhérens pour qu'on les enlève facilement avec le scalpel, longs d'environ un pouce, entremêlés de moisissure blanche, fine, qui est aussi en partie appliquée sur eux. La peau du crâne, dépouillée de cheveux, est d'un jaune-rosé au front, d'un rouge vif au sommet de la tête et à la région occipitale, où la couleur est même plus foncée : du reste, elle n'offre rien de remarquable. Ainsi que nous l'avons déjà dit, le tissu cellulaire sous-jacent est infiltré d'une sérosité sanguinolente, notamment à la partie latérale droite. Les *sourcils* sont entiers, noirs. Les *paupières* ne sont que légèrement déprimées et enfoncées ; en sorte que les orbites paraissent presque pleins : elles sont amincies et de couleur rose pâle, excepté au grand angle de l'œil, où elles sont d'un rouge livide : la droite est dépourvue de cils, tandis qu'on en observe encore quelques-uns à la gauche. Les *globes oculaires* sont affaissés, ternes, mais entiers; on y reconnaît toutes les parties qui les composent : la cornée transparente, qui est particulièrement obscurcie, offre de légères granulations; le paquet graisseux qui se trouve à la partie postérieure de la cavité orbitaire est dans l'état naturel; les muscles de l'œil sont ramollis et pâles. Le *nez* est entier et de couleur grisâtre; ses parties latérales sont un peu déprimées. Les *lèvres* sont également entières, jaunâtres, rapprochées l'une de l'autre et ramollies. La bouche est fermée; les os maxillaires sont garnis de dents; le menton, qui est d'un jaune légèrement rosé, est couvert de barbe, ainsi que la lèvre supérieure. Les oreilles sont entières aussi : la droite, dépouillée d'épiderme, est d'un rouge livide, humide et comme infiltrée; la gauche est affaissée, comme desséchée, jaunâtre, et enduite d'une espèce de pommade : cette différence tient, comme nous l'avons déjà dit, à ce que la tête était penchée du côté droit. La *joue* droite est jaunâtre en haut, d'un blanc grisâtre en bas, et rosée vers le milieu; elle est humide et luisante : les régions parotidienne, temporale et auriculaire du même côté sont tuméfiées, d'un rouge cerise, humides et infiltrées d'une grande quantité de sérosité sanguinolente, tandis qu'à gauche toutes ces parties, en y comprenant la joue, sont d'un blanc jaunâtre, comme desséchées et ternes, excepté vers la commissure, où l'on remarque une petite partie humide et un peu luisante.

Le cerveau remplit la cavité du crâne; le sinus longitudinal supérieur paraît fortement injecté. Après avoir incisé la dure-mère, on aperçoit les vaisseaux qui rampent à la surface du cerveau, et qui sont fort injectés; coupé par tranches, cet organe paraît ramolli, surtout à la partie antérieure des hémisphères, où la substance grise offre déjà une teinte verdâtre; toutefois, ce ramollissement est encore loin d'être porté au point de rendre la masse cérébrale diffluente : partout ailleurs les deux substances, parfaitement distinctes, sont de couleur naturelle. Les deux ventricules latéraux ne renferment aucun corps étranger, et l'on y distingue tellement bien les parties qui les composent, que l'on pourrait faire servir cet organe à l'étude de l'anatomie. Le *cervelet* est entier, mais beaucoup plus ramolli, surtout inférieurement et postérieurement où il est livide; toutefois, il n'est pas diffluent, et on peut encore y reconnaître les deux substances. La dure-mère et les deux autres membranes de l'encéphale semblent dans l'état naturel.

Thorax. Sa conformation est ordinaire; lorsqu'on l'ouvre, on voit qu'il est presque entièrement rempli par les viscères, qui, au premier abord, paraissent dans l'état naturel. Les poumons, de volume ordinaire, d'un gris ardoisé à leur partie antérieure, sont d'un vert-bouteille en arrière; ils sont crépitans, légèrement emphysémateux et gorgés de sang; dans quelques-unes de leurs parties, surtout à la base, ils offrent la densité et l'aspect d'un poumon au premier degré d'hépatisation : du reste, et partout ailleurs, leur structure est parfaitement reconnaissable. Les plèvres sont dans l'état naturel; il n'y a aucun liquide épanché dans leurs cavités; on observe seulement quelques légères adhérences. Le larynx et la trachée-artère sont entiers, et ne contiennent point de terre comme chez le sujet de l'observation 3e (*voy.* pag. 51); mais il faut noter que chez celui-ci la tête était encore entière, enfermée dans la serpillière au moment de l'exhumation, tandis que l'autre cadavre avait été inhumé tout nu. La membrane muqueuse qui tapisse ces organes est rougeâtre, surtout dans les parties qui correspondent aux cerceaux cartilagineux : cette rougeur est un effet évident de la putréfaction.

Le péricarde est entier et distendu par douze onces environ d'un liquide séro-sanguinolent; sa surface externe n'offre rien de remarquable; mais à l'intérieur il est le siége d'une multitude de fausses membranes ayant beaucoup d'analogie avec celles que nous allons décrire en parlant du cœur. Cet organe, d'un volume considérable, est d'un rose pâle; les parois du ventricule gauche sont à peine épaissies; le ventricule droit est aminci et très-dilaté; l'un et l'autre renferment un peu de sang en partie coagulé; intérieurement, surtout à droite, les cavités du cœur offrent une couleur rouge assez foncée, ce qui est le résultat d'une imbibition cadavérique : du reste, on ne remarque aucune granulation sur cet organe. Sa surface externe est recouverte, dans toute son étendue, d'une couche épaisse d'une à deux lignes, d'apparence et de nature plastique, d'une couleur blanche jaunâtre, analogue, pour la coloration, à la couenne qui se forme souvent à la surface du sang tiré de la veine d'un individu affecté de certaines phlegmasies aiguës; seulement sa consistance paraît plus grande; elle adhère partout au cœur. A la surface qui correspond à la cavité du péricarde, elle est villeuse et surmontée d'une grande quantité de petites éminences coniques, semblables aux papilles de la langue des chats. Cette couche pseudo-membraneuse s'étend également à la surface des gros vaisseaux revêtus par le feuillet séreux du péricarde. Sur le feuillet pariétal du péricarde, on remarque également cette même fausse membrane; seulement elle offre dans cette partie de son trajet moins de résistance, parce que son épaisseur est d'environ moitié moindre. Sa surface est aussi chagrinée d'une autre manière; au lieu d'éminences coniques, ce sont des saillies qui forment des cloisons laissant entre elles des enfoncemens réguliers et à peu près égaux, qui donnent à cette fausse membrane l'aspect ridé de la membrane muqueuse de la vésicule biliaire, ou mieux, ce qui lui donne en petit l'aspect de la face interne de la panse du bœuf.

Cette production pseudo-membraneuse est évidemment le résultat d'une péricardite bien organisée. Le laps de temps écoulé depuis la mort de l'individu jusqu'à l'ouverture du corps, ne semble avoir altéré en rien les caractères anatomiques de cette inflammation.

Au quatrième jour de l'exposition de la pièce au contact de l'air, la fausse membrane a perdu sa couleur, ses formes, s'est détachée d'elle-même des surfaces auxquelles elle adhérait, et est tombée en déliquium putride. A cette époque, le péricarde a paru lisse et résistant encore à la putréfaction. Sa couleur, ainsi que celle de la surface interne du cœur, était d'un violet livide.

L'*aorte*, à son origine, ne diffère de son état naturel que par une couleur rosée de sa membrane interne; les artères des membres, qui renferment une certaine quantité de sang noir fluide, sont également colorées à leur intérieur. La *veine cave* inférieure contient aussi du sang noir, en partie fluide et en partie coagulé, et offre la coloration rougeâtre dont nous avons parlé, surtout dans leur membrane interne. Le diaphragme est dans l'état naturel.

Abdomen et canal digestif. Ainsi que nous l'avons déjà dit, les parois abdominales sont verdâtres; après les avoir incisées, on s'assure que les viscères remplissent toute la cavité abdominale, qu'ils présentent une teinte générale d'un gris rougeâtre, et qu'il n'y a aucun liquide épanché, ni aucune trace d'adhérence. La bouche, la langue, le voile du palais, le pharynx, sont verdâtres, parsemés de plaques livides; tous ces tissus sont sensiblement ramollis. L'*œsophage* est d'un gris verdâtre supérieurement; à sa partie moyenne, et inférieurement, cette teinte est piquetée de rouge et de violet. L'*estomac* est rougeâtre à l'extérieur; il est d'un vert foncé sale à l'intérieur : cette teinte n'intéresse que la membrane muqueuse qui est ramollie, surtout vers le grand cul-de-sac et à la grande courbure : toutefois la couleur verte dont nous parlons est marbrée, surtout à l'extrémité splénique, de taches d'un rouge brun, qui, au premier abord, pourraient faire croire à une inflammation, et qui sont évidemment un effet cadavérique. Les tuniques musculeuse et séreuse sont d'un gris rosé. Les *épiploons* sont également rosés et dans l'état naturel. Les intestins offrent cette même couleur à l'extérieur; leur surface interne, au contraire, est diversement colorée : dans les premiers intestins grêles elle est grisâtre, parsemée de points rouges; dans ceux de ces intestins qui répondent à la partie droite du cadavre, elle est d'un rouge livide, uniforme, qui simule au premier aspect une inflammation intense; mais on n'y voit aucune arborisation, aucune trace de vaisseaux injectés : on trouve aussi des portions des gros intestins dont la membrane interne est colorée en violet; toutes les parties ainsi colorées sont enduites d'une petite quantité d'un liquide épais couleur lie de vin, que l'on peut enlever sans que la membrane muqueuse perde sa couleur.

Le *foie*, à peine ramolli, est dans l'état naturel, si ce n'est que la membrane péritonéale se détache facilement. La vésicule biliaire est à l'état normal.

La *rate* est entière, ramollie, d'un gris ardoise à l'extérieur, et d'un rouge brun à l'intérieur. Le pancréas est grisâtre.

Organes urinaires et génitaux. Les reins, un peu ramollis, sont dans l'état naturel, si ce n'est que les bassinets paraissent un peu plus dilatés. La *vessie* est distendue et contient une assez grande quantité d'urine sanguinolente ; elle est de couleur rosée à l'extérieur et à l'intérieur ; les fibres de la membrane musculeuse sont réunies en colonnes cylindriques entrecroisées, d'un jaune-rose, semblables jusqu'à un certain point aux colonnes charnues du cœur ; en un mot, c'est ce qu'on appelle vulgairement une *vessie à colonnes*. La verge, quoique ramollie, présente toutes les parties qui la composent, et dans leur rapport naturel ; les testicules sont entiers, notablement ramollis aussi, et de couleur livide ; on peut également reconnaître les vésicules spermatiques et les cordons testiculaires.

Remarque. Cette observation est remarquable par la conservation du péricarde et du cœur, des poumons et de la vessie, dont les lésions ont pu être appréciées et décrites, aussi bien qu'elles l'eussent été deux ou trois jours après la mort : ce fait répond suffisamment à ceux des auteurs qui ont prétendu que les exhumations juridiques tentées long-temps après la mort ne pouvaient être d'aucune utilité.

OBSERVATION 5e.

A***, âgé de soixante-dix-huit ans, mort le 28 novembre 1828, fut enterré sans bière, et enveloppé seulement d'une serpillière, le 29, vingt-quatre heures après la mort; il avait succombé à une pneumonie qui avait duré un mois. L'exhumation eut lieu le 3 avril 1829, quatre mois quatre jours après l'inhumation. La température moyenne de l'atmosphère avait été en décembre de

4,5 + 0°; en janvier, de 2 + 0°; en février, de 2,7 + 0°; en mars, de 5,7 + 0° therm. cent.

Le cadavre est entier; la tête, renversée en arrière, est penchée sur le côté droit; la face est couverte de terre à un point tel qu'on ne peut distinguer ni ses cavités ni ses saillies, excepté celle qui est formée antérieurement par une partie du bord alvéolaire supérieur; l'os maxillaire inférieur, séparé de la tête, est resté dans la fosse. La cavité buccale est remplie de terre molle, humide. Des cheveux assez nombreux sont accolés aux os du crâne, sur lesquels il y a à peine des traces de parties molles.

Il existe encore au cou une certaine épaisseur de parties molles, d'une couleur gris fauve sur les parties antérieure et moyenne, et livide verdâtre sur les parties latérales; la coloration gris fauve représente un triangle dont la base, de trois ou quatre pouces de large, est en haut, et correspond à trois ou quatre lignes au-dessus de l'os hyoïde, et le sommet à la jonction des muscles sterno-cléido-mastoïdiens, près de la fourchette du sternum. La coloration livide verdâtre des parties latérales offre aussi une forme triangulaire dont la base occupe les deux tiers internes de la clavicule, et dont le sommet s'élève jusqu'à la hauteur de la partie supérieure du larynx, à deux pouces à peu près en dehors de cet organe.

Le larynx et la trachée-artère sont presque entièrement dénudés au cou; les clavicules sont à nu, excepté à la partie interne du côté droit, où l'on voit une couche extrêmement mince d'une matière ramollie, comme graisseuse, dans laquelle on ne trouve plus de traces ni de fibres ni de peau.

Le thorax est entier, affaissé; la partie supérieure du sternum, et l'extrémité interne de la première et de la seconde côtes, sont entièrement dénudées. Les autres côtes sternales sont couvertes par une membrane très-mince, un peu humide, qui est évidemment le reste des parties molles qui les couvraient dans l'état ordinaire; on n'y découvre plus de fibres musculaires. Les parties latérales, qui correspondent aux deux tiers externes des muscles pectoraux, présentent une coloration livide tirant sur le vert-bouteille; il existe aussi sur d'autres parties du thorax, et surtout latéralement, un enduit d'un jaune fauve visqueux, semblable à de la pommade.

Les parois abdominales sont déprimées, appliquées sur la colonne vertébrale, et entières, excepté à la partie droite, où elles présentent, au niveau des deux dernières fausses côtes, une ouverture irrégulière qui a un pouce de diamètre environ : dans presque toute leur étendue, elles ont une couleur verdâtre, à peu près analogue à celle que nous avons déjà signalée pour la région thoracique externe et supérieure; cette couleur est remplacée, vers l'ombilic, dans une étendue ovalaire, de quatre à cinq pouces dans son diamètre vertical, et de deux pouces et demi dans le transversal, par une teinte d'un gris jaunâtre. L'épiderme n'existe plus sur ces parties.

Les pubis sont dépourvus de poils; on en voit quelques-uns d'une couleur blanche, accolés aux parties

5.

latérales du scrotum. Il est facile de distinguer le sexe auquel appartient le cadavre. On ne remarque sur la partie antérieure des crètes iliaques qu'une membrane mince semblable à du périoste épaissi.

Aspect extérieur des membres. Les cuisses sont entièrement recouvertes de parties molles, très-affaissées, nullement infiltrées, plissées longitudinalement, et d'une couleur verte livide. Les rotules sont à nu vers leur partie moyenne et antérieure. Les tibias sont entièrement dénudés à leur partie antérieure et latérale interne; il existe encore des parties molles en dehors et en arrière; mais elles sont en partie détruites dans les espaces interosseux, surtout en avant; il n'y a plus de traces de peau. Les jambes et les pieds sont couverts, dans quelques parties, de terre et de quelques *brins* de serpillière pourrie. Les pieds sont entiers, si ce n'est que les dernières phalanges des orteils, du côté gauche, sont tombées, et que le gros orteil du côté droit, est le seul qui soit conservé : il existe encore sur ces parties des membres inférieurs, des restes de la peau très-visibles vers la plante, où l'on trouve de larges portions épidermiques séparées du derme par une substance molle, demi-fluide, roussâtre. Les bras sont accolés aux parties latérales du thorax; les avant-bras en demi-flexion s'avancent sur l'abdomen, de manière que les mains sont appuyées sur les pubis; les uns et les autres sont recouverts de parties molles; la grosse tubérosité de l'humérus gauche est la seule partie de cet os qui soit dénudée. Les mains sont entières, dénudées aussi à leur face postérieure; on y trouve cependant encore des tendons durcis, desséchés. La face palmaire est pourvue de peau sans épiderme.

Les différentes articulations des membres supérieurs et inférieurs ont parfaitement conservé leurs rapports; elles tiennent encore assez fortement entre elles.

Le corps, en général, surtout là où il existait encore de la peau, avait un aspect luisant et humide.

Tête. Les os du crâne sont presque entièrement dénudés; toutefois, à la partie antérieure ou coronale, on aperçoit une membrane mince qui est évidemment formée par les restes de la peau et du muscle *occipito-frontal*, et sur laquelle il y a quelques cheveux blancs accolés.

Les fosses temporales sont vides; les os y sont à nu et couverts de quelques cheveux; il n'y a plus de traces de peau ni de muscles. Le bord supérieur des apophyses zygomatiques est tout-à-fait à découvert.

Après avoir enlevé la terre qui couvrait la face, on trouve des sourcils gris, qui tiennent à peine à une membrane mince qui recouvre la fosse orbitaire; les yeux n'existent plus, et on n'aperçoit dans la fosse orbitaire, qui est en partie vide, qu'une masse ayant la forme d'un cône creux, dont la base est en avant, réduite en gras de cadavre, et au milieu de laquelle on voit quelques fibres d'un rouge pâle, indice des parties musculeuses qui entourent ordinairement l'œil.

Sur la région molaire et canine de l'os maxillaire supérieur, on trouve une membrane demi-dénudée, reste des parties molles, que l'on détache avec facilité, et dans laquelle on ne peut reconnaître d'organisation; le bord alvéolaire et les apophyses montantes sont à nu; il n'existe plus de dents; les alvéoles sont oblitérées.

Le nez est réduit à ses os propres, qui sont en partie recouverts par une membrane mince, reste de la peau, et que la plus légère traction fait tomber. Les fosses nasales sont remplies de terre; il n'y a plus de cavité buccale, l'os maxillaire inférieur étant tombé. On ne voit aucun reste de la langue : cette disposition permet d'apercevoir la face antérieure des corps des vertèbres supérieures.

Cou. Une membrane peu épaisse, molle, humide, débris des parties molles qui unissaient l'os hyoïde et le maxillaire inférieur, se trouve comme plissée au-dessus du premier de ces os; il est impossible d'y distinguer des traces de muscles, mais la peau y est bien manifeste. On y voit aussi quelques fibres d'un blanc grisâtre, assez résistantes, semblables à des restes de portions celluleuses épaissies; cette membrane est d'une couleur brunâtre en dedans; vers la portion qui correspond à la partie inférieure du pharynx, on y remarque aussi quelques vers blancs.

L'os hyoïde existe encore en entier, et tient au larynx par une membrane celluleuse, blanchâtre, au-devant de laquelle on ne trouve pas de fibres musculaires.

Sur la partie latérale droite du cou, on découvre les restes du tendon du digastrique, dont les fibres musculaires ne sont plus visibles.

Le larynx est entier, en partie recouvert par une membrane mince, nullement musculaire, assez molle, humide, reste évident des parties qui couvraient cet organe. Le cartilage thyroïde, qui est entièrement ossifié, est comme vermoulu au centre de ses faces latérales. Le cartilage cricoïde est également ossifié, et se brise avec la plus grande facilité; il est uni à la trachée-artère et au cartilage thyroïde par une membrane sèche qui ne ressemble plus à celle qui unit le cartilage thyroïde à l'os hyoïde. Celle-ci était molle, humide, d'un blanc grisâtre, semblable en quelque sorte par la couleur à la face interne d'un morceau de peau qui a macéré pendant long-temps; l'autre était sèche et d'une couleur jaunâtre assez foncée.

La *trachée-artère* est entièrement à nu à sa partie antérieure; on distingue parfaitement les anneaux qui la composent; quelques-uns ne tiennent plus entre eux; et dans les endroits où la membrane inter-annulaire existe, elle est considérablement amincie. En séparant la partie latérale gauche de la trachée-artère des parties molles qui y sont accolées, on distingue très-bien l'œsophage, qui est aminci, mais intact. Les parties latérales du cou sont recouvertes par la peau qui a une couleur verdâtre, luisante, humide; les parties sous-jacentes sont formées par des débris de matière celluleuse, et d'autres parties molles, humides, comme infiltrées, brunâtres, qui sont évidemment des restes de muscles, mais au milieu desquelles on ne reconnaît qu'imparfaitement la structure fibreuse. Toutefois, on distingue bien la partie inférieure du muscle sterno-cléido-mastoïdien; on voit très-bien aussi, après avoir éloigné le larynx et la trachée-artère de la colonne vertébrale, les muscles longs du cou, dont la structure fibreuse est on ne plus évidente. L'artère carotide du côté droit est bien visible ; sa membrane interne est très-friable et s'enlève par le plus léger frottement en fragmens membraneux, que l'on écrase entre les doigts comme de la graisse ; la carotide gauche est détruite.

Les parties molles qui recouvrent supérieurement la face antérieure de la colonne vertébrale, s'enlèvent avec la plus grande facilité, et les os restent à nu. Presque tous les corps des vertèbres cervicales sont soudés entre eux.

Thorax. Les parois thoraciques sont formées par une partie des muscles grands et petits pectoraux, et par les côtes, qui sont en partie recouvertes par une membrane mince, d'un jaune fauve un peu foncé ; les espaces intercostaux ne sont pas perforés ; ils sont remplis par la membrane dont nous venons de parler, par les débris membraneux des muscles intercostaux, dont il n'existe plus que des traces très-imparfaites de fibres musculaires, et par la plèvre qui est lisse à l'intérieur, légèrement humide et d'une couleur verdâtre sur les parties latérales et un peu postérieures. La surface interne du thorax est aussi légèrement colorée en verdâtre. La portion qui reste des muscles pectoraux est très-amincie, verdâtre à l'extérieur comme à l'intérieur, et d'une structure évidemment fibreuse. En ouvrant le thorax, on s'assure que les clavicules tiennent encore au sternum par des parties ligamenteuses très-peu résistantes et desséchées.

Poumons. Les poumons sont aplatis et légèrement

crépitans, ce qui est sans doute dû à des gaz produits par la putréfaction, et dont quelques bulles soulèvent la plèvre pulmonaire; ils ont une couleur verdâtre, livide, beaucoup plus foncée du côté droit que du côté gauche : on ne peut reconnaître leur organisation. Lorsqu'on ouvre le poumon gauche, sa substance peu humide est cependant loin d'être desséchée, et présente une surface d'un vert bleuâtre, un peu ardoisé, et des filamens blanchâtres entrecroisés. Le poumon droit offre au contraire, surtout vers la base, lorsqu'on le coupe, un aspect gélatineux d'un bleu livide mêlé de rouge lie de vin : il est très humide, et il s'en écoule un liquide brun noirâtre. Les diverses parties des poumons surnagent, à l'exception de celles qui sont coupées à la base du poumon droit.

A l'intérieur, la trachée-artère a une coloration légèrement verdâtre, et renferme des granulations grisâtres, comme graisseuses, de la grosseur de deux têtes d'épingle à peu près, de forme irrégulière, et qui semblent dues à une réunion de granulations beaucoup plus petites. On suit avec facilité les divisions des bronches, dont la face interne est colorée en rouge livide. Il n'existe pas de liquide dans le côté gauche de la poitrine, tandis que dans le droit il y a environ trois ou quatre cuillerées d'un liquide brun noirâtre épais, qui en occupe la partie inférieure.

Le péricarde est intact, d'une couleur rouge livide, claire à l'extérieur; sa consistance est à peu près celle qu'il a ordinairement : cependant il est un peu moins résistant; il renferme deux cuillerées environ de sang épanché, fluide et noir : sa surface interne est d'une couleur rouge brunâtre, surtout vers la partie inférieure et postérieure qui a été le plus en rapport avec le sang épanché.

Le cœur est aplati et flasque ; il est encore assez volumineux ; sa surface externe, colorée en rouge foncé par le sang contenu dans le péricarde, présente peu de graisse; les cavités sont vides, d'une couleur brune, tirant sur le chocolat; les colonnes charnues sont bien manifestes, et ont dans certains endroits une couleur moins foncée; le ventricule gauche présente vers la partie inférieure une perforation dont il est difficile d'assigner la cause, et qui certainement a donné passage au liquide qui se trouvait dans le péricarde.

L'aorte renferme une certaine quantité de sang noir qui a communiqué une couleur brunâtre à sa surface interne; celle-ci est comme ulcérée dans une grande partie de son étendue : les trois membranes qui forment les parois de ce vaisseau peuvent être facilement séparées.

Abdomen. Les parois abdominales sont entièrement conservées, à l'exception de l'ouverture dont nous avons déjà parlé. Elles offrent peu de graisse, sont peu épaisses et assez souples; on y reconnaît très-bien la peau, sans épiderme, des aponévroses, des fibres musculaires et la membrane péritonéale.

La cavité abdominale renferme peu de graisse; les intestins sont entièrement conservés et aplatis, encore assez humides à leur surface. Il n'existe pas de liquide dans cette cavité.

L'estomac se déchire avec facilité; ses parois sont amincies; il contient une petite quantité d'un liquide brunâtre, épais, fétide. Il n'a pas été possible d'en séparer les trois membranes; mais on en a trouvé deux bien distinctes. La surface de cet organe, d'une couleur grisâtre vers la partie moyenne, est verdâtre à droite; cette coloration est due à l'imbibition de la bile.

L'intestin grêle présente une coloration analogue vers son commencement; il est parfaitement intact, humide, et renferme une matière brune visqueuse, verdâtre, moins foncée et plus épaisse que celle qui existe dans l'estomac. Les valvules sont bien conservées. Les parois très-amincies de cet intestin, beaucoup moins épaisses que celles de l'estomac, peuvent néanmoins être divisées facilement en deux feuillets membraneux.

Les gros intestins contiennent une certaine quantité d'une matière demi-fluide, jaune verdâtre, reste des fèces; ils sont aussi bien conservés que les précédens. Pour mieux faire juger de l'état d'intégrité du canal intestinal, nous dirons qu'il n'a pas été très-difficile de l'enlever dans toute son étendue, à l'exception de l'estomac qui a été déchiré.

La rate est en bouillie noire, très-foncée, semblable à du cambouis; cette bouillie imprégne un peu les parties voisines, et leur communique une couleur semblable à la sienne.

Le foie est très-ramolli; sa membrane externe est en partie détruite, et ce qui en reste se déchire avec la plus grande facilité. La substance de l'organe, d'une couleur verte foncée, ne présente plus de traces de son organisation primitive. La vésicule biliaire est entière et presque pleine d'un liquide ayant la couleur ordinaire de la bile, mais plus épais et moins visqueux.

Les reins sont très-ramollis, en partie dépourvus de membrane extérieure, et se déchirent avec la plus grande facilité; leur coloration est généralement rosée, excepté supérieurement, et surtout à gauche, où ils sont noirâtres. Les bassinets et les calices sont faciles à reconnaître; mais les substances corticale et tubuleuse sont entièrement confondues.

Les uretères, qu'il est facile de suivre jusqu'à la vessie, sont diminués de volume, et leurs parois très-amincies.

Vessie. Elle est distendue par des gaz, et renferme environ deux cuillerées d'un liquide jaunâtre, fétide, dans lequel nagent quelques mucosités; elle est blanchâtre, ou du moins à peine colorée, et présente à peu près le même aspect qu'elle a dans l'état sain; elle est un peu amincie dans quelques parties; on y reconnaît très-bien des fibres charnues.

La *verge* est flasque et aplatie; le gland et les corps caverneux, à leur terminaison, sont tombés en putrilage, et de couleur lie de vin; lorsqu'on coupe la verge transversalement, on y distingue parfaitement l'orifice urétral, et la membrane fibreuse qui sert de cloison et d'enveloppe aux corps caverneux : ceux-ci sont petits, d'un brun foncé; leur structure spongieuse n'est plus apparente.

Les testicules extrêmement petits ne présentent rien

qui dénote leur organisation primitive; l'épididyme, au contraire, est dans un état presque complet de conservation; cependant il est un peu moins volumineux que dans l'état naturel; mais la conservation, ici, contraste d'une manière bien tranchée avec l'exiguité du testicule.

Membres supérieurs. Ils tiennent encore au tronc par des parties molles, musculeuses, tendineuses et ligamenteuses. La capsule articulaire scapulo-humérale est déchirée et en partie détruite. La peau, dépourvue d'épiderme, molle, assez résistante, recouvre d'autres parties molles, formées par des muscles, des fibres aponévrotiques, etc. Les vaisseaux et les nerfs sont parfaitement conservés; on pourrait facilement suivre le trajet des troncs principaux; ils forment, dans les aisselles, les plexus qu'on y remarque ordinairement : il en est de même à l'avant-bras. Les os des mains, comme nous l'avons déjà dit, sont entièrement dénudés à la face dorsale; ils sont seulement recouverts en partie par des tendons desséchés et dénudés également. En incisant la peau privée d'épiderme qui se trouve à la face palmaire, on aperçoit des tendons, des parties musculeuses, des nerfs et des vaisseaux. Les extrémités des doigts sont dépourvues d'ongles.

Les articulations de l'épaule avec le bras, du bras avec l'avant-bras, et celles du poignet, sont maintenues par les parties molles et des fibres ligamenteuses moins résistantes que dans l'état normal. Les surfaces articulaires sont encroûtées de cartilages amincis.

Membres inférieurs. La peau des cuisses est dans le

même état qu'aux bras et aux avant-bras; seulement la couleur en est plus foncée. Lorsqu'on incise, on trouve les muscles ramollis, diminués de volume, humides, de couleur plus foncée que celle des tégumens; du reste, ils ont conservé leur aspect fibreux. Les vaisseaux et les nerfs sont très-distincts. La rotule, dont une portion est à nu, tient encore au reste du membre par les ligamens. Les jambes sont en partie dénudées, dépourvues de peau; mais il existe des parties molles dans les espaces interosseux, et un peu en dehors sur le péroné; elles sont moins foncées que celles de la cuisse; mais leur putréfaction est telle qu'on ne peut y distinguer positivement des fibres musculaires. Les tendons sont très-évidens. Les pieds sont dans un état analogue à celui des mains; ils sont moins entiers. La partie dorsale est sèche, dénudée; on y voit des tendons également desséchés, qui sont appliqués à la surface. La peau existe encore à la région plantaire, où l'on trouve aussi des portions d'épiderme, qui, il est vrai, ne tiennent plus au derme; les parties sous-cutanées diffèrent à peine de celles qui existaient sous la paume de la main.

Les articulations sont dans un état semblable à celles des membres supérieurs; les ligamens croisés sont conservés, mais facilement déchirables.

Les vertèbres, en partie dénudées, sont presque toutes soudées; celles qui ne le sont pas tiennent peu entre elles.

Partie postérieure du tronc. Elle est d'un vert livide peu foncé, et presque entièrement couverte par la peau qui est détruite dans quelques parties. Les tissus sous-jacens sont ramollis, infiltrés d'un liquide rougeâtre et de gaz, ce qui donne un aspect gélatineux aux parties musculaires; celles-ci sont de couleur lie de vin, mêlée de vert foncé. Les tendons sont très-distincts.

Cavité crânienne. La masse encéphalique occupe les trois quarts de la cavité crânienne; la dure-mère est bien conservée et a une couleur verdâtre livide. Le cerveau est très-mou, fétide, d'un gris verdâtre plus foncé à l'extérieur qu'au centre, ce qui fait qu'on distingue les deux substances. Le *cervelet* est entièrement réduit en bouillie d'un vert grisâtre. Il est impossible de reconnaître ni sa forme ni son organisation.

Les os se cassent assez facilement; ils sont un peu moins humides que dans l'état ordinaire; la substance médullaire est plus jaune que dans l'état naturel.

§. II.

Putréfaction de cadavres de vieillards, enterrés au cimetière de Bicêtre, dans des bières de sapin neuf, de deux à trois lignes d'épaisseur.

OBSERVATION 6e.

N***, âgé de soixante-cinq ans, d'un embonpoint médiocre, connu pour son ivrognerie, fit une chute le 4 octobre 1827, étant dans un état complet d'ivresse. Le 7 du même mois, il éprouva du malaise, se dirigea vers le cabaret, où il s'enivra de nouveau avec de l'eau-de-vie. Il mourut subitement dans la journée avec tous les signes extérieurs d'une apoplexie foudroyante. On l'enterra le lendemain.

Exhumation le 22 décembre 1827, à midi, deux mois quatorze jours après l'*inhumation*. La température moyenne avait été en octobre 13,1 + 0°; en novembre, 5,8, et en décembre, 6,9 th. c. La bière, en sapin assez mince, est entière, de couleur naturelle à l'extérieur, si ce n'est à sa partie inférieure, où l'on voit plusieurs taches noirâtres produites par l'humidité qui a transsudé de l'intérieur; sa face interne et inférieure, d'un gris noirâtre, est enduite d'une sorte de moisissure, notamment sur la partie où reposent la tête et le dos; là aussi il existe une assez grande quantité d'une bouillie brunâtre très-fétide, recouverte elle-même çà et là de vers, de larves, d'œufs.

On reconnaît encore parfaitement la *serpillière*, qui est couverte dans plusieurs points d'œufs, de larves, d'insectes, et de la même sanie dont nous avons déjà parlé : cette bouillie brunâtre forme, notamment au niveau du col, de la tête et des épaules, des espèces de plaques noires, semblables à de la poix fluide, ou grisâtres comme de la sanie purulente mêlée de poix liquide. Du reste, la serpillière se déchire assez facilement, surtout vers la tête, où elle est presque en lambeaux. En général, les effets que nous signalons sont beaucoup plus marqués à la partie supérieure de la face postérieure du corps, qu'en avant et en bas.

Examen du cadavre. Le cadavre est entier, recouvert de peau, excepté dans certaines parties de la tête, qui est sensiblement penchée du côté gauche. L'altération des traits de la face, et surtout la destruction de quelques-unes de ses parties, empêchent de reconnaître l'individu.

La *tête* est presque entièrement dépouillée de cheveux, qui restent adhérens à la serpillière; on en voit cependant quelques-uns, de couleur grisâtre, à la partie postérieure et inférieure, près l'occipital, et à la portion correspondante à la tempe droite. La *peau du crâne* est détruite depuis l'arçade surcilière gauche jusqu'à deux pouces au-dessus, et dans l'étendue transversale, de trois pouces : dans cet endroit, le coronal est enduit d'une légère couche d'une matière comme graisseuse, couleur de bistre. La portion de peau qui reste de ce même côté se détache facilement en lambeaux mous, d'un vert noirâtre à l'extérieur, d'un rouge grisâtre à l'intérieur. On voit entre cette surface interne de la peau, encore reconnaissable à sa teinte, et les os du crâne, une bouillie très-liquide, d'un vert noirâtre. Le muscle temporal de ce côté, et le périoste qu'il recouvre, s'enlèvent avec facilité. Du *côté droit*, la *peau du crâne* recouvre les os dans toute leur étendue; elle est verte noirâtre à l'extérieur, comme desséchée, et semblable par sa consistance à de la peau qui commencerait à se tanner : si on l'incise, on voit qu'elle est violette dans une certaine étendue, et qu'au-dessous il y a une couche de gras de cadavre, d'un blanc grisâtre, d'environ trois lignes d'épaisseur. L'*a*-

ponévrose occipito-frontale adhère au gras dont nous venons de parler, et fait tellement corps avec lui, qu'il est impossible de l'apercevoir ; les fibres du muscle du même nom sont transformées en gras. Les cartilages de l'*oreille droite*, recouverts de peau en arrière, sur le lobule, et un peu à la partie supérieure et antérieure, sont dénudés partout ailleurs, peu consistans et couleur de bistre. L'*oreille gauche* est presque entièrement détruite ; la portion qui reste est verdâtre et transformée en gras.

Face. Le *front* est dépouillé. Les *paupières droites* sont presque entièrement détruites; on n'aperçoit que des traces de matière grasse. Le périoste de l'orbite se détache avec la plus grande facilité. L'œil de ce côté est vidé : on en distingue quelques vestiges, entre autres une portion de la choroïde et de la sclérotique. Les muscles droits et obliques, quoique transformés en gras, laissent encore apercevoir çà et là des fibres rosées ; le nerf optique est très-reconnaissable et d'une couleur rosée : on dirait qu'il a une tendance à passer au gras. Les *paupières gauches* existent sous forme de deux lames assez épaisses, d'un vert noirâtre, recouvertes d'une matière de même couleur, de consistance de cambouis. L'œil de ce côté est moins altéré que l'autre; quoique vidé, on distingue parfaitement la cornée transparente, la sclérotique et la choroïde ; les muscles et le nerf optique sont dans le même état que de l'autre côté. Il n'y a point de larves dans les orbites. Les parties molles du *nez* sont entièrement détruites ;

la portion antérieure de la cloison est en lambeaux pultacés, couleur de lie de vin, mêlée de vert. La *lèvre supérieure* est également détruite dans toute sa moitié droite; la partie qui reste est amincie, couleur de bistre, mêlée de vert-bouteille, et très-facile à déchirer. La lèvre *inférieure*, entière, est amincie, desséchée vers la commissure droite, humide vers la gauche; sa couleur est analogue à celle de la peau fumée. La *joue* droite, affaissée, sèche, couverte de poils gris (restes des favoris et de barbe), et d'une grande quantité d'œufs, conserve assez bien les reliefs habituels de cette partie de la face, comme la saillie de la pommette, l'angle de la mâchoire, etc. : la peau peut en être disséquée, et alors on voit au-dessous les fibres musculaires d'une couleur rosée, mêlées de beaucoup de *gras*. La *joue gauche* fait saillie; elle est humide, molle, recouverte d'un enduit vert noirâtre à la surface, et lie de vin un peu au-dessous : si on détache cette couche lie de vin, on trouve du gras de cadavres d'un blanc rosé. La peau de la partie supérieure de cette joue est détruite, tandis qu'elle est encore visible à la partie inférieure, où elle est parsemée de poils grisâtres. La peau du *menton* est desséchée, comme tannée, couleur d'ochre sale; on reconnaît la barbe.

Depuis le col jusqu'aux genoux, la peau de la partie antérieure du corps offre une teinte ochracée, tachée çà et là, surtout au col, par des plaques violettes, brunes, dont quelques-unes présentent la même couleur que les *momies*. Les jambes sont déjà de cette dernière nuance. Les parties *latérales* du thorax et la partie interne des bras conservent leur couleur et leur apparence partout où elles répondent les unes aux autres. *Postérieurement*, la peau du tronc, de couleur ordinaire, est recouverte de taches et de plaques noires très-larges, enduites d'une matière visqueuse brune : on y voit aussi les traces de la serpillière ; dans plusieurs parties des cuisses et des jambes la peau est détruite ; dans d'autres elle est transformée en gras. L'*épiderme* est soulevé et se détache par lambeaux dans les parties humides, telles que les aisselles, les parties latérales du tronc et la partie interne des bras ; celui des pieds s'enlève en totalité : du reste, il ne présente rien de remarquable. Les parties du corps qui sont sèches semblent en être privées. On remarque encore quelques *ongles* aux pieds et aux mains ; mais on peut les détacher avec la plus grande facilité.

Muscles. On reconnaît très-bien les muscles du tronc et des membres à leur structure et à leur couleur, qui cependant est beaucoup moins vive : dans plusieurs points déjà les fibres musculaires sont séparées par du gras des cadavres. Les *tendons* et les *aponévroses* paraissent dans l'état naturel ; quelques-unes de ces dernières, toutefois, se confondent avec le gras et avec la peau. Les *articulations* sont sèches, les cartilages souples, peu élastiques et de couleur légèrement jaunâtre. Les *ligamens* sont de couleur naturelle.

Organes génitaux. La verge est aplatie, semblable

à une peau d'anguille, n'offrant nullement l'aspect de cet organe. Les poils sont nombreux, très-visibles et faciles à arracher. Le scrotum est très-développé et desséché comme une vessie (1). Les testicules sont entièrement transformés en gras : on ne peut plus distinguer leur structure.

Ouverture du thorax et de l'abdomen. Lorsqu'on incise les parois de la poitrine et de l'abdomen, on remarque un vide considérable produit par l'affaissement des organes : ce vide est au moins des quatre cinquièmes. Il n'y a point de liquide épanché ; au contraire, les divers viscères paraissent dans un état de dessiccation remarquable.

Appareils digestif et urinaire. La langue dépasse les arcades dentaires d'environ quatre à cinq lignes ; la portion qui fait saillie est d'un vert-bouteille, et assez consistante ; on y remarque des traces de papilles : le muscle lingual, quoique rosé et taché d'olivâtre, peut être facilement aperçu ; on voit çà et là du gras des cadavres sous la membrane muqueuse. L'autre portion, celle qui est dans la bouche, est d'un jaune sale : la membrane muqueuse qui la recouvre se détruit et tombe en putrilage. Les *dents* sont dans l'état naturel ; celles de la mâchoire supérieure, en petit nombre, sont

(1) Cet individu avait une hernie inguinale épiploïque du côté gauche, et il était aisé de la reconnaître à la présence d'une partie de l'épiploon dans le scrotum.

mobiles ; celles de l'autre mâchoire, qui existent toutes ne le sont pas, excepté les incisives. Le *pharynx* est olivâtre et couvert d'un enduit de même couleur. L'*œsophage* est noir dans sa partie supérieure, tandis que plus bas il offre une couleur grise légèrement rosée. L'*estomac* est vide, affaissé, de couleur ordinaire ; excepté dans les parties correspondantes au foie et à la rate, qui sont d'un vert ardoisé ou couleur de cambouis. La membrane muqueuse, d'une teinte rosée, est enduite vers le grand cul-de-sac d'une bouillie couleur de lie de vin foncée. On distingue bien les trois membranes ; l'interne est soulevée dans certains points par des gaz qui forment des bulles du volume de têtes d'épingle. Les *intestins* sont vides, très-distincts, secs dans plusieurs points, humides dans d'autres, grisâtres à l'extérieur, excepté vers les parties qui correspondent à la vésicule du fiel, et qui sont jaunes. La membrane muqueuse des intestins grêles est colorée en jaune, surtout celle du duodénum et du jéjunum, ce qui paraît dépendre de la bile : on peut séparer cette tunique de la musculeuse, et celle-ci de la séreuse. On remarque çà et là quelques points emphysémateux. Les gros intestins contiennent des matières fécales, reconnaissables à l'odeur et à la couleur : du reste, leur membrane muqueuse semble dans l'état normal. L'*épiploon* et le *mésentère* offrent l'aspect ordinaire, si ce n'est que dans plusieurs points ils sont déjà transformés en gras. Le *foie* est affaissé, d'un vert-bouteille foncé : on ne distingue plus les deux substances qui le composent; mais on aperçoit très-bien les gros vaisseaux qui sont enduits intérieurement d'une sanie lie de vin foncée; il n'y a point de sang. La *vésicule biliaire*, revenue sur elle-même, et vide, est d'un jaune très-foncé, surtout à sa face interne. La *rate* n'offre plus l'aspect ordinaire, mais bien celui d'une bouillie d'un vert noirâtre, semblable à de la boue d'égout.

Les *reins* conservent leur forme; ils sont ramollis, de couleur livide; mais on distingue bien les trois substances qui les composent. La *vessie* paraît dans l'état naturel, si ce n'est qu'elle est un peu rétractée, et que sa membrane muqueuse est soulevée par des gaz, de manière à former une grosse ampoule; on distingue très-bien le trigone vésical.

Appareils de la respiration et de la circulation. A l'intérieur, le thorax est d'un vert olive à droite, rosé à gauche, d'un vert-bouteille très-foncé en arrière et blanc en avant. La plèvre costale, transparente et de couleur naturelle, existe dans toute son étendue. Il n'y a aucun liquide épanché dans la cavité des plèvres. Le *poumon* droit est très-affaissé, aplati, comme membraneux, d'un vert noirâtre, peu crépitant dans quelques points seulement, et tapissé par la plèvre; il ne contient point de sang. Le gauche est moins affaissé, de même couleur que le droit, si ce n'est en arrière, où il est violet: on y remarque une cavité qui était remplie de gaz (1): du reste, ce poumon

(1) Cette cavité n'est pas le résultat de la putréfaction, mais bien d'une maladie du poumon.

était aussi recouvert par la plèvre, et n'offrait aucune trace d'emphysème. Coupés par petits fragmens et mis sur l'eau, ces poumons surnagent, si l'on excepte quelques parties qui vont au fond du vase. La membrane muqueuse bronchique est ramollie, d'un vert olive foncé, mêlé de petites plaques noires; elle est lisse et sans la moindre apparence de liquide ni de gaz à sa surface. Les cerceaux de la *trachée-artère* conservent leur forme et leur aspect ordinaires; ils sont un peu ramollis. Le *larynx* offre la même coloration à l'intérieur que les bronches; on n'aperçoit plus la *glotte*. L'*épiglotte* est bien conservée, amincie, d'une couleur olive foncée, et se laisse couper facilement. Le *diaphragme*, très-aminci, présente la souplesse d'un parchemin humecté; il est blanc à ses deux faces, et a une tendance manifeste à passer au gras. Le *cœur* est vide, ramolli, affaissé, de couleur livide; on reconnaît toutes les parties qui le composent; quelques-unes des colonnes charnues sont rosées: on voit à la face interne de l'oreillette droite et de la veine cave quelques petites granulations blanches, semblables à du sablon. Le péricarde est un peu ramolli et légèrement rougeâtre. Le système *artériel*, de couleur légèrement rosée, est vide, excepté toutefois dans une portion de l'aorte thoracique, où l'on trouve une petite quantité d'un liquide rosé. Le système *veineux*, également vide, présente à l'intérieur, dans quelques gros troncs, et çà et là, des taches et des stries noirâtres.

Appareil nerveux. Le crâne se brise très-facilement:

on remarque un vide très-considérable, suite de l'affaissement du cerveau. La surface externe de la *dure-mère* présente différentes couleurs; ici elle est blanche, là elle est ochracée, verdâtre; sa texture est fibreuse, comme dans l'état naturel, sa consistance un peu moindre; à l'intérieur, elle est enduite d'une bouillie couleur de lie de vin très-pâle. L'*arachnoïde* et la *pie-mère* sont réduites en lambeaux putrilagineux très-mous. Le *cerveau* et le *cervelet* sont diffluens et tellement mous, qu'ils se détachent par leur poids, et tombent, lorsqu'on penche la tête, sous forme d'une bouillie épaisse, couleur de lie de vin; dans quelques parties seulement, par exemple dans les lobes postérieurs, on peut encore distinguer les deux substances. On voit çà et là dans la masse de l'encéphale, des filamens entourés de granulations graisseuses, qui semblent être des vaisseaux. On aperçoit les nerfs optiques au moment de leur entrecroisement. La *moelle allongée* et la partie supérieure de la *moelle épinière* offrent la même consistance et la même couleur que le cerveau et le cervelet. Les *nerfs* ne diffèrent guère de l'état naturel que par une couleur tirant un peu sur le rose.

OBSERVATION 7e.

N***, âgé de soixante-dix ans, mort le 6 février 1828, à dix heures du matin, à la suite d'une hypertrophie du cœur et d'un catarrhe pulmonaire avec *infiltration* considérable des extrémités inférieures, fut enveloppé dans un drap blanc de toile assez fine, et inhumé le 7 du même mois à sept heures du matin. L'exhumation eut lieu le 24 avril 1828, à huit heures du matin, deux mois dix-sept jours après l'inhumation. La température atmosphérique, pendant ce temps, a été indiquée à la page 66.

Bière et drap. La *bière*, en sapin mince, était entière et avait conservé sa couleur ; le bois était humide et offrait à peine de l'altération. Le *drap* était entier et ses coutures intactes ; il était mouillé par une assez grande quantité d'un liquide sanguinolent qui existait entre lui et le cadavre ; à sa surface interne, dans toute la moitié supérieure et dans toute la portion sur laquelle reposait le cadavre, adhéraient des matières putrides de couleur variée, rouges, bleues, jaunes, fauves, verdâtres, grisâtres, recouvertes çà et là de matières semblables, pour la couleur et la consistance, à celles que l'on voyait à l'extérieur du cadavre ; ces sortes de taches, épaisses en plusieurs endroits de trois lignes, pouvaient être enlevées, tantôt par couches mollasses, tantôt sous forme de matières diffluentes. En plusieurs endroits, cette espèce d'enduit, attaché au linge, était évidemment formé par l'épiderme altéré : c'était surtout sensible à la partie du drap qui correspondait aux pieds, dont les orteils étaient comme dégantés. Ce drap n'avait conservé sa blancheur que dans la portion qui répondait aux jambes, et encore présentait-il les mêmes taches dans la partie postérieure de cette région. Extérieurement, on voyait dans plusieurs points une matière humide, molle, comme glutineuse, jaune, rougeâtre, résultat de la putréfaction, qui avait transsudé, et qui affectait la double forme de *boutons lenticulaires confluens*, de *stalactites*, etc., ce qui donnait à la surface externe du drap une apparence singulière.

Extérieur du cadavre. (*Voy.* planche 2ᵉ.) Le cadavre baigne dans un liquide sanguinolent, très-fluide, dont la surface présente des *gouttes d'huile jaune*; une partie de ce liquide s'est écoulée, et ce qui reste encore, à partir des épaules jusqu'aux jambes, offre à peu près un demi-pouce de hauteur. La putréfaction est très-avancée; toutes les parties extérieures sont ramollies et humectées; elles sont de couleur aussi variée que celles qui imprégnaient le drap, d'un aspect luisant, dépouillées d'épiderme en certains endroits, et de peau en d'autres; cet épiderme, simplement soulevé par places, unit entre elles les parties du cadavre qui se touchent, comme par exemple les flancs et les bras. On n'aperçoit aucune trace de vers ni de gras de cadavres : le corps exhale une odeur des plus infectes.

La *tête* tient au tronc par les parties molles du corps qui sont entières; les cheveux, en partie détachés, adhèrent au drap; il y en a même un assez grand nombre d'implantés dans la peau du crâne. En quelques endroits, et particulièrement à la partie antérieure et supérieure, le cuir chevelu est réduit à une membrane épaisse d'une demi-ligne, qui se détache facilement, et qui laisse à nu le crâne, d'une blancheur éclatante. En arrière, il existe, dans l'épaisseur de la peau du crâne, une infiltration abondante de sérosité sanguinolente, que l'on trouve aussi entre le péricrâne et les os, et qui est le résultat de la situation du cadavre sur le dos; là, par conséquent, les parties molles se détachent très-facilement, quoique les tégumens aient encore assez de consistance.

Les *paupières*, très-amincies, se déchirent à la plus légère traction, et laissent un vide au fond duquel se voit l'œil réduit à ses membranes; les muscles et le tissu cellulaire qui l'environnent sont transformés en gras. On aperçoit aussi sur les paupières quelques traces de cils et de sourcils.

Nez. Des peaux informes sont les seuls restes des parties molles du nez, et les cartilages de cet appareil sont détruits. L'*oreille* externe est altérée et en putréfaction; cependant elle conserve en partie ses formes. Les parties molles, musculeuses et cutanées, qui unissent les deux os maxillaires, et qui constituent les *joues*, sont conservées, moins humides et moins putréfiées que le reste. Les poils de la barbe apparaissent, mais ils s'enlèvent avec l'épiderme au moindre frottement, et cet épiderme a un aspect mollasse et comme huileux; au-dessous est le chorion, très-résistant. La *bouche* est grandement ouverte; la lèvre inférieure est enfoncée et repliée sur le bord alvéolaire; la lèvre supérieure est en partie détruite. La langue est mollasse, portée en arrière, et couverte supérieurement d'une sorte de pommade couleur de chair. L'ensemble de la face est marbré de jaune fauve, de vert pistache clair, et de rougeâtre mêlé de gris.

Le *col* est vert bronze à droite, et la peau existe de ce côté sans épiderme; à gauche, il est revêtu d'une matière de consistance de pommade, d'un rose briqueté, qui, étant soulevée, laisse voir le derme coloré aussi en bronze, et sur lequel il existe un très-grand nombre de petits grains, adhérens, d'un blanc grisâtre, et comme lichénoïdes.

La partie antérieure du *thorax* est marbrée de bleu et de vert bronze, si ce n'est à gauche, depuis la troisième côte sternale jusqu'aux dernières côtes asternales, où elle est d'un rose-jaunâtre, beaucoup plus humide, et couverte de cet enduit épais et huileux dont nous avons déjà parlé. A la surface du thorax, et surtout près du sternum, on remarque une quantité prodigieuse de ces petits grains blancs grisâtres, que nous avons dit exister au col.

Les *bras* sont entiers, attachés au torse, adhérens aux flancs par des lambeaux d'épiderme; ils offrent la même teinte vert bronze mêlée de rose. Les *mains*, posées sur le devant du bassin, présentent, à la région des doigts, le soulèvement de l'épiderme, et pour quelques doigts, le détachement des ongles; leur couleur est jaune et rouge ochracée par places.

L'*abdomen* est affaissé ; mais ses parois sont intactes et de couleur jaunâtre, marbrée de vert du côté du thorax : il n'y a d'épiderme que depuis le pubis jusqu'à l'ombilic.

Organes génitaux. On reconnaît facilement le sexe. Le pénil est couvert de poils. La verge est excessivement molle, aplatie, sans épiderme; le scrotum est presque détruit; on distingue à merveille le gland, le prépuce, les corps caverneux, le canal de l'urètre et les testicules. Ceux-ci, très-mous, de couleur rougeâtre et peu volumineux, présentent encore les vaisseaux séminifères et les épididymes.

Membres abdominaux. Les parties charnues des *cuisses*, considérablement affaissées et comme macérées dans le liquide sanguinolent qui baigne le cadavre, semblent se toucher en dedans et constituent une masse humide, vert bronze, dans laquelle on aperçoit la verge et les poils des parties génitales; l'épiderme se soulève au moindre contact. Extérieurement, les cuisses présentent cette même couleur vert bronze, et plusieurs petits grains blancs grisâtres comme ceux qui existaient au thorax et au col; et chose remarquable, là où le cadavre baigne dans le liquide, la peau a toutes ses apparences, si ce n'est qu'elle manque d'épiderme. Les *jambes* sont comme les cuisses, c'est-à-dire que les parties molles sont de même affaissées, et que les deux tibias saillent comme saillaient les deux fémurs, et ne sont couverts que par la peau. Celle-ci est d'un jaune fauve, sauf quelques taches rares d'un vert bronze. Aux *pieds*, quelques orteils sont dépouillés d'épiderme et d'ongles.

A la plante de ces pieds, l'épiderme n'est que soulevé; leur couleur est d'un jaune fauve foncé, et ils sont recouverts çà et là de matière humide, molle, glutineuse, affectant la forme de boutons, et dont nous avons parlé à l'occasion du drap. On remarquait aussi *quelques-uns de ces boutons* à la partie supérieure du thorax et du col.

La partie postérieure du tronc est privée d'épiderme; la peau, d'un vert bronze olivâtre à droite, est nuancée de rose brique à gauche; cependant à la partie inférieure elle est à peu près de couleur naturelle à droite, et lie de vin à gauche; elle offre aussi quelques-unes de ces granulations grisâtres que nous avons dit exister au thorax et au col. La peau des membres est beaucoup moins colorée en arrière.

Muscles, *nerfs*, *cartilages*, *ligamens*, *os*. Le tissu musculaire est infiltré de sérosité sanguinolente, vert dans beaucoup de parties, violet dans d'autres, et dans quelques-unes d'un vert violet; il est très-ramolli, facile à déchirer et à reconnaître, et n'offre aucune apparence de gras de cadavres. Les *nerfs* sont bien conservés. Les *ligamens*, les *cartilages* et les *os* présentent à peu près la même consistance et la même texture que dans l'état naturel.

État des viscères. —*Tête.* Il existe peu de vide dans le crâne; la dure-mère est d'un bleu verdâtre; les vaisseaux sont vides, affaissés. La substance blanche du cerveau est grisâtre, l'autre est verdâtre; elles peuvent être facilement distinguées l'une de l'autre. Le ramollissement de l'encéphale est très-considérable; le cervelet est presque diffluent. Il existe de la sérosité sanguinolente dans les ventricules latéraux du cerveau.

Thorax. Les parties molles thoraciques externes se détachent avec facilité des os sous-jacens quand on les incise; les muscles sont d'un vert bronzé; le sternum étant soulevé laisse voir la cavité thoracique vide d'un tiers; les viscères sont très-reconnaissables par leur forme, leur situation et leur apparence. Les *poumons* sont d'un vert-bouteille, très-humides et glaireux à la surface, crépitans, emphysémateux, faciles à déchirer, plus légers que l'eau; ils renferment un liquide brun couleur de bistre. Le *larynx* est entier, d'un jaune verdâtre supérieurement et à sa face interne, d'un vert-bouteille très-foncé à sa partie inférieure, ainsi que dans tout l'intérieur de la trachée-artère. On trouve çà et là, sur la membrane muqueuse laryngée et trachéale, des petits grains blanchâtres non adhérens et assez durs; cette membrane ne se détache pas en lames pultacées, comme cela avait lieu dans l'observation suivante (*voyez* p. 103). Le *péricarde*, ouvert, n'offre point de liquide; il est de couleur lie de vin à l'intérieur, et verdâtre à l'extérieur. Le *cœur* est mou, affaissé, ramolli, d'un violet foncé, et reconnaissable dans toutes ses parties; il contient un peu de sang noir dans les ventricules, mais il ne présente aucune trace de granulation. Le *diaphragme* est aminci; on y distingue les fibres aponévrotiques et musculeuses.

Abdomen. Les intestins, refoulés vers la partie postérieure, offrent à peu près l'aspect naturel; ils ne renferment qu'une petite quantité de gaz. L'estomac contient environ un verre d'un liquide noirâtre, semblable à de la boue délayée; sa membrane muqueuse, de couleur vert-bouteille, est emphysémateuse par places. Le foie est très-ramolli, d'un vert-bouteille foncé; sa membrane externe se détache facilement; il est impossible de distinguer les diverses substances qui le composent. La vésicule biliaire est presque vide; le peu de liquide qu'elle renferme est épais et d'un vert olive. La rate est tellement diffluente, qu'on ne peut la reconnaître qu'à sa situation; elle ressemble à du sang décomposé. Les reins sont très-ramollis, de couleur un peu verdâtre par places, violacée dans d'autres endroits; on ne peut pas bien apercevoir les substances corticale et mamelonnée, mais on reconnaît bien les calices et le bassinet. Les uretères ne paraissent qu'un peu ramollis. La vessie est très-ample; on n'y trouve qu'une cuillerée à café environ d'un liquide bistre; du reste, elle est dans l'état naturel. Le *bassin* contient environ un verre d'un liquide jaune safrané clair, surnagé par beaucoup d'huile.

L'aorte thoracique et abdominale contient assez de sang noir, en partie coagulé. La veine cave descendante est vide : du reste, les parois internes de ces vaisseaux sont d'un rouge violacé, effet de l'imbibition sanguine (1).

(1) Ce cadavre ressemblait, *sous plusieurs rapports*, à ceux des individus qui, après avoir été submergés, se sont pourris dans l'eau; toutefois, il n'y avait pas identité parfaite. La ressemblance que nous signalons tenait sans doute à ce que l'individu qui fait le sujet de cette observation était mort dans un état d'anasarque, et que le corps était resté plongé dans une certaine quantité de liquide.

OBSERVATION 8e.

P***, âgé de soixante-six ans, atteint depuis cinquante jours d'une pneumonie à laquelle il succomba, le 25 janvier 1828, au soir, fut inhumé le surlendemain matin.

Exhumation le 19 avril 1828, à onze heures du matin, deux mois vingt-quatre jours après l'inhumation. La température moyenne de l'atmosphère avait été, pendant le mois de février, de 5°,2 + 0°; en mars, de 7 + 0°; et en avril, de 10,8 + 0° therm. cent.

La *bière*, en sapin assez mince, est entière, peu altérée, et à peine moisie, si ce n'est dans son fond, où elle est recouverte d'une couche de matière brunâtre, humide. La *serpillière* est entière, de couleur presque naturelle, excepté à la partie postérieure du corps, où elle est noirâtre, et à la portion correspondante à la partie antérieure du thorax, qui est couverte de moisissures blanches : du reste, elle est humide et se déchire avec assez de facilité. On n'aperçoit de *vers* ni dans la bière, ni sur la serpillière.

Le *cadavre* est entier, d'une odeur infecte, et d'un aspect qui annonce que la décomposition a fait déjà beaucoup de progrès dans les parties extérieures; cependant toutes ces parties sont encore liées entre elles.

Tête. Le cuir chevelu existe et forme une couche épaisse jusqu'aux os; on peut, par la dissection, y distinguer la peau, les couches musculaires et aponévrotiques qui le forment. La peau, dans certains points, manque d'épiderme, à la place duquel on trouve une couche putride, rougeâtre, semblable à celle dont nous parlerons plus bas, et que nous dirons affecter une forme boutonneuse à la partie supérieure du thorax.

La *face* est couverte d'une moisissure blanche, humide, cotonneuse, mêlée en plusieurs points de débris de serpillière; à travers laquelle sortent les sourcils et les favoris. Les yeux, au premier abord, ne paraissent plus exister dans les orbites, où l'on trouve une matière molle et humide, comme membraneuse, formée par les deux paupières collées, munies encore de leurs cils et enfoncées. En fendant cette membrane, on trouve à droite l'œil vidé, affaissé et réduit à ses trois membranes concentriques; à gauche, les paupières, à peine collées, n'offrent presque pas de cils, et sont en partie détruites; l'œil est comme le précédent, si ce n'est que la cornée n'existe qu'en partie, et que l'on y aperçoit encore le cristallin; les muscles des deux yeux commencent déjà à se transformer en gras de cadavres. Le *nez* est comme écrasé, ses ailes amincies et déformées; les ouvertures des narines sont très-visibles. La *bouche*, largement ouverte, laisse voir la *langue* entière, d'un vert noirâtre, mollasse, acculée au fond de la cavité, à raison de la position du cadavre; l'intérieur de cette cavité est d'un vert parsemé de brun, de jaune et de blanc; le voile du palais est très-ramolli et aminci; on y voit les quatre piliers et la luette. Les *lèvres* sont enfoncées et minces; on y distingue encore quelques fibres du muscle orbiculaire; on trouve aussi les parties molles de la face, et quand on les dissèque, on peut reconnaître la peau, le tissu cellulaire, les muscles zygomatique, buccinateur, etc.; mais ces muscles présentent déjà un commencement d'altération putride, caractérisée par plus de mollesse, par une couleur rouge vineuse et une infiltration d'une sorte de matière sanguinolente *qui simule une contusion* : lorsqu'on lave ces muscles ainsi imbibés, ils conservent leur couleur violette et se déchirent facilement. Les *oreilles*, dont on n'aperçoit que des traces, sont déformées et humides; on les reconnaît surtout à leur situation, et à la saillie qu'elles forment : toutefois, on peut bien distinguer le pavillon et toutes les parties qui les constituent, après avoir enlevé une couche de matière putride, brunâtre, qui les recouvrait, et qui en masquait les apparences extérieures. L'articulation *temporo-maxillaire* est conservée, et ne se sépare pas par une traction assez forte. Les muscles qui forment la paroi inférieure de la bouche, et qui unissent l'os maxillaire inférieur au col, sont également conservés; cependant le moindre effort les sépare de l'os que l'on peut ainsi dénuder. Le *col* est humide, dépouillé d'épiderme, de couleur rouge vineuse dans certains points, jaunâtre dans d'autres; les muscles sous-jacens ont l'aspect vineux et l'apparence d'une partie *contuse*. La partie supérieure et antérieure du *torse*, jusqu'au milieu du sternum, ainsi que la partie antérieure et latérale des bras, sont couvertes de moisissures blanches et d'une couche de matière humide, comme glutineuse, jaune rougeâtre, disposée sous forme de *boutons lenticulaires, confluens*, mous, s'enlevant facilement avec le scalpel, et qui est évidemment le résultat de la putréfaction. Sur cette partie du torse, on détache facilement des plaques d'épiderme, recouvertes et de cette moisissure et de cette matière que nous venons de décrire ; ces plaques d'épiderme sont d'un rouge hyacinthe à leur face interne ; le reste du thorax et la partie supérieure de l'abdomen sont d'un vert bronze, et plus ou moins humides. Les deux bras, placés sur les côtés du corps, se croisent sur l'abdomen de manière que chacune des mains repose sur le pubis, et qu'entre les deux mains se trouvent les parties génitales ; aux côtés du torse, sur lesquels appuient les bras, la peau a conservé à peu près sa couleur naturelle. Partout où les membres thoraciques touchent le corps, comme au thorax, à l'abdomen et au pubis, il existe une mucosité gluante, rougeâtre, qui semble unir ces parties, et lorsqu'on vient à les séparer, l'épiderme se détache ; les poignets, là où ils se croisent, semblent également unis entre eux par cette sorte de glu. La partie extérieure des hanches, d'un rouge cerise foncé, est dépouillée d'épiderme et humide ; les cuisses sont entières, et recouvertes entièrement de la même moisissure et des *boutons* déjà indiqués ; à leur face interne, la peau est à nu, d'un gris verdâtre. Les jambes sont comme les cuisses, c'est-à-dire moisies à leurs parties antérieure et externe, et verdâtres à l'intérieur. Les poils des membres inférieurs sont très-apparens. Un des pieds est dépouillé d'épiderme, qui a été probablement enlevé lorsqu'on a ôté la serpillière ; l'autre pied en est presque entièrement couvert, mais il forme des plis comme s'il était prêt à se détacher.

Partie postérieure du cadavre. Le cuir chevelu est détaché du crâne, et on trouve de la *sérosité sanguinolente* semblable à de l'eau rougie, entre le crâne et le périoste et entre celui-ci et les parties molles qui le recouvrent. On pourrait aisément confondre cette altération cadavérique avec les résultats de certaines contusions faites pendant la vie. La peau existe sur toutes les autres parties de cette région du corps; elle est de couleur brune, tachetée çà et là en jaune d'ochre; on y voit une multitude de petits grains comme sablonneux, dont on ne peut pas assigner l'origine, qui ont quelque rapport avec ceux que nous dirons exister sur le foie et sur le cœur, et qui certainement ne viennent pas du dehors. Lorsqu'on incise la peau, on aperçoit les muscles encore plus imbibés de sang, plus ramollis et plus faciles à déchirer que ceux de la partie antérieure du corps, ce qui tient évidemment à la situation du cadavre. Au dos, par suite du travail de la putréfaction, la peau s'est presque décollée d'avec les parties sous-jacentes, et paraît leur former une poche, comme le fait la peau du crapaud.

Nulle part on ne découvre sous la peau, ni dans les muscles, *de matière saponifiée*, si toutefois on en excepte les orbites.

Encéphale. La dure-mère est conservée et intacte; quand elle est fendue, on voit le cerveau très-ramolli, mais formant encore un tout, d'une couleur grise verdâtre plus foncée que dans l'état naturel; on distingue parfaitement les circonvolutions, ainsi que les deux substances médullaire et corticale, bien qu'altérées l'une et l'autre; la première est grisâtre et l'autre olivâtre; l'altération putride est assez grande pour qu'il ne soit plus permis de reconnaître les diverses parties qui composent le cerveau; il serait également impossible de pouvoir constater une apoplexie, un ramollissement, une arachnitis, qui auraient existé pendant la vie. Le cervelet est plus altéré que le cerveau, à raison de sa position plus déclive; il en est de même de la moëlle épinière. Les nerfs sont parfaitement conservés.

Thorax. En ouvrant le thorax, on voit que toutes les articulations des côtes et du sternum sont intactes, que les muscles, surtout à droite, sont d'un rouge vineux et comme imbibés de sang. Les poumons et le cœur, ainsi que le médiastin, présentent leurs apparences et leurs volumes; cependant les poumons sont un peu affaissés et de couleur verdâtre; ils sont crépitans, plus mous, plus faciles à déchirer, et plus imbibés d'un fluide sanguinolent que dans l'état naturel. La trachée-artère et le larynx sont entiers; leur membrane muqueuse, notablement altérée par la putréfaction, est d'un rouge lie de vin foncé dans presque toute son étendue, et se détache en lames pultacées d'un *gris verdâtre* dans certains endroits : ces lames, formées seulement par l'épithélium, présentent çà et là l'apparence de grumeaux, que l'on pourrait prendre de prime-abord pour des corps étrangers introduits du dehors, comme de la boue, par exemple. Le cœur est flasque, affaissé, de couleur brunâtre, plus mollasse, plus facile à déchirer et plus imbibé de sang qu'à l'ordinaire; on voit çà et là, à sa surface, quelques petits grains de consistance et de couleur de gravier, gros en général comme de petites têtes d'épingle. Le ventricule gauche contient une *assez grande quantité de sang* épais, d'un rouge amaranthe foncé: on aperçoit encore la membrane interne de ce viscère. Les gros vaisseaux veineux et artériels contenus dans le thorax et dans l'abdomen contiennent également du sang, qui a teint en rouge la tunique interne de ces vaisseaux. Le *diaphragme* est plus mince qu'à l'ordinaire; on y reconnaît parfaitement les parties aponévrotiques et musculeuses. Il est aisé de conclure de ce qui précède, qu'un assez grand nombre des affections des organes thoraciques auraient pu être reconnues.

Abdomen. En ouvrant cette cavité, on voit que les viscères ne diffèrent pas de ce qu'ils sont lorsqu'on fait l'ouverture quelques jours après la mort: seulement les intestins sont très-distendus par des gaz, et leurs formes par conséquent bien dessinées: ils sont vides. L'estomac n'est point distendu; il ne contient point de liquide; sa membrane muqueuse est tapissée d'une couche peu épaisse d'un liquide couleur de bistre qui, étant détaché par le lavage, laisse voir cette membrane d'une couleur rougeâtre, effet d'une imbibition cadavérique; on distingue parfaitement aussi les tuniques musculeuse et séreuse. L'*épiploon* paraît dans l'état naturel. La *rate* est d'un vert-bouteille foncé, très-ramollie, et comme pultacée; le fluide qui l'infiltre, de couleur de bistre très-foncé, en est facilement exprimé. Le *foie* est entier, ramolli, et de couleur vert-bouteille foncé; on en sépare facilement la membrane externe, sur laquelle on remarque plusieurs petits grains semblables à ceux que nous avons dit exister sur le cœur : il est impossible de reconnaître les diverses substances qui composent ce viscère. La *vésicule* du fiel contient de la bile couleur de safran. Les *reins* sont dans l'état naturel, mais un peu ramollis; leur membrane externe se sépare facilement. Les uretères et la vessie ne présentent rien de remarquable.

Organes génitaux. On reconnaît facilement le sexe; le pénil est couvert de poils. La verge est molle, aplatie, sans épiderme; on y aperçoit le gland, le prépuce, les corps caverneux et leur cloison médiane, ainsi que le canal de l'urètre, qui peut même être sondé. Le scrotum est presque entièrement détruit. Les testicules, très-ramollis, de couleur vineuse, sont réduits à un plus petit volume. On distingue très-bien les vaisseaux séminifères et les épididymes.

Membres. Toutes les articulations sont conservées; les ligamens et les tendons ne paraissent pas avoir subi d'altération.

On n'a pas découvert un seul ver dans aucune partie du corps (1).

---

(1) S'il est vrai qu'il n'aurait pas été facile de constater l'identité de ce sujet, d'après l'état de la face, il n'en est pas moins certain que l'on aurait pu reconnaître plusieurs blessures, l'empoisonnement, etc.

OBSERVATION 9e.

N. âgé de cinquante-cinq ans, dans un état d'imbécillité profonde, très-maigre, déjà cassé, mort le 4 septembre 1827, des suites d'une pneumonie, fut inhumé le 18 du même mois, dans un état de putréfaction assez avancé. Une des *jambes* avait été *enlevée*, et une des *joues* dépouillée de la *peau*.

Exhumation le 5 janvier 1828, à onze heures, trois mois dix-huit jours après l'inhumation. La température moyenne de l'atmosphère avait été, pendant le mois de septembre, de 16°,2 + 0°; en octobre, de 13,1 + 0°; en novembre, de 5,8, et en décembre, de 6,9, therm. cent. La *bière*, en sapin assez mince, est de couleur naturelle à l'extérieur, excepté à sa face inférieure, qui est brune noirâtre dans toute son étendue. En l'ouvrant, on remarque que ses parties latérales sont déjetées en dehors et comme pliées, qu'elles sont brunâtres, grisâtres par plaques, et en quelque sorte tapissées de larves; que le fond est perforé en plusieurs endroits, et comme rongé par des vers; que la couleur générale de ce fond est brunâtre, que dans les environs des parties perforées le bois offre un aspect gras et la couleur du charbon; que plusieurs parties de cette face inférieure sont enduites d'une matière brillante moins brune, quelquefois grisâtre, comme graisseuse et mêlée de larves; qu'enfin on découvre, au milieu de ce fond, une quantité innombrable de vers ayant environ six lignes de long.

La *serpillière*, très-lâche est loin d'être remplie par le cadavre. Postérieurement, on voit une quantité considérable de gros vers blancs, peu de larves et de nombreuses chrysalides rougeâtres. La partie qui correspond au tronc est enduite d'une matière de consistance de cambouis, noire au dos, et couleur de terre d'ombre vers les lombes; à la tête et au col elle est brunâtre; sa couleur est presque naturelle à la partie correspondante à la jambe qui manque, tandis qu'elle est brunâtre et graisseuse derrière le membre qui n'avait pas été amputé : du reste, cette toile se déchire facilement, surtout dans les endroits où elle est plus humide et graisseuse. Antérieurement, elle est beaucoup moins altérée; aussi sa couleur est généralement moins foncée, et sa consistance un peu moins faible; on voit sur la partie correspondante à la région hypogastrique un très-grand nombre de chrysalides.

Examen du cadavre. En incisant la serpillière, on est frappé de l'aspect du cadavre, qui n'est plus qu'un squelette en partie désarticulé, et recouvert çà et là de quelques débris de parties molles. La peau est détruite, excepté au pouce droit où elle est brune, comme tannée, et appliquée immédiatement sur l'os. On voit aussi un lambeau d'épiderme sur la portion de serpillière correspondante au pied; cet épiderme est demi-transparent, couleur de bistre clair, et se déchire facilement. Il n'est plus possible de reconnaître un seul muscle; seulement on trouve çà et là quelques anciens restes de masses musculaires, sous forme de membranes et de filamens, d'une couleur brûnâtre. La plupart des os des membres, des côtes, les vertèbres, les clavicules, une partie de la tête, etc., sont recouverts d'un enduit graisseux de couleur cendrée, et comme pulvérulent à sa surface, brun à l'intérieur, débris évident des muscles qui ont été détruits.

Tête. La face est réduite à l'état de squelette; il n'y a plus de nez, de joues, de levres ni d'yeux; la mâchoire inférieure est détachée; on y voit quelques dents que l'on peut facilement enlever. Il n'y a plus de périoste, excepté à gauche vers la région temporale, où l'on voit aussi une grande portion de l'aponévrose de ce nom: on remarque çà et là quelques cheveux bruns, qui adhèrent à la surface des os. Le crâne tient tellement peu à la colonne vertébrale, qu'on le sépare facilement à l'aide d'un seul doigt. La cavité de cette boîte osseuse n'est remplie qu'à moitié par le cerveau et le cervelet. Ces organes, d'une fétidité extrême, sont d'un gris ardoisé, humides, pultacés à l'extérieur; ils sont plus ramollis à gauche qu'à droite (c'est sur le premier de ces côtés qu'était couché le corps). Une coupe étant faite à droite, on distingue *très-nettement* les deux substances: la grise, comme nous l'avons déjà dit, est ardoisée; la blanche, beaucoup plus consistante qu'elle, a presque sa couleur naturelle: du reste, la destruction est assez avancée pour qu'on ne puisse apercevoir aucun des organes qu'on y voit à l'état normal; et chose remarquable, on ne trouve plus que quelques légers débris des méninges, tandis que dans les autres parties du corps les tissus fibreux et ligamenteux étaient assez bien conservés (1).

Rachis. Le rachis est tellement peu solide, qu'on peut séparer les vertèbres avec la main : ces pièces ne tiennent entre elles que par le moyen des cartilages intervertébraux, les ligamens de ce nom étant amincis et peu résistans. La gouttière vertébrale est à nu, et à la place des muscles qu'elle loge dans l'état normal, on trouve une matière noirâtre, semblable à du cambouis, au milieu de laquelle on voit une grande quantité des tendons appartenant à ces muscles. Il n'y a plus de vestiges de moelle-épinière.

A la place du *larynx* et de la *trachée-artère*, on ne découvre que les cartilages cricoïde et thyroïde, séparés l'un de l'autre, comme vermoulus, demi-transparens, de couleur jaunâtre, spongieux, cassans, et quelques anneaux de la trachée-artère, flexibles comme des cartilages, et d'un brun jaunâtre.

Le *thorax* est tellement affaissé, que le sternum semble toucher à la colonne vertébrale; on enlève facilement cet os avec la main. La deuxième, la troisième et la quatrième côtes gauches sont séparées de leurs cartilages; les autres tiennent assez bien aux cartilages correspondans. Les espaces intercostaux, surtout à droite, sont occupés par une membrane grisâtre, sèche, qui réunit une côte à l'autre, et qui est le débris de la

---

(1) Le cerveau dont il s'agit était beaucoup moins altéré que celui du sujet ouvert le 22 décembre, qui mourut apoplectique. (*Voyez* observation 6e, page 79.)

plèvre que l'on reconnaît encore très-distinctement dans plusieurs points, et de quelques portions de muscles intercostaux déjà méconnaissables. La plèvre, isolée des parties environnantes, est mince, transparente, d'un jaune sale, et facile à déchirer. Le corps des vertèbres dorsales est à nu.

L'intérieur du thorax paraît vide ; il est tapissé d'une sorte de membrane ressemblant, par sa couleur et sa consistance, à du papier gris mouillé, sans que l'on puisse dire au juste de quels organes cette membrane est le débris. Il n'existe ni poumons, ni cœur, ni bronches ; on voit sur les côtés et au-devant de la colonne vertébrale, dans le fond du thorax, une matière grasse, noirâtre, comme du cambouis, reste évident d'une partie des organes qui manquent. Le diaphragme existe sous forme d'une membrane qui s'attache aux côtes et à la colonne vertébrale ; il est aminci, desséché, brun, et présente des *traces* de fibres musculaires dans un grand état de dessiccation : on remarque à son centre et supérieurement un prolongement membraneux, qui paraît appartenir au péricarde, et qui entoure une quantité notable de cette matière ayant l'aspect du cambouis, reste évident du cœur. Au travers du diaphragme passe l'aorte, que l'on peut suivre depuis la cinquième vertèbre dorsale jusqu'à la deuxième lombaire; elle est recouverte, à sa face antérieure, de la même matière noire dont nous avons déjà parlé tant de fois : la face qui correspond aux vertèbres est jaunâtre : après avoir lavé ce vaisseau pour lui enlever la matière qui le salit, on voit qu'il est jaunâtre, qu'il se déchire facilement, et qu'on peut encore en séparer les trois tuniques qui le composent.

Abdomen. A la place des parois de l'abdomen, on trouve une membrane brunâtre, assez mince, *largement déchirée* çà et là, reste évident de cette paroi, sur laquelle il y a une multitude de chrysalides; cette membrane qui, étant soulevée, laisse voir le vide du bassin et de l'abdomen, adhère en bas à tout le corps du pubis, en haut au bord inférieur des côtes asternales, et latéralement à la crète des os des iles, surtout du côté droit; elle est formée par le péritoine, et peut-être par des portions des muscles droits et obliques fortement désséchés, et en quelque sorte méconnaissables. On ne distingue aucun des viscères de l'abdomen. A la place du foie, il existe tout au plus gros comme un abricot de bouillie noirâtre, mêlée d'une autre bouillie jaunâtre, semblable par sa couleur à certains sédimens de l'urine. Les reins et la rate sont également remplacés par de petites quantités de bouillie noirâtre, semblable à du cambouis. On voit sur le côté gauche des dernières vertèbres dorsales et des trois premières lombaires, une masse membraneuse de couleur grisâtre, qui, examinée avec soin, se trouve être le reste des intestins et probablement de l'estomac, du mésentère et de l'épiploon. Les intestins peuvent être reconnus dans une étendue de deux pouces, quoique affaissés sur eux-mêmes et réduits à la tunique péritonéale; on s'assure que dans cette portion ils forment un cylindre dont la cavité est distincte et sans aucune trace de fibre musculaire: du reste, la membrane séreuse qui les constitue est grisâtre, transparente et facile à déchirer.

Bassin. Le bassin tient au tronc, et est comme fermé par la membrane que nous avons dit être le débris de la paroi abdominale. On remarque dans l'intérieur la portion du péritoine qui se replie sur la vessie, et qui est brunâtre et facile à déchirer. La vessie, de couleur vert-olive, est, sans contredit, l'organe intérieur le mieux conservé; on distingue les trois tuniques, quoique très-amincies, et l'orifice de l'urètre qui est ouvert; sa cavité est remplie par des milliers de vers; il n'y a aucune trace d'emphysème.

Au-devant des *parties génitales* on aperçoit les os du carpe, du métacarpe et des phalanges de la main droite, séparés en grande partie les uns des autres, et suspendus à leurs tendons qui sont amincis, peu résistans, de couleur brune en dehors, comme s'ils étaient desséchés, mais dont on reconnaît la texture tendineuse en les coupant.

Parties génitales. La verge est méconnaissable : on juge que c'est elle seulement d'après sa situation : en effet, elle est sous forme d'une languette très-aplatie, mince, desséchée à sa partie supérieure, humide inférieurement : lorsqu'on l'incise, on voit qu'elle se réduit à un tube d'un tissu consistant, dont les parois sont appliquées l'une sur l'autre, et qui étant écartées, le réduisent à un cylindre creux d'un pouce de diamètre. Il est difficile de dire si ce cylindre est formé à la fois par l'enveloppe fibreuse du corps caverneux et par la peau; mais le premier en fait certainement partie, puisqu'on en aperçoit très-bien la cloison intérieure.

Les poils du pénil, conservés, imprègnent toute la masse qui représente les organes de la génération. On ne trouve à la place du scrotum et des testicules qu'une matière molle, brunâtre, humide, offrant çà et là quelques lambeaux comme membraneux, et recouverte d'un enduit visqueux, noirâtre, et de beaucoup de vers.

Os et articulations. En général, les diverses surfaces articulaires ont conservé leurs formes, et sont pourvues de cartilages. Les os sont entiers. La clavicule est détachée; l'omoplate est dépouillée. L'articulation scapulo-humérale persiste, et est recouverte de quelques débris de parties molles. L'humérus, le radius et le cubitus, ainsi que les os de la main, sont détachés et épars en grande partie sur le bassin du cadavre. On remarque à l'attache du deltoïde des fibres tendineuses qui offrent encore leur brillant et leur aspect.

Les deux articulations coxo-fémorales, bien qu'en partie dépouillées, persistent. Le ligament capsulaire de l'articulation droite est détruit en partie, tandis qu'il est entier à gauche; la cuisse est complétement dénudée en avant, où le fémur est à nu : en arrière, on voit une masse moitié filamenteuse, moitié membraneuse, brune-verdâtre, seul débris des parties molles de cette région, qui, étant examinée avec soin, se trouve formée des tendons des muscles fléchisseurs de la cuisse et du nerf sciatique; celui-ci est de couleur rosée, mais enduit d'une matière verdâtre; il est encore assez consistant.

L'articulation tibio-fémorale se détacherait par le

plus léger tiraillement, si les ligamens croisés n'opposaient une certaine résistance : toutefois, il suffit d'une traction moyenne pour séparer le fémur des os de la jambe. Les cartilages articulaires sont très-amincis, de couleur jaunâtre ; les semi-lunaires sont détruits postérieurement et latéralement ; la portion restante est jaunâtre, amincie et moins élastique que dans l'état normal. Les ligamens croisés se déchirent avec assez de facilité ; ils ont encore l'aspect ligamenteux, et sont entourés d'une assez grande quantité de matière grasse, blanche, comme savonneuse. La rotule, le tibia et le péroné ne sont plus articulés. Il en est de même des os du tarse, du métatarse et des phalanges. Le calcanéum présente les débris du tendon d'Achille entourés extérieurement d'une matière ayant l'aspect et la consistance de cerveau broyé, tandis qu'à l'intérieur cette masse est assez consistante : on distingue encore dans le tendon dont il s'agit, les apparences du tissu fibreux.

Le cadavre n'exhale pas une odeur très-fétide, si l'on en excepte la matière cérébrale.

OBSERVATION 10e.

F., âgé de soixante-seize ans, atteint d'une gastro-entérite chronique, était à l'infirmerie depuis cinq semaines ; il mourut le 23 avril 1827, à neuf heures du matin : on l'inhuma le lendemain à cinq heures du soir.

Exhumation le 12 janvier 1828, à onze heures du matin, *huit mois douze jours* après l'inhumation.

Bière : elle est en sapin assez mince; son couvercle est enfoncé et brisé en quatre portions; sa face interne est très-humide et brunâtre. Les parties latérales, déjetées en dehors, disjointes, sont couvertes de moisissure à l'intérieur; mais on n'y voit point de larves. Le fond est rempli de vers, de chrysalides, de mouches et de terre qui a pénétré par les brisures et disjonctions dont nous avons parlé; il est d'un brun noirâtre dans presque toute son étendue, et considérablement moisi, surtout à l'intérieur.

La serpillière est détruite en beaucoup d'endroits, savoir, vers le thorax, la face, la partie externe des jambes et aux pieds; elle est, au contraire, conservée sur les parties latérales du cadavre, au col, aux épaules, mais elle se déchire avec la plus grande facilité; sa couleur ressemble à celle du tan; en beaucoup d'endroits elle est couverte de terre. La partie de cette toile qui correspond au fond de la bière est déchirée et adhérente à ce fond, de couleur presque naturelle, excepté dans la moitié supérieure, où elle est brune et parsemée de moisissures blanches.

Examen du cadavre. Les débris de la serpillière étant enlevés, le cadavre est assez altéré pour ne pouvoir être reconnu. Il est réduit à un très-petit volume; son poids est aussi fort peu considérable; il n'exhale pas une odeur très-désagréable. Sur beaucoup de points la serpillière ne se détache qu'avec assez de difficulté de la surface du corps. Celle-ci est en grande partie dépouillée de chairs, couverte d'une quantité considérable de terre, surtout à l'abdomen et entre les jambes, où elle est comme massée, et fait corps avec les extrémités. Le sternum est enfoncé et détaché des côtes, moins des deux premières. Les extrémités supérieures sont placées de manière à ce que les mains reposent sur le pubis; celles-ci paraissent entièrement décharnées; il n'en est pas de même des bras qui sont recouverts en outre d'une moisissure semblable à de la gelée blanche; des traces de cette moisissure restent adhérentes à la face interne de la serpillière enlevée. Les membres inférieurs paraissent entiers, quoique dépouillés dans quelques endroits de parties molles.

Tête. La face est décharnée à sa partie antérieure. Les orbites sont complétement vides. Les deux mâchoires largement séparées et dégarnies de dents, laissent voir l'apophyse basilaire de l'occipital, à cause de la destruction de toutes les parties molles : cependant l'os maxillaire inférieur n'est point détaché, parce qu'il existe encore des débris de parties molles sur les côtés de la face; ainsi, sur l'arcade zygomatique, sur la fosse temporale, sur la branche montante de l'os maxillaire inférieur et sur l'apophyse mastoïde *du côté gauche*, l'on découvre une sorte de membrane épaisse de quatre lignes, couverte extérieurement de terre, de débris de serpillière, de quelques poils, et qui, d'un fond gris brunâtre, est parsemée de traces de la moisissure blanche déjà indiquée : cette membrane ne peut être qu'un débris de la peau et des muscles de cette région, bien que l'altération ne permette pas d'y faire extérieurement la distinction de l'une et des autres. Lorsqu'on la soulève, elle se détache avec facilité des surfaces osseuses, qu'elle laisse nettement dépouillées, et l'on voit alors à sa face interne une masse noirâtre, reste évident du muscle temporal, puisqu'elle passe sous l'arcade zygomatique, et se prolonge jusqu'à l'apophyse coronoïde; d'ailleurs, examinée avec soin, cette masse laisse apercevoir des fibres tendineuses. A la partie latérale *droite* de la face, la fosse temporale est tellement dépouillée, que l'os est à nu; les régions zygomatique et parotidienne sont recouvertes d'une masse membraneuse analogue à celle du côté gauche, dont elle diffère cependant, parce qu'elle est parsemée d'une plus grande quantité de moisissures blanches, et parce que les filamens qui la forment, au lieu d'être réunis pour constituer une membrane serrée, sont épars, disjoints et comme spongieux; la surface externe de cette masse offre des poils châtains qui sont les débris des favoris: on remarque une portion membraneuse semblable, également recouverte de poils, vers l'angle inférieur droit de la mâchoire : cet os tombe dès qu'on a enlevé la couche membraneuse qui était sur les parties latérales de la face : alors on voit le sommet du rachis séparé de l'occipital et correspondant au milieu de la base du crâne. La tête ne tient au tronc que par les débris des parties molles qui sont sur le côté gauche du col : ces débris s'étendent d'une part depuis l'apophyse mastoïde et la partie gauche de la crête occipitale, et d'autre part depuis l'arcade zygomatique, jusque vers le milieu du col, où ils se confondent avec ceux des parties molles de cette région ; ils offrent une couleur gris-noirâtre, et sont parsemés de la même moisissure blanche dont nous avons parlé : quand on les coupe, on voit qu'ils sont formés par une membrane d'un gris blanchâtre, de quatre lignes d'épaisseur, fort dense, fort résistante, multifoliée, et sous laquelle sont des débris de muscles sous forme de filamens bruns, comme chevelus, semblables à de l'écorce de bois qui se pourrit. La plus légère traction suffit pour déchirer ces parties et séparer la tête. On voit alors que le crâne est dépouillé de périoste, mais qu'il est sali par des restes de serpillière, par de la terre et par de la moisissure blanche dans certains points, et d'un jaune-serin dans d'autres : on juge au poids, et en regardant par le trou occipital, qu'il est aux trois quarts vide. En l'ouvrant, on s'assure en effet qu'il n'y a guère que le quart de la masse cérébrale, qui est diffluente comme de la bouillie grise verdâtre, d'une fétidité extrême : lorsqu'on la coupe, on peut encore, à l'aide de la couleur, faire la distinction des deux substances. La dure-mère est la seule des méninges qui puisse être reconnue ; elle offre la couleur et l'apparence fibreuse qui la caractérisent, quoiqu'elle soit beaucoup moins résistante qu'à l'état normal.

Le *col* n'est pas réduit au squelette et conserve évidemment beaucoup de parties molles massées, d'un brun noirâtre, comme du bitume, et recouvertes d'une grande quantité de moisissures blanches. On remarque sur la ligne médiane la saillie du larynx ; en détachant cet organe, on voit qu'il forme un tout dans lequel on distingue presque toutes les parties qui le constituent : sur le cartilage thyroïde, à droite, existe une couche membraneuse noire, assez résistante, débris de la peau et des muscles, qui, étant enlevée, laisse apercevoir le cartilage de couleur brunâtre et vermoulu : on découvre une couche semblable sur le cartilage cricoïde ; l'un des cartilages aryténoïdiens et les membranes qui unissent les diverses pièces du larynx, sont conservés ; mais ces dernières sont peu résistantes et se détachent facilement. L'intérieur du larynx est couvert de moisissures blanches. En arrière de cet organe, on voit les débris du pharynx, formant un tuyau membraneux affaissé. La masse dont nous parlons étant enlevée, on aperçoit les vertèbres du col, qui sont disjointes par la destruction des cartilages intervertébraux, et qui ne tiennent plus entre elles que par les parties molles qui sont sur le côté du col : celles-ci, plus considérables à gauche qu'à droite, constituent une masse noirâtre, membraneuse et dense, à l'extérieur, parsemée de moisissures blanches, qui, étant incisée ou tiraillée, se montre filamenteuse, surtout profondément. Les muscles de la partie postérieure du col sont réduits à une substance sèche, d'un brun noirâtre, comme arborisée, qu'on ne peut mieux comparer qu'aux ramifications coralliformes de certains polypiers. Le canal rachidien est vide.

Thorax. Latéralement les côtes, presque entièrement décharnées, sont unies entre elles par les débris des muscles intercostaux, desséchés, amincis, brunâtres et parsemés de moisissures blanches. En avant, le sternum est presque entièrement détaché des côtes, enfoncé, brun, et recouvert de la même moisissure; les cartilages sternaux sont presque tous séparés du sternum et des côtes; ceux qui restent sont noirs, percés de trous, encore souples et faciles à enlever; on n'éprouve pas beaucoup de difficulté à les casser, et alors on entend un léger bruit. La face postérieure du thorax, presque décharnée, est noirâtre et couverte d'un grand nombre de petites mouches; les gouttières vertébrales sont remplies par cette sorte de membrane noirâtre dont nous avons déjà parlé tant de fois, et sous laquelle il y a une quantité innombrable des mêmes mouches. La masse molle répondant aux muscles de ces gouttières, étant incisée, laisse apercevoir des vides, produits évidens de la destruction de ces muscles, dont il ne reste que quelques portions filandreuses.

En cherchant à soulever le sternum, on voit qu'il adhère au médiastin antérieur, dont les attaches laissent à la face interne de cet os des débris filamenteux d'un blanc éclatant: de chaque côté de ce médiastin se remarquent deux grands vides dans les cavités du thorax: ces cavités sont parsemées de moisissures; à droite, quelques-uns des intervalles intercostaux sont à jour, par suite de la destruction des parties qui les remplissaient: au fond de chacune de ces cavités, près de la colonne vertébrale, on voit une sorte de membrane très-blanche, adhérente d'une part aux côtes, et de l'autre au médiastin; cette membrane, comme nous le dirons plus bas, n'est autre chose que le poumon.

Le péricarde et le médiastin antérieur ne font qu'un,

et le tout constitue une cavité qui semble formée d'une membrane bifoliée, brune à l'intérieur comme à l'extérieur, et qui, étant incisée, laisse voir le *cœur*, très-aplati, réduit à une sorte de languette épaisse de quatre lignes, large et haute de quatre pouces, de couleur brune noirâtre et souple : lorsqu'on la coupe, on peut, à l'aide des doigts, écarter les parois de manière à reconnaître les deux ventricules; l'organe ressemble alors à une double poche de gomme élastique : on ne distingue plus la texture du cœur; toutefois, on découvre çà et là quelques brides noirâtres qui doivent être les restes des colonnes charnues de l'intérieur des ventricules.

La *trachée-artère* fait encore corps avec le larynx et avec les poumons; elle a la forme d'un tuyau noirâtre béant, dans lequel on distingue parfaitement tous les cerceaux cartilagineux, qui sont d'un brun jaunâtre.

Les deux *poumons* existent et ont l'apparence de deux membranes très-aplaties, d'un petit volume, collées contre les parties latérales de la gouttière vertébrale; ils sont noirs en arrière et couverts de moisissure blanche en avant : ce sont eux qui constituent cette partie blanchâtre dont nous avons déjà parlé à l'occasion des cavités thoraciques; leur structure, leur couleur et leur forme, diffèrent tellement de l'état normal, qu'on ne peut les reconnaître que par leur situation : en pénétrant dans leur substance, on les partage en feuillets noirâtres, presque desséchés et séparés par beaucoup de chrysalides rougeâtres. La face interne du thorax est tapissée par la *plèvre* qui est brunâtre, demi transparente, presque desséchée et facile à déchirer. On voit l'*aorte* thoracique sous forme d'un tuyau brunâtre, vide, mince, sec, dont on ne peut séparer que deux membranes. Le *diaphragme* occupe la place ordinaire; il est membraneux, mince, d'un brun foncé, desséché, perforé à droite dans la partie correspondante à la portion où les muscles intercostaux sont à jour.

Abdomen. La paroi abdominale est réduite à une couche membraneuse, mince, desséchée, brune, couverte de terre et de moisissure, très-facile à déchirer; collée surtout inférieurement à la colonne vertébrale et au bassin. Lorsqu'on l'enlève, on remarque un vide considérable sur les deux côtés de cette colonne et dans le bassin, qui, du reste, contient une quantité prodigieuse de chrysalides et de mouches. Il est impossible de distinguer, à la première vue, les différens viscères abdominaux : toutefois, il y a une apparence de *colon transverse;* car on découvre, au lieu qui est habituellement occupé par cet intestin, une sorte de cylindre membraneux, à la vérité peu distinct; en cherchant sous le diaphragme, à droite, on trouve le *foie,* réduit à une masse aplatie, épaisse d'un demi-pouce, d'un brun noirâtre, légèrement desséchée, qui, étant coupée, se subdivise en feuillets, dans l'intervalle desquels il y a une matière solide, brune, comme bitumineuse : on reconnaît aussi dans cette masse une portion jaune qui répond à la *vésicule biliaire;* celle-ci est en effet distincte, et contient plusieurs *calculs* de cholestérine. A gauche, sous le diaphragme, on voit la *rate*, aplatie, sorte de languette, ayant une ligne d'épaisseur, d'un brun noirâtre, et d'une forme tellement différente de celle qu'elle présente dans les cadavres ordinaires, qu'il serait impossible de la reconnaître autrement que par la situation. Au-dessous de la rate et du flanc gauche, existe un amas de tuniques membraneuses, affaissées, débris évidens de l'*estomac* et des *intestins;* car, en les écartant, on refait la cavité du premier et une partie des autres : du reste, ces tuniques, sèches, d'un brun noirâtre, amincies et perforées dans certains points, ne permettraient pas, ni à beaucoup près, de refaire toute la longueur du canal digestif, non plus que d'en distinguer les diverses parties ni les tuniques constituantes, et encore moins les altérations morbides, si la maladie qui a déterminé la mort était de nature à en produire (1).

Les *reins*, probablement très-aplatis aussi, sont perdus dans ces débris, au point qu'on ne peut pas les trouver; la veine *cave* et l'*aorte abdominale*, les veines et les artères iliaques sont brunâtres et sous forme de tuyaux aplatis, mais très-reconnaissables, et vides.

On aperçoit dans le *bassin* une membrane brunâtre, mince, qui forme une cloison derrière le pubis, et qui étant incisée laisse un vide assez considérable, qui par cela même ne paraît pas répondre à la *vessie :* du reste, on ne découvre point cet organe. Le *pubis* est garni de

---

(1) Le canal digestif était dans un état tel qu'il aurait été possible de retrouver une substance vénéneuse dans quelques-uns des points de sa cavité.

poils châtains : la verge, aplatie, desséchée, semblable à une languette, n'est plus reconnaissable extérieurement; lorsqu'on la coupe, on distingue à l'intérieur diverses couches concentriques, de couleur différente, mais qu'on ne peut écarter de manière à reformer les cavités des corps caverneux; les testicules et le scrotum ne sont plus reconnaissables.

Membres supérieurs. Les mains, situées sur les pubis, décharnées, forment encore un tout, bien que les os du métacarpe de la *main gauche* soient désunis et entièrement dénudés : les doigts sont repliés, blancs, et présentent, sur les phalanges qui les constituent, et qui se tiennent encore entre elles, une couche fort dense, sèche, très-résistante, débris évident de la peau et des terminaisons tendineuses des muscles; l'articulation carpo-métacarpienne est détruite, en sorte que les os du carpe ne tiennent plus au métacarpe, quoique les uns et les autres conservent leur situation respective. L'avant-bras gauche est collé à la portion de l'abdomen sur laquelle il repose; l'articulation radio-carpienne persiste : le radius et le cubitus tiennent encore entre eux, et sont recouverts seulement d'une couche desséchée, épaisse d'une ligne, grisâtre, parsemée çà et là de moisissures blanches, se détachant assez facilement, et pouvant être subdivisée en deux lames, dont la plus externe semble devoir être la peau, et l'interne la partie aponévrotique. L'espace interosseux est occupé par une couche semblable, mais plus épaisse, et dans laquelle on voit le reste des tendons. L'avant-bras tient encore au bras. Au coude, comme dans toute la longueur du bras, on trouve une masse spongieuse, filandreuse, de couleur d'amadou desséché, d'un demi-pouce d'épaisseur dans plusieurs endroits, dans laquelle on ne peut distinguer ni nerfs ni vaisseaux, quoiqu'elle soit évidemment un reste des parties molles. Le bras est collé au thorax : en l'écartant doucement, on remarque très-distinctement les débris du grand pectoral, sous forme d'une membrane brunâtre, moisie çà et là. L'articulation cubito-humérale est conservée ; les diverses pièces qui la composent tiennent beaucoup entre elles, et l'on peut reconnaître tous les ligamens ; mais il n'y a plus de cartilage, et les surfaces articulaires sont très-desséchées : l'articulation scapulo-humérale est solide, à cause des parties molles extérieures qui existent en assez grande abondance et qui sont desséchées, et comme membraneuses : la capsule fibreuse est presque intacte ; on retrouve encore un peu de tissu cartilagineux, à la vérité, fortement desséché et d'un jaune brun.

La *main droite* est étendue, recouverte de terre et de moisissure, qui remplissent en outre l'intervalle des doigts ; elle est comme incrustée dans la masse terreuse que nous avons déjà dit exister entre les membres inférieurs : en la détachant de cette masse, on voit que les doigts sont comme collés entre eux par le mélange déjà indiqué de moisissure et de terre ; ils sont blanchâtres à l'extérieur, et quelques-unes de leurs phalanges sont encore recouvertes de la couche dense dont nous avons parlé à l'occasion de la main gauche ; dans certains doigts, ces phalanges tiennent entr'elles ;

les articulations du métacarpe et du carpe sont intactes. L'avant-bras est moins collé à l'abdomen que celui du côté opposé ; mais il est plus dépouillé que lui ; le radius est séparé du cubitus, et tous les deux ont abandonné l'humérus : on voit à leur surface quelques débris de parties molles, comme à l'autre avant-bras, mais en moindre quantité : le bras, de ce côté, est à peu près comme le gauche, si ce n'est que la portion qui représente le muscle pectoral est moins considérable ; l'articulation scapulo-humérale est moins solide, plus dépouillée que l'autre ; cependant elle tient assez fortement, à cause des parties molles qui restent ; les cartilages sont plus détruits que de l'autre côté.

Membres inférieurs. Ils sont presque entiers, encore articulés, et conservent beaucoup de parties molles ; celles-ci sont imprégnées de terre, de moisissure blanche, de débris de la serpillière, et dont l'apparence d'une matière solide sous laquelle on sent des vides, matière qui dans quelques endroits laisse les os à nu. En incisant on voit que cette masse molle est constituée extérieurement par une couche membraniforme, épaisse de deux à trois lignes, assez résistante, sous laquelle est un tissu spongieux, filandreux comme au bras. Les articulations sont plus solides dans toute la longueur de ces membres que dans les extrémités supérieures, parce que les masses charnues étant plus considérables ont dû laisser plus de débris. La destruction est d'autant plus marquée, que les articulations sont plus inférieures ; aussi les dernières phalanges des pieds sont-elles tombées. La rotule tient encore à l'articulation, mais elle s'en détache avec facilité; les surfaces articulaires du fémur et du tibia présentent encore des restes de cartilage jaune-rougeâtre; le ligament semi-lunaire interne existe; l'autre est presque entièrement détruit, les ligamens croisés sont desséchés et faciles à déchirer. On ne distingue plus de trace d'épiderme au pied ni ailleurs; les ongles sont desséchés et probablement perdus dans la masse terreuse dont nous avons parlé tant de fois.

OBSERVATION 11e.

P..., âgé de 83 ans, mort le 27 mars 1827, à neuf heures du matin, à la suite d'une dysenterie qui avait duré cinq semaines, inhumé le 30 du même mois, à cinq heures du soir, fut *exhumé* le 17 janvier 1828, neuf mois dix-huit jours après l'inhumation.

Bière. La bière était entière au moment où on la découvrit, mais elle était assez détruite pour se rompre supérieurement et sur ses côtés pendant les efforts nécessaires pour la retirer de terre (1). Les divers fragmens de ces trois faces, surtout à l'intérieur, offraient des teintes variées, jaune, blanche, noire, vineuse, etc., et en certains lieux ressemblaient, par leur coloration, à l'intérieur d'un vieux tonneau; on voyait aussi çà et là des moisissures. Ces fragmens se rompaient à la

(1) Cela tient à ce que les planches de ces trois faces ont à peine deux lignes et demie d'épaisseur, sont beaucoup plus minces que celles du fond et des deux extrémités.

main aussi facilement que du bois pourri. Le fond de la bière était entier, résistant, et de couleur noire à la portion correspondante au dos.

Serpillière. Les parties latérales de la bière et le couvercle étant enlevés, laissent voir le cadavre, couvert en quelques points seulement de débris de la serpillière, qui est beaucoup plus altérée que dans les observations précédentes; elle est mêlée de terre en beaucoup d'endroits, et s'enlève en fragmens; elle est couleur de fumier aux extrémités inférieures, et noire au torse, où elle est humide et comme enduite d'une matière ayant l'aspect bitumineux. On trouve dans les intervalles qui la séparent de la bière, surtout le côté droit du cadavre, et notamment au membre inférieur et à la tête, beaucoup de terre, qui est comme massée et qui fait corps avec ses débris. La partie de cette serpillière qui répond au dos, est imprégnée d'un enduit noirâtre, qui sera signalé en parlant du thorax, et qui recouvre aussi cette partie du fond de la bière.

Aspect extérieur du cadavre. Le cadavre apparaît entièrement décharné et réduit au squelette; celui-ci est altéré et désuni en plusieurs points, d'une couleur jaune-foncé, sale à la tête et aux membres, noire au thorax, et d'une odeur de moisi peu désagréable.

Tête. La face et le crâne sont dépouillés de parties molles; ce dernier est recouvert en arrière d'un magma, qui est un mélange de terre et de cheveux gris, parfaitement reconnaissables encore. Lorsqu'on enlève ce magma, on aperçoit les os d'une couleur bistre claire, tachés çà et là, surtout à la partie postérieure, de larges plaques brunes foncées : en râclant ces parties noircies, on détache la matière qui formait ces plaques et qui est poisseuse. Vers la bosse pariétale gauche, un peu en arrière, cette plaque noire s'enlève sous forme d'un feuillet membraneux très-mince, demi-transparent, qui est évidemment un reste des parties molles extérieures du crâne. La tête se sépare du col à la moindre traction; l'articulation atloïdo-occipitale étant détruite comme toutes les autres articulations. Le crâne est lourd, et l'on peut voir par le trou occipital, qu'il contient encore des débris de l'encéphale dans la moitié de sa capacité environ. Les orbites et les fosses nasales sont vides; la mâchoire supérieure n'offre qu'une dent que l'on peut enlever avec le doigt; elle est jaune, demi-transparente, et sa racine se laisse couper avec effort comme de la corne très-dure. La voûte palatine, transparente, se brise au moindre choc; l'os maxillaire inférieur, séparé du supérieur, est tombé sur le devant des vertèbres cervicales; il existe un intervalle de plus d'un pouce entre son condyle et la cavité glénoïde; on y voit aussi quelques dents ayant les mêmes caractères que la précédente, et se laissant arracher avec le doigt. Le crâne étant brisé, on trouve le cerveau réduit au tiers de son volume, et renfermé encore dans la dure-mère; il est transformé en une matière très-molle, non encore pultacée, de couleur azurée, d'une fétidité extrême, dans laquelle on distingue évidemment deux teintes, et où il ne serait plus possible d'apercevoir aucune des parties décrites par les anatomistes. Quant à la dure-mère, elle est reconnaissable, de couleur naturelle et assez résistante. Il n'y a plus de traces de moelle épinière.

Le col est réduit à la colonne vertébrale, dont les vertèbres se détachent au moindre effort, les cartilagès intervertébraux étant presque complétement détruits, et un vide entre chacune des pièces du rachis annonçant cette destruction. Les vertèbres cervicales supérieures sont d'un jaune terreux, les inférieures sont noires : cette dernière teinte est due à ce qu'elles sont imprégnées d'une matière comme huileuse, que cependant l'eau enlève. Le tissu de ces os ne semble pas altéré encore, comme on peut s'en assurer en les sciant; seulement ils paraissent plus légers et plus faciles à briser. On remarque au point d'adhésion de la vertèbre avec le fibro-cartilage du corps, un commencement de destruction de la substance compacte; là le corps de la vertèbre est comme criblé; mais on ne peut pas dire que cette altération, qui se retrouve aussi sur le corps des vertèbres dorsales et lombaires, soit plutôt l'effet de la décomposition putride que d'une affection morbide de l'os, parce qu'on trouve dans quelques points de la colonne vertébrale des prolongemens osseux, sorte de petites exostoses qui semblent annoncer une maladie de la partie solide du rachis : sur la partie antérieure et supérieure du col, on découvre les débris osseux du larynx, et l'on peut encore reconnaître les cartilages cricoïde et thyroïde.

Thorax et abdomen. La cage thoracique est détruite.

Le sternum, détaché des côtes et séparé en deux pièces, est dans la cavité du thorax. Les côtes, détachées aussi de la colonne vertébrale, sont couchées les unes sur les autres sur les parties latérales du cadavre; une seule, la première, séparée postérieurement du rachis, tient encore en avant, et des deux côtés, au fragment supérieur du sternum. Ces diverses côtes sont enduites d'une matière noire semblable à un extrait végétal mouillé, et qui est évidemment un reste des parties molles détruites; lorsqu'on les lave, elles perdent à peu près toute leur couleur, ainsi que l'enduit qui les revêtait : on voit alors qu'elles ne sont pas plus fragiles qu'à l'état naturel; mais leur intérieur est très-sec et très-poreux. Deux d'entre elles conservent encore antérieurement leur cartilage sternal, qui n'est plus reconnaissable à l'extérieur comme cartilage; il est beaucoup plus souple, et cependant assez difficile à déchirer dans certains points; il est recouvert d'un enduit brunâtre un peu moins foncé que celui dont nous venons de parler; lavé, il est d'un gris olivâtre et comme vermoulu par places; il semble qu'une portion de sa substance intérieure soit détruite, d'où il résulte que la coupe paraît plus poreuse. Les vertèbres dorsales et lombaires se détachent les unes des autres, et sont enduites, surtout en avant, de la matière noirâtre déjà désignée.

On ne découvre aucune trace de viscère ni de muscle dans *le thorax* ni *dans l'abdomen*; on voit seulement sur les côtés du rachis, et adhérente à ses os, qui en sont teints, une matière noire, humide, avec le luisant du cambouis, formant en quelques endroits des masses épaisses d'un demi-pouce, qui sont évidemment des débris des parties molles; car en examinant avec soin leur intérieur, on y découvre des feuillets membraneux multiples, que l'on peut encore séparer en certains points: cette matière noire est recouverte çà et là de moisissure d'un blanc verdâtre, sous forme de petits globules, et de plaques ressemblant beaucoup à ces lichens d'apparence terreuse qu'on trouve sur les vieux troncs d'arbres.

Bassin. Les articulations coxo-femorales, les symphyses du pubis et sacro-iliaques sont désarticulées et désunies; la symphyse du pubis offre un écartement d'environ quatre pouces, tandis que cet écartement n'est que d'un pouce à la sympyhse sacro-iliaque. Le sacrum décharné, de couleur très-brune, et séparé du coccyx, contient dans sa concavité une couche très-épaisse de la matière analogue au cambouis, mais moins foncée, et mêlée de chrysalides et de mouches: on voit aussi quelques insectes blancs à la face postérieure de cet os, qui du reste est le seul organe du cadavre où l'on ait remarqué des animaux. L'os des îles offre une masse épaisse de deux à trois lignes, humide, noirâtre, mélange de terre, de débris de serpillière, et des parties molles de cette portion du membre, qui sont méconnaissables. Les surfaces articulaires correspondantes des tibias et des fémurs offrent encore un peu de cartilage brun, humide, aminci. Les *fémurs* ne sont à nu que dans leur cinquième inférieur: dans le reste de leur étendue, antérieurement et latéralement, ils sont recouverts par une masse feuilletée, et comme cartonnée à l'extérieur, épaisse de trois pouces au moins en dedans et postérieurement, plus mince en dehors, plus sèche inférieurement et superficiellement; plus humide postérieurement et profondément : cette masse est un débris évident des muscles de la cuisse, lesquels se laissent même reconnaître à leur couleur et à leur mollesse vers la partie supérieure et extérieure du bassin, où l'on ne saurait les couper sans qu'il en sorte une quantité considérable de vers et de mouches. Lorsqu'on a incisé cette masse dans quelques-uns de ses points, on voit qu'elle présente à sa surface une croûte d'environ deux ou trois lignes d'épaisseur, formée par du gras de cadavres d'un blanc jaunâtre, sorte d'écorce qui est appuyée sur les portions desséchées et feuilletées auxquelles sont réduits les muscles, et qui évidemment n'ont pas l'aspect de ce gras. Ailleurs, les muscles de la cuisse apparaissent sous forme d'une spongiosité filandreuse, d'un gris brunâtre; comme si la masse musculaire proprement dite avait été détruite, et que l'organe fût réduit à ses élémens fibreux et aponévrotiques. Les débris épais, dont nous parlons maintiennent le fémur dans son articulation coxale : partout où ils sont humides et d'apparence musculeuse, ils exhalent une odeur acide et putride fort désagréable. A la cuisse droite, tout est sous forme feuilletée et cartonnée; rien n'a conservé la nature musculaire humide et rouge, qui, à gauche, existait à la hauteur de la fosse iliaque externe.

Membres supérieurs. Les mains apparaissent sur le devant du pubis, réduites au squelette; celle de gauche a conservé assez bien sa forme, surtout dans la région métacarpienne, pour pouvoir être reconnue. Les os de ces mains, mêlés de débris de serpillière et de terre, sont déjà désunis, ou se désunissent au moindre effort; toutefois, quelques-uns de ceux qui entrent dans la composition du carpe sont comme adhérens à l'avant-bras par un magma qui est un mélange de terre et de débris des parties molles. Les avant-bras, dont le droit est séparé de l'humérus, sont appliqués sur les côtés de l'abdomen, et paraissent réduits aux deux os; cependant il existe encore dans l'espace interosseux quelques débris de parties molles, feuilletées, desséchées, jaunâtres à l'intérieur, brunâtres à l'extérieur, et semblables à ceux de la cuisse. Du côté gauche, l'avant-bras tient encore au bras par quelques restes de parties molles, légèrement humides. L'humérus, de ce côté, n'est nulle part à nu; il est revêtu d'une couche de débris de parties molles souillées extérieurement de terre, et offrant le même aspect feuilleté, filandreux, non musculeux, déjà décrit : l'épaisseur de cette couche est d'un pouce en dedans, où elle adhère aux parois externes de la poitrine, et de moitié plus mince en dehors; elle maintient l'articulation huméro-scapulaire, où l'on trouve même un reste de cartilage brun, mince, et un peu humide. L'humérus droit est dépouillé dans sa moitié inférieure et à l'articulation scapulo-humérale : les débris des parties molles qui l'entourent en avant, et qui l'attachent au thorax, ressemblent à ceux de l'autre côté, si ce n'est qu'ils sont un peu plus humides et plus bruns.

Système osseux. Les os longs sont d'un jaune brun foncé dans certains endroits, et d'un jaune plus clair dans d'autres; ils sont un peu humides et couverts d'un enduit limoneux peu épais; ils ne diffèrent point de l'état normal par leur texture et leur dureté. Les os courts sont spongieux, secs et jaunâtres à l'intérieur.

OBSERVATION 12e.

X..., âgé de 62 ans, mort le 26 mars 1827, à dix heures du matin, à la suite d'une apoplexie foudroyante, enterré le 27 du même mois à deux heures, fut exhumé et ouvert le 21 janvier 1828, à onze heures du matin, neuf mois vingt-cinq jours après l'inhumation.

Bière. Au moment de l'inhumation, le couvercle étant perdu, fut remplacé par des planches mal jointes, de sorte que la terre avait pénétré dans l'intérieur, et remplissait les vides entre ses parois latérales et le cadavre, et couvrait les jambes, la bouche et les orbites. Les parois latérales de cette bière, d'environ quatre à cinq lignes d'épaisseur, étaient entières, quoique brisées inférieurement au côté droit; l'humidité les avait fait déjeter en dehors seulement dans la partie inférieure, et les avait tellement amollies qu'elles se rompaient par le plus léger effort de la main : la terre les imprégnait presque partout, et il n'y avait de moisissures et de colorations noires que dans les points où la terre manquait. Le couvercle, ou, pour mieux dire, les planches qui en tenaient lieu étaient maculées de noir et parsemées de moisissures blanches, comme dans les observations précédentes.

Serpillière. Elle était presque entièrement détruite; les portions restantes s'enlevaient facilement en filamens comme du fumier.

Aspect extérieur du cadavre. (*Voyez* planche 3e.) Le cadavre n'est pas réduit au squelette, si ce n'est au crâne et à la partie supérieure de la face; mais les chairs restantes sont imprégnées de terre dans certains endroits; ces parties molles forment un magma sec, et comme cartonné dans plusieurs points, un peu plus humide dans d'autres : çà et là, cependant, les os sont en partie dénudés, savoir : au sternum, à l'extrémité sternale des côtes, aux clavicules, aux radius, et à une partie des mains, qui sont appliquées sur la région pubienne, aux rotules et aux tibias. La teinte générale de la partie antérieure du cadavre est d'un jaune terreux brun, parsemé de maculations noirâtres, et de moisissures vertes et blanches; la face postérieure noirâtre et d'un vert foncé, beaucoup plus humide que celle-ci, est remplie de vers; les muscles des gouttières vertébrales humides, souples et réduits à leur partie aponévrotique sont reconnaissables comme muscles, et contrastent sous ce point de vue avec les autres muscles du corps, que nous avons dit être desséchés et comme cartonnés.

Tête. La tête, penchée sur l'épaule gauche, est dépouillée de parties molles, excepté à la partie inférieure de la face; le crâne est couvert en arrière de cheveux blancs, imprégnés de terre et mêlés de débris de la serpillière, qui forment une sorte de magma appliqué seulement aux os de cette partie, sans y adhérer. Toute la surface de ce crâne est souillée de terre; on en détache en plusieurs endroits une pellicule blanchâtre et lisse intérieurement, d'un jaune-brun à l'extérieur, où elle est garnie de cheveux qui y sont implantés et non collés; cette pellicule, qui a l'épaisseur et la consistance du parchemin, est évidemment le débris des parties molles de la région qu'elle occupe. Les orbites, les fosses nasales et la bouche, sont remplis de terre : aux fosses temporales, les parties molles qui y existent sont réduites à une masse membraneuse d'un brun peu foncé, poreuse, filandreuse, assez desséchée, et qui se continue sur l'arcade zygomatique aussi-bien qu'en dessous : il est impossible de reconnaître dans cette masse chacune des parties molles dont elle provient; l'arcade surcilière est dépouillée; la fosse canine droite présente quelques débris de parties molles, mêlées de terre, et toujours sous la forme de cette masse brunâtre dont nous venons de parler, et qui se continue jusqu'à la région parotidienne du même côté, où elle offre extérieurement les poils des favoris qui y sont implantés; la fosse canine gauche, dépouillée, est de couleur noirâtre; la bouche est grandement ouverte; il n'y a plus de lèvres : on trouve dans sa cavité une portion membraneuse brunâtre, desséchée, qui y est tombée, et qui est un reste de la joue droite, car on voit à sa surface les poils des favoris. Au fond de la bouche apparaît la colonne vertébrale, recouverte en partie d'une couche membraneuse de même nature et aspect, et provenant aussi des parties molles de cette cavité. La mâchoire inférieure est dépouillée dans sa branche montante droite, recouverte encore d'une couche brune membraneuse, mollasse, garnie de barbe dans sa branche horizontale droite, tandis que les deux branches montante et horizontale gauches sont dénudées. Cette mâchoire présente deux dents, que l'on arrache facilement, et qui sont jaunes et demi-transparentes; leurs racines se laissent couper avec effort comme de la corne très-dure. L'articulation temporo-maxillaire est détruite, et les débris des parties molles seuls retiennent l'os. En enlevant l'os maxillaire inférieur, on trouve derrière les apophyses ptérygoïdes une matière noirâtre, plus légère que de l'éponge, semblable à des flocons de suie, et qui provient évidemment des parties musculaires de cette région, car on distingue encore dans l'intérieur des feuillets membraneux organiques. Le *cerveau* et le *cervelet* occupent à peu près les deux tiers de la cavité du crâne, sous forme d'une masse excessivement fétide, diffluente, pultacée, de couleur verte et noire par places, dans laquelle il est possible de distinguer çà et là, mais avec peine, les deux substances. Il n'est plus permis de reconnaître le cervelet, ni à plus forte raison les divers organes qui composent l'encéphale : on ne trouve plus de traces de l'apoplexie foudroyante qui avait causé la mort. La dure-mère existe sous forme d'une membrane d'un aspect nacré, de couleur bleuâtre et d'une consistance assez ferme : on dirait presque qu'elle est à l'état normal ; elle est séparée de l'encéphale par une quantité innombrable de vers blancs, d'environ quatre à cinq lignes de long. Il n'y a plus de *moelle épinière*.

Col. Les vertèbres cervicales supérieures sont visibles, quoiqu'en partie recouvertes par une légère couche membraneuse de couleur d'ochre : au niveau de la sixième de ces vertèbres existe une masse brunâtre, faisant saillie, dans laquelle on trouve les cartilages cricoïde et thyroïde, ainsi que les parties molles internes du larynx saponifiées. Depuis cette saillie jusqu'au sternum, et dans les plis et vides latéraux qui séparent le col des clavicules et de la partie supérieure du thorax, on voit des débris de parties molles, d'un brun foncé, noirâtre, desséchées et feuilletées à gauche, tandis qu'à droite elles sont d'une couleur moins foncée et offrent dans certains points des plaques blanches, comme plâtreuses. Ces diverses masses enlevées, on aperçoit à la partie inférieure du col une ouverture parfaitement ronde, qui correspond à la *trachée-artère* dont on trouve à peine des traces.

Thorax. Le sternum est enfoncé inférieurement ; il conserve supérieurement, en apparence, ses attaches aux clavicules et aux côtes, dont on peut le séparer avec facilité. La paroi latérale gauche du thorax est entière ; les muscles intercostaux, réunis aux côtes et desséchés, simulent une sorte de cartonnage : la paroi latérale droite est plus dépouillée, et l'intérieur du thorax paraît à jour dans plusieurs points; les côtes de ce côté sont séparées, pour la plupart, les unes des autres par la destruction des muscles intercostaux; les cartilages sternaux sont souples, noirs à l'extérieur, gris et humides à l'intérieur; lorsqu'on les casse, on voit qu'ils sont criblés de petits trous, et qu'une portion de leur substance intérieure est détruite.

Les deux côtés de la poitrine paraissent vides, si ce n'est qu'ils renferment un peu de terre et beaucoup de petites mouches. Ils sont noirâtres, comme enfumés et charbonnés: on trouve sur la saillie des vertèbres dorsales une pellicule noire, mince, se prolongeant sur les côtés comme si elle allait tapisser la cavité; lorsqu'on la soulève, on voit qu'elle offre plus d'épaisseur au fond de la poitrine, et qu'elle se subdivise en plusieurs feuillets, percés de trous, qui leur donnent l'aspect de lames minces d'éponges qui auraient été noircies; la portion qui occupe le côté gauche est plus épaisse, et les feuillets qui la composent sont plus humides, et ressemblent à du cambouis noirâtre et luisant: du reste, il est impossible de retrouver dans cette pellicule un vestige reconnaissable des viscères thoraciques dont à coup sûr elle provient. Là où les parois thoraciques sont mieux conservées, c'est-à-dire, à gauche, sous la pellicule noirâtre dont nous venons de parler, et en contact immédiat avec les os, on remarque une membrane humide dans certains points, sèche dans d'autres, qui doit être la plèvre: elle est grise par plaques, brune dans quelques parties, demi-transparentes et peut être facilement séparée des muscles intercostaux desséchés. Les articulations postérieures des côtes sont détruites et ses os ne sont maintenus dans leurs rapports que par les débris des parties molles. Les vertèbres tiennent entre elles, bien que plusieurs offrent des écartemens entre leurs corps.

Abdomen. Il est affaisé, recouvert de terre, de débris de serpillière et de chrysalides : antérieurement, il est de couleur jaune-brun, excepté aux fosses iliaques, où l'on voit des moisissures blanches. La paroi abdominale antérieure est collée au rachis ; on la détache sur les côtés, où elle existe sous forme d'une couche membraneuse, feuilletée, d'un rouge noiratre à l'intérieur et encroûtée de gras de cadavres à l'extérieur. Les organes abdominaux, considérablement diminués de volume, ne sont nullement reconnaissables au premier abord ; on les trouve dans chacun des côtés de l'abdomen, sous forme d'une masse feuilletée, desséchée, excepté à l'intérieur, où elle est un peu humide et remplie de vers, et que l'on peut réduire en filamens coralliformes : dans un point de cette masse seulement, on peut découvrir encore comme un commencement du tube intestinal.

Bassin. Les parties génitales sont détruites au point qu'on ne peut reconnaître le sexe. Le pubis est couvert de poils, qui sont accolés à cette masse feuilletée et carbonée à laquelle sont partout réduites les parties molles. Il n'est pas plus possible de distinguer dans la cavité du bassin les viscères qui y sont contenus, qu'on ne l'a fait dans la cavité abdominale ; ils sont en effet transformés aussi en cette matière feuilletée et desséchée, déjà signalée tant de fois.

Membres supérieurs. Ces membres sont placés sur les côtés du corps de manière à ce que les avant-bras et les mains reposent sur l'abdomen, sur les os des îles, sur la partie antérieure du pubis et sur le haut des cuisses. Les épaules, les bras, l'avant-bras et les mains tiennent ensemble : les clavicules sont maintenues dans leur position par les parties molles, qui sont réduites à une sorte de cartonnage ; des portions membraneuses, ayant cette même apparence cartonnée et filandreuse, débris évidens des muscles adducteurs du bras, unissent ces membres au thorax. *A gauche*, l'articulation scapulo-humérale, l'humérus et l'articulation cubito-humérale sont recouverts d'une couche filandreuse, comme celluleuse, grasse au toucher, d'un pouce d'épaisseur dans beaucoup d'endroits, laquelle, extérieurement, a comme une croûte formée par du gras de cadavres, et qui intérieurement ressemble à du bois pourri, si ce n'est que les filamens sont plus humides, et qu'il est possible de distinguer çà et là qu'ils sont de nature animale. Les os de l'avant-bras sont également couverts d'une couche semblable, mais plus mince et sans croûte savonneuse, et dans l'intérieur de laquelle on distingue des tendons desséchés, jaunâtres et transparens : la surface de cette couche est parsemée de moisissures blanches. La main, comme incrustée sur la partie du bassin où elle repose, paraît entière, d'un gris bleuâtre, mêlé de brun et de moisissures blanches : quand on veut la détacher, ses divers os se séparent, et l'on voit qu'il existe dans leurs intervalles du gras de cadavres sec, jaunâtre, qui les liait entre eux, et dans lequel on trouve quelques débris membraneux : ces os laissent au-dessous d'eux les parties molles de la main, formant une masse unique, membraneuse, dont une portion est transformée en gras, et qui se réduisent en plusieurs feuillets secs, dans lesquels on reconnaît des tendons. *A droite*, la main est de couleur plus foncée, et déjà plusieurs de ses os sont séparés. Les diverses articulations du membre droit ne sont maintenues que par les parties molles environnantes, analogues à celles du côté gauche, mais qui sont un peu moins desséchées. L'articulation scapulo-humérale présente évidemment l'attache de la longue portion du biceps, tandis qu'on ne remarque rien de semblable de l'autre côté. On trouve encore dans quelques articulations du membre droit des parties de cartilage.

Membres inférieurs. Ils sont entiers en apparence et tiennent ensemble : on voit à la partie supérieure et latérale de la cuisse une masse musculaire desséchée, offrant la même structure qu'aux bras, recouverte aussi d'une croûte de gras, avec cette différence qu'on y trouve de la moisissure blanche, vert-bouteille et même vert-de-gris. Le fémur est à nu antérieurement et vers son milieu ; la rotule et les tibias des deux côtés sont également dénudés ; les masses musculaires restantes en assez grande quantité à la partie postérieure des jambes, sont beaucoup moins desséchées qu'à la cuisse. Les articulations du genou sont remplies de vers; les ligamens croisés, de couleur jaune, ont encore assez de résistance. On trouve des traces de cartilages sur les surfaces articulaires; ils sont assez consistans dans certains points, tandis que dans d'autres ils sont réduits à une sorte de bouillie brune. Les cartilages semi-lunaires sont en partie détruits. Le pied droit existe tout entier jusqu'aux phalanges ; les os qui le composent, unis par des portions filamenteuses, membraneuses, saponifiées, d'un blanc jaunâtre à l'extérieur, se détachent très-facilement. Il en est de même pour le pied gauche, qui cependant présente encore les deux premières phalanges.

Système osseux. Les os longs, d'un jaune-brun à l'extérieur, sont de couleur naturelle à l'intérieur; ils ont conservé leur structure et leur consistance. On trouve dans le canal médullaire une substance blanche, molle et grasse. Les os courts ne sont pas plus spongieux qu'à l'état normal; mais ils sont plus secs à l'intérieur.

OBSERVATION 13e.

N***, âgé de quatre-vingt-trois ans, mort le 17 mars 1827, à cinq heures du soir, à la suite d'une pleuro-pneumonie qui avait duré vingt jours, inhumé le 19 du même mois à deux heures, fut exhumé le 26 janvier 1828, à onze heures, dix mois huit jours après l'inhumation.

Bière. Elle est en sapin mince, surtout dans les ais latéraux, qui n'ont guère plus de quatre à cinq lignes d'épaisseur. Au moment où on la découvre, le couvercle s'enfonce, et on ne peut la sortir de terre sans que les planches latérales ne se séparent en plusieurs fragmens, et sans qu'une quantité considérable de terre ne pénètre dans l'intérieur : ces divers fragmens se rompent avec une extrême facilité ; ils sont comme charbonnés à l'extérieur ; l'intérieur est maculé de gris, de noir, et surtout de rouge vineux, ce qui lui donne dans plusieurs parties l'aspect d'un vieux tonneau. La séparation de ces fragmens de bière laisse voir le corps, dont la surface est dans beaucoup de points couverte de terre. La tête se détache aussitôt qu'on cherche à retirer le cadavre. Le sternum est enfoncé dans ses deux tiers inférieurs ; en sorte que l'on aperçoit le vide de la poitrine, dans laquelle il y a beaucoup de terre. On trouve çà et là sur les côtés, et inférieurement, les débris de la *serpillière* sous forme de fumier. On enlève la terre avec précaution ; dans quelques endroits elle se détache avec facilité ; dans d'autres, elle est comme massée et adhérente à la surface du corps : cette terre, du reste, est humide et offre le liant et la ductilité de l'argile.

Aspect du cadavre. Le cadavre n'est pas réduit au squelette ; on trouve même aux parois abdominales, aux fesses et au dos, beaucoup plus de débris de parties molles qu'on ne l'aurait cru, d'après les ouvertures précédentes. La partie antérieure présente une couleur généralement brune. Le dos conserve surtout une grande quantité de débris musculaires d'une couleur brune, et même noirâtre, dans presque toute son étendue; il est couvert de vers blancs, longs de trois à quatre lignes, et offre une coloration toute différente lorsqu'il est incisé : on voit alors que les parties molles sont d'un blanc jaunâtre ou d'un blanc rosé; elles ne sont ni cartonnées, ni desséchées, mais humides et très-fétides : on y distingue facilement des tendons et beaucoup de fibres musculaires rosées, séparées dans plusieurs points les unes des autres par du gras de cadavres, jaunâtre ; il existe aussi entre les diverses couches qui composent ces parties molles du dos, une quantité innombrable de vers.

Tête. La tête, comme nous l'avons déjà dit, a été séparée du tronc au moment de l'exhumation. Le crâne est entièrement dépouillé de parties molles ; on n'y voit que quelques cheveux gris, non altérés et accolés à la surface des os : cette surface, souillée de terre, de moisissure blanche et verte, est d'une couleur brune foncée, et même noirâtre par places. La face est couverte de terre qui remplit à droite l'orbite, la fosse nasale et le vide de l'arcade zygomatique; il n'y a plus de parties molles, et les os ont une couleur beaucoup plus foncée qu'au crâne, surtout dans les orbites. La mâchoire supérieure est dégarnie de dents : on ne trouve plus l'os maxillaire inférieur, ni les deux premières vertèbres du col, qui auront été perdus pendant l'exhumation. Le poids de la tête n'est pas très-considérable, et en regardant par le trou occipital, on voit que la cavité du crâne est aux deux tiers vide. Il n'y a plus de dure-mère reconnaissable. Le cerveau et le cervelet, réduits à peu près au tiers de leur volume, ne forment qu'une bouillie grise à l'extérieur, offrant çà et là quelques points rosés et blanchâtres dans son intérieur : cette bouillie, d'une fétidité remarquable, ressemble à un cambouis homogène. Il n'y a plus de moelle épinière.

Col. La région cervicale du rachis apparaît de suite; complétement dépouillée en avant, elle n'est formée que de cinq vertèbres cervicales, et ne présente plus de traces de larynx ni de pharynx; à la partie inférieure existe l'ouverture de la trachée, dont cependant on ne retrouve pas les anneaux. Sur les côtés du col sont des débris musculeux, noirs à l'extérieur, et amenés à cet état spongieux et filandreux dont nous avons déjà parlé tant de fois.

Thorax. Le sternum est enfoncé dans ses deux tiers inférieurs. La cavité du thorax apparaît, remplie en partie par de la terre. Du côté droit, les intervalles des côtes sont libres en avant; le même effet a lieu de l'autre côté, mais d'une manière moins marquée: dans le reste de la poitrine, des débris musculeux, d'une couleur brune, réduits à un état filandreux et spongieux, maintiennent les côtes entre elles, les recouvrent, et font que les parois thoraciques ferment les parties latérales et postérieures du thorax. Les cartilages des côtes, presque entièrement ossifiés, ne se séparent pas de leurs os; ils sont poreux, vermoulus et fragiles. La paroi interne du thorax est noire : on remarque profondément sur les deux côtés du rachis deux masses de la même couleur, que l'on peut partager en feuillets presque desséchés, spongieux, qui sont le reste des poumons, mais que l'on ne peut reconnaître que par leur situation. Sur le devant du rachis, on voit une languette aplatie, épaisse de trois à quatre lignes, large et haute de trois à quatre pouces, de couleur brune noirâtre et souple : cette languette, déchirée déjà dans quelques points, et très-amincie dans d'autres, lorsqu'elle est coupée, laisse voir deux cavités dont on peut écarter les parois de manière à reconnaître les deux ventricules du *cœur*, qui ressemble alors à une double poche de gomme élastique souple; mais il est impossible de distinguer la texture de l'organe dont cette masse est le débris. On trouve encore une portion d'aorte thoracique, amincie, d'un brun foncé, composée de trois membranes parfaitement distinctes. A la place du diaphragme, on ne découvre qu'une sorte de membrane brune, légèrement humide, n'offrant plus ni la forme, ni la texture de ce muscle.

Abdomen. La paroi antérieure de l'abdomen est entière et couverte de vers et de chrysalides, là où appuyaient les avant-bras; elle est d'un brun noirâtre, extérieurement comme intérieurement. Coupée et soulevée, on voit qu'elle a de deux à quatre lignes d'épaisseur, et qu'elle se partage en feuillets, dans l'intervalle desquels il y a beaucoup de vers : ces feuillets humides, d'un blanc jaunâtre, n'ont pas l'aspect desséché de la plupart des parties molles des membres. La cavité de l'abdomen est moins vide que dans les observations précédentes, et renferme beaucoup de mouches et de vers. Les parties contenues forment une masse en apparence unique, homogène, dans laquelle on ne peut distinguer au premier abord non-seulement aucun des organes abdominaux, mais même la forme d'aucun : cette masse d'un jaune brunâtre, d'un aspect gras, paraît sèche au toucher, et offre çà et là des moisissures blanches. Quand on l'enlève pour voir en quoi elle consiste, on reconnaît qu'elle est composée de plusieurs couches membraneuses légèrement humides, qui sont les restes des viscères abdominaux, surtout de l'estomac, des intestins, des épiploons et du mésentère, sans doute méconnaissables dans leur forme, dans leur structure, mais moins altérés que chez d'autres sujets qui étaient restés inhumés quelques jours de moins que celui-ci : en effet, on retrouve dans quelques points de cette masse des portions de cylindre, et même une cavité membraneuse qui, par son ampleur, ne peut être que l'estomac : du reste, ces organes, réduits à une seule membrane, ne sont reconnus qu'à leur situation. On aperçoit sur les côtés de la colonne vertébrable deux languettes aplaties, noires et comme spongieuses à la surface, membraneuses et humides à l'intérieur, qui doivent être les reins, car elles tiennent aux uretères, qui sont enveloppés de gras de cadavres et encore perméables. A la place du foie et de la rate, on ne découvre qu'une masse aplatie, peu volumineuse, coralliforme, noire, légèrement humide, se séparant très-facilement en fragmens par le plus léger effort.

Bassin. La cavité du bassin paraît vide ; cependant, on y voit la vessie desséchée, d'une ligne et demie d'épaisseur, de la capacité d'un œuf, noirâtre à l'intérieur, couverte de moisissures blanches à l'extérieur, contenant beaucoup de chrysalides dans sa cavité. Le pubis offre quelques débris des poils des parties génitales. Il n'y a plus de traces de parties molles sur le trou ovalaire.

Organes génitaux. Dans la masse qui existe à la partie supérieure et moyenne des membres inférieurs, on ne discerne rien qui ressemble aux parties génitales; seulement cette masse graisseuse et mêlée de terre offre également à sa surface une grande quantité de poils.

Membres inférieurs. Les différens os du pied sont désunis et perdus dans une masse de terre et de débris de serpillière, de telle manière qu'il n'est plus possible de reconnaître la forme de cette partie, ni de retrouver tous les os qui la composent. Un des calcanéum présente sur la face qui appuyait sur le fond de la bière un enduit gris-brunâtre, humide, épais, seule trace des parties molles de cette région, sauf toutefois quelques débris ligamenteux et tendineux qui unissent encore quelques os. Les *jambes*, au premier aspect, sont réduites aux deux os; les rotules se détachent: inférieurement, les pieds en sont séparés; les tibias et les péronés ne tiennent plus entre eux; mais les tibias tiennent encore un peu aux fémurs par les ligamens croisés qui se rompent à la plus légère traction. La partie antérieure de la jambe est sèche et réduite au squelette; la partie postérieure et externe présente quelques feuillets desséchés faciles à détacher; plusieurs portions de ces os, surtout extérieurement, sont teintes en noir, tandis que d'autres sont couvertes de moisissures blanches et jaunes : aucun d'eux ne paraît altéré dans sa structure. La tête du fémur est parsemée de moisissures vertes et blanches; le cartilage y existe encore, mais il est imprégné de ce cambouis noirâtre que l'on trouve partout où il y a des masses considérables de parties molles; on voit autour du col et des trochanters de semblables débris sous forme de pellicules très-minces, dans lesquelles il est encore possible de découvrir des filamens : le corps du fémur est d'un jaune sale, moisi çà et là; lorsqu'on le racle, on en détache, surtout inférieurement, une pellicule mince comme une pelure d'oignon de couleur brune; il reste encore entre les deux tubérosités un peu de cartilage : l'os est très-solide. . .

Aux membres supérieurs, les os du métacarpe, du carpe et des doigts, sont épars sur le bassin en avant et en dedans. Les os de l'avant-bras n'adhèrent plus entre eux, et sont séparés du carpe, et de l'humérus; celui-ci ne tient plus au scapulum ni à la clavicule : du reste, ces différens os présentent la consistance ordinaire, et un aspect analogue à celui du fémur.

Système osseux. Les os longs sont d'un jaune brun foncé dans certains endroits, et d'un jaune plus clair dans d'autres; ils sont un peu humides, et couverts d'un enduit limoneux peu épais; ils ne diffèrent point de l'état normal par leur dureté. Les os courts sont spongieux, secs et jaunâtres à l'intérieur. . .

OBSERVATION 14e.

P***, âgé de soixante-quinze ans, mort le 20 décembre 1826, à dix heures du soir, à la suite d'une gastro-entérite qui n'avait duré que six jours, inhumé le 22 du même mois à cinq heures de l'après-midi, fut exhumé le 22 janvier 1828, à deux heures, treize mois après l'inhumation.

Bière et *serpillière*. La bière, en sapin mince, surtout dans les parties latérales, ne peut être retirée de terre entière; le couvercle et les ais latéraux se séparent en plusieurs fragmens, lesquels sont eux-mêmes très-fragiles. L'intérieur de cette boîte est diversement coloré en gris, en noir et surtout en rouge de vin, comme un vieux tonneau; l'extérieur, au contraire, offre une teinte généralement noire et comme charbonnée; le fond, surtout dans la partie qui correspond au torse, présente en quelques points une bouillie d'un gris brunâtre, et même noire, qui est mêlée de terre et de débris de *serpillière*. Celle-ci, détruite dans beaucoup d'endroits, laisse ailleurs des filamens qui s'enlèvent comme du fumier; toutefois on en trouve encore d'assez bien conservée dans la partie du fond de la bière qui répond aux jambes. Quoi qu'il en soit, on parvient à retirer la bière sans faire pénétrer, ni à beaucoup près, autant de terre que dans l'observation précédente.

Aspect du cadavre. (*V*. planche 5.) Le cadavre est réduit au squelette; là où les os ne sont point en rapport avec des viscères parenchymateux, avec des parties molles vasculaires, riches en fluides, ils sont de couleur jaune d'ocre : tels sont les os des iles, le sacrum et les vertèbres lombaires en avant, la mâchoire inférieure, la face, etc.; ailleurs, au contraire, ils sont généralement d'un brun pourpre ou noirs. On ne trouve plus un seul viscère dans le thorax, dans l'abdomen ni dans le bassin.

Tête. La tête, penchée sur le côté gauche, était séparée du rachis, quoiqu'au premier abord on pût penser qu'elle y tenait encore. La face et le crâne sont décharnés; on voit encore sur ce dernier quelques cheveux gris qui y sont accolés; il est noirâtre à sa partie postérieure, et jaune d'ocre en avant; cette couleur est aussi celle de la face. L'os maxillaire inférieur est désarticulé, et les surfaces articulaires sont éloignées les unes des autres; il y a encore à cette mâchoire quelques dents que l'on peut enlever au moindre effort, et qui sont d'un jaune de cire, transparentes, et beaucoup plus faciles à couper qu'à l'état naturel, quoique dures. La tête est assez légère, et paraît vide aux deux tiers, lorsqu'on regarde par le trou occipital; et en effet, le crâne brisé, on reconnaît que l'encéphale n'occupe guère que le tiers de la cavité crânienne : du reste, cet organe est méconnaissable : réduit à une bouillie d'un bleu azuré, présentant dans son intérieur des points roses et d'autres blanchâtres, il ressemble à un cambouis homogène d'une fétidité remarquable. On ne découvre plus ni *dure-mère*, ni *moelle épinière*.

Rachis. On enlève avec la plus grande facilité toutes

les vertèbres du rachis qui sont désunies, mais qui conservent encore leurs rapports. Les vertèbres dorsales, surtout latéralement et en avant, sont enduites d'une couche noire, comme bitumineuse, qui s'enlève facilement par le lavage, et qui est évidemment le produit de la décomposition des viscères thoraciques : cette couleur contraste avec celle de la partie antérieure des vertèbres lombaires, qui est jaune d'ocre : au-devant des vertèbres cervicales on trouve le cartilage thyroïde entièrement dépouillé de parties molles.

Côtes et *sternum*. Les côtes, affaissées sur les côtés et complétement dénudées, sont désarticulées en arrière et se séparent au moindre effort; leur moitié postérieure est recouverte d'un enduit noir, semblable à celui qui tapisse les vertèbres dorsales et qui reconnaît la même origine. Le sternum, détaché du thorax, est tombé dans la poitrine, où on le trouve sur les côtés du rachis; il est en deux pièces : on voit aussi, dans cette cavité, quelques cartilages costaux séparés du sternum et des côtes; ils sont d'un vert-bouteille foncé, et enduits d'une matière comme huileuse épaissie.

Bassin. La symphyse du pubis est écartée de deux pouces supérieurement, et au moindre effort l'os iliaque se détache de chaque côté du sacrum, à cause de la destruction des symphyses sacro-iliaques. Le sacrum, contigu au rachis, n'y adhère plus; sa face postérieure est enduite d'une bouillie épaisse, d'un gris brunâtre.

Membres inférieurs. Aux pieds on ne trouve qu'un

calcanéum et un scaphoïde, parce que les autres os ont été perdus lors de l'exhumation : les jambes ne sont formées que par les os qui se détachent les uns des autres, ainsi que des fémurs ; dans leurs corps les tibias et les péronés sont d'un jaune-clair, tandis que leurs extrémités sont d'un brun-foncé ; il n'y a plus de cartilages sur les surfaces articulaires de ces os : les cuisses sont réduites aux fémurs, qui sont d'un violet tirant sur le pourpre, dans leur corps, surtout à droite, et d'un brun noirâtre aux extrémités ; les articulations coxo-fémorales qui sont en place, et autour desquelles on trouve de légers débris de la serpillière et un peu de terre, sont désunies et se séparent avec facilité : on aperçoit à la partie antérieure des cols des deux fémurs quelques os des deux métacarpes. Les têtes des fémurs sont enduites en partie par une couche de cambouis brun et en partie par un cartilage brun-verdâtre que l'on peut couper par lames, et qui ressemble assez au caoutchouc.

Membres supérieurs. Les mains n'existent plus ; quelques-uns de leurs os se trouvent dans l'intervalle des cuisses, sur le fond de la bière, sur la partie antérieure de l'articulation coxo-fémorale et sur le devant du col du fémur. Les avant-bras et les bras sont également réduits au squelette ; leurs os sont séparés et éloignés les uns des autres ; il existe un demi-pouce d'intervalle entre chacune de leurs articulations : la couleur des os de l'avant-bras est celle des os de la jambe ; celle des humérus ressemble à celle des fémurs.

Système osseux. Les os longs ne diffèrent point par

leur structure et leur dureté de ceux des vieillards dont les cadavres seraient examinés le lendemain de la mort; mais leurs cavités intérieures offrent moins de parties médullaires: les os courts sont beaucoup plus spongieux, d'un brun verdâtre à l'extérieur, secs et jaunâtres à l'intérieur.

OBSERVATION 15e.

N*** âgé de quatre-vingts ans, mort le 13 novembre 1826, à huit heures moins un quart, à la suite d'une pneumonie, qui avait succédé à un catarrhe pulmonaire, inhumé le 14 du même mois à midi, fut exhumé le 19 décembre 1828, à deux heures, treize mois six jours après l'inhumation.

Bière et *serpillière*. La bière est tellement altérée qu'elle se brise au moindre effort et qu'il est impossible de la retirer en entier : les fragmens que l'on en obtient sont très-fragiles, diversement colorés en noir, en brun, en rouge, plus ou moins moisis et humectés par une bouillie d'un gris brunâtre. La *serpillière*, comme réduite en un fumier noirâtre, remplit tous les vides de la face, des orbites, des fosses nasales, etc.; on en trouve aussi çà et là quelques vestiges sur d'autres parties du corps auxquelles elle adhère; mais on voit qu'elle manque en grande partie, ce qui dépend probablement de ce que ses débris ont été perdus dans la terre qui a pénétré dans la bière au moment de l'exhumation.

Cadavre. On ne peut retirer le cadavre entier et

d'une seule pièce que jusqu'aux genoux ; mais il faut beaucoup de précaution, et encore la tête se détache-t-elle du tronc : du reste, l'adhésion des parties qui le composent tient autant à la terre qui l'imprègne qu'à ces parties elles-mêmes : sa couleur est brune ; seulement on voit sur une *grande partie* de sa surface des moisissures blanches. Il ne reste plus de parties molles à l'extérieur, et au premier aspect le corps semble réduit au squelette.

Les os du *crâne* sont recouverts d'un magma qui les salit et qui est sec par places, mollasse et bitumineux dans d'autres endroits, d'une couleur bistre, brune ou jaunâtre, et qui paraît être un débris de serpillière, de cheveux et de parties molles, mêlé de terre. Quelques fibres du muscle masseter, méconnaissables autrement que par leur situation, attachent encore, surtout à droite, les deux os maxillaires : en enlevant ces restes des parties molles, qui offrent l'apparence d'un feuillet desséché et brun, on voit qu'elles s'étendent jusqu'à la fosse temporale, que l'on met ainsi complétement à nu. L'os maxillaire inférieur n'offre plus de dents, mais on remarque un grand nombre de poils blanchâtres provenant de la barbe. Le *cerveau* est réduit au tiers de son volume à peu près, et se présente sous la forme d'une masse pultacée, très-fétide, d'un gris verdâtre, dans laquelle on peut encore distinguer çà et là des parties blanches, qui sont probablement le reste de la substance médullaire ; mais on ne saurait reconnaître aucun des nombreux organes qui le composent :

la dure-mère *est parfaitement conservée*, si ce n'est qu'elle est légèrement ramollie.

Le *thorax* est à moitié ouvert par la rupture des côtes et de la partie inférieure du sternum, à laquelle reste attachée une portion de la *paroi abdominale*, desséchée et affaissée sur le rachis : en coupant cette paroi on voit qu'elle offre trois lignes d'épaisseur, que sa texture est très-serrée, et qu'intérieurement elle est rougeâtre, indice des masses musculaires qui la composaient. On ne découvre aucun viscère dans le thorax ni dans l'abdomen ; toutefois on trouve de chaque côté de la saillie des vertèbres dorsales et lombaires, une masse ayant l'aspect d'une éponge usée, blanche et moisie, grise, noire par places, desséchée, feuilletée, filandreuse, et qui est évidemment le débris des divers viscères de la poitrine et de l'abdomen, quoiqu'il soit impossible d'y rien distinguer (1). Les espaces intercostaux sont remplis par une matière semblable, très-sèche, qui réunit les côtes : les vertèbres ne tiennent entre elles aussi que par les débris des parties molles, réduites à cette sorte de cartonnage.

Le *bassin* ne contient aucun viscère ; il n'y a plus d'apparence de parties génitales : seulement on remarque quelques poils à la région des pubis.

---

(1) Si l'individu dont il s'agit fût mort à la suite de l'introduction d'un poison dans l'estomac, il n'aurait pas été impossible de démontrer qu'il y avait eu empoisonnement, en traitant convenablement les débris feuilletés dont nous parlons.

Les diverses articulations des membres supérieurs et inférieurs tiennent encore par les débris des parties molles qui sont desséchées, multifoliées, et comme cartonnées dans plusieurs points, et humides dans d'autres; ces derniers permettent de reconnaître, sinon leur diverse nature, au moins leur origine animale: on aperçoit même dans quelques endroits la couleur rougeâtre des fibres. Du reste, il n'existe des membres supérieurs que jusqu'aux coudes, et des membres inférieurs que jusqu'aux genoux.

Système osseux. Les os ne diffèrent pas, par leur consistance, leur structure, etc., de ceux qui ont été décrits dans l'observation précédente. (*Voyez* page 155.) Les ligamens existent encore et conservent leurs apparences, mais ils sont très-desséchés.

OBSERVATION 16e.

F***, âgé de soixante-huit ans, mort le 28 novembre 1826, à la suite d'une pneumonie qui avait duré deux jours, inhumé le 30 du même mois, à midi, fut exhumé le 5 novembre 1828, à midi, vingt-trois mois cinq jours après l'inhumation.

Bière. On examine la bière avant qu'elle ne soit retirée de la terre; le couvercle est fracturé en huit ou dix morceaux; il en est de même des ais latéraux, qui sont un peu déjetés; la paroi inférieure sur laquelle repose le squelette est bien conservée, et est la seule que l'on puisse retirer en entier. Les fragmens de cette bière sont secs, peu résistans, d'une couleur lie de vin à leur surface interne, et sans aucune trace de cet enduit gras et humide que nous avons signalé dans beaucoup d'autres ouvertures; extérieurement ils sont également secs, d'un gris foncé et recouverts d'une légère couche de terre. Le cadavre est entièrement caché par de la terre sèche; on n'aperçoit que le coronal, qui est complétement dépouillé de parties molles : lorsqu'on cherche à sortir le fond de la bière, sur lequel se trouve le squelette, on éprouve beaucoup de difficulté; une partie de la terre qui couvrait le corps tombe dans la fosse avec les os des membres thoraciques; qui sont séparés les uns des autres, et autour desquels on ne remarque aucune partie molle; il est impossible d'apercevoir les os des mains.

Serpillière. Le corps étant placé avec précaution sur une table, et la terre qui le couvre ayant été enlevée en grande partie, on voit des restes de serpillière ressemblant à des brins de fumier noirâtre; elle remplit les fosses orbitaires et nasales, ainsi que la bouche, où elle est mêlée avec de la terre sèche et des chrysalides rougeâtres; il existe encore un peu de serpillière, mêlée de terre, sur les parties latérales du col, entre les membres inférieurs et au-dessus des malléoles; ici le mélange est plus humide que partout ailleurs.

Cadavre. La tête n'offre plus de parties molles; les os qui la composent sont entièrement dénudés; on trouve des cheveux gris, collés aux os de la partie postérieure du crâne. Comme nous l'avons déjà dit, les fosses nasales et orbitaires, ainsi que la cavité buccale, sont remplies par un mélange de terre et de débris de serpillière; on n'y découvre pas non plus de traces de parties molles : l'os maxillaire inférieur, garni de quelques dents molaires et incisives, vacillantes, n'étant retenu par aucun ligament, tombe au moindre contact. La tête tient encore au tronc, au moyen d'une sorte de membrane, comme tannée, qui est évidemment le reste de la peau et de quelques feuillets d'un brun bistre, semblables à de l'amadou peu sec : ces diverses parties résistent au scalpel et à des tractions assez fortes, et renferment des chrysalides rougeâtres dans leur intérieur; il suffit de les couper pour que la tête se sépare du tronc, auquel elle n'est attachée par aucun ligament.

La cavité du crâne renferme à peu près le quart de la masse cérébrale; la surface de cette masse est comme spongieuse; incisée, elle offre la consistance de la terre-glaise ocreuse humectée : on y voit des couches d'un vert grisâtre, séparées par des stries plus ou moins épaisses, d'un rouge d'ocre : en un mot, cette substance ressemble à de la glaise ocreuse.

On ne découvre à la partie antérieure du col que les débris du larynx; cependant le cartilage thyroïde est entier; on ne trouve plus l'os hyoïde : ces parties sont couvertes d'un mélange de terre et de serpillière. Les clavicules, séparées des omoplates, ne tiennent plus au sternum que par un prolongement membraneux comme tanné, qui maintient en outre réunies deux portions osseuses qui forment le sternum : celui-ci est entièrement séparé des côtes dont les cartilages n'existent plus à leur place ordinaire, et que l'on retrouve en partie dans le thorax.

Thorax. Il ne reste guère que la cage osseuse : les muscles intercostaux sont réduits à des fibres fauves, semblables à de l'amadou, parmi lesquelles on distingue des débris de serpillière : toutefois, ces filamens n'occupent pas toute l'étendue des espaces intercostaux, qui sont en grande partie à jour. La cavité du thorax est presque entièrement remplie par de la terre et des débris de serpillière qui ont pénétré à travers ces mêmes espaces. On y voit aussi des feuillets membraneux presque desséchés, seules traces des organes thoraciques situés sur la colonne vertébrale, dont les vertèbres tiennent encore entre elles par des fibres ligamenteuses d'un gris noirâtre. Le diaphragme est complétement détruit.

Abdomen. On reconnaît encore la presque totalité de la paroi antérieure de l'abdomen, qui est réduite à une membrane comme tannée, au milieu de laquelle on aperçoit l'enfoncement ombilical, et à laquelle adhèrent des feuillets de couleur bistre, plus ou moins humides; ceux qui le sont davantage offrent une couleur noirâtre, comme celle des feuilles de tabac préparées et humectées. Ces feuillets sont réunis entre eux par des filamens mous, semblables à de l'amadou, et se déchirant avec facilité. Il n'y a plus de traces de viscères : les vertèbres de cette région ne sont pas encore désarticulées; toutefois les deux dernières lombaires ne tiennent plus entre elles que par trois ou quatre fibres ligamenteuses desséchées.

Bassin. Le bassin contient également des feuillets appliqués les uns sur les autres, en général plus desséchés que les précédens, au milieu desquels on aperçoit une cavité qui semble être celle de la vessie, dont il n'est plus possible de distinguer les diverses parties.

Organes génitaux. La verge se présente sous la forme d'un prolongement aplati, desséché, long de deux pouces et demi à trois pouces, sans apparence de gland, et qui étant coupé transversalement laisse apercevoir des feuillets entre lesquels existe une sorte de substance médullaire, comme formée de filamens de tissu cellulaire desséchés, et très-fins, et qui paraît être le débris des corps caverneux. On découvre vers la partie inférieure et moyenne de la section transversale dont nous parlons une petite ouverture demi-béante, d'une ligne de diamètre environ, qui appartient évidemment à l'urètre. A la place du scrotum on trouve une membrane desséchée double, entre les feuillets de laquelle on aperçoit de chaque côté un corps brunâtre desséché, semblable à une petite figue sèche (débris du testicule); et au sommet duquel est fixé un faisceau composé de fibres sèches, assez résistantes, d'un *jaune fauve*, se dirigeant vers le pubis. On voit encore quelques poils peu adhérens au scrotum (1).

Membres inférieurs. Ils ne tiennent plus au bassin que par une membrane desséchée, comme tannée, qui est évidemment le reste de la peau, et qui s'étend le

(1) Il aurait été très-facile, dans ce cas, de constater le sexe de l'individu exhumé.

long des parties latérales et postérieures de la cuisse, jusqu'à la partie supérieure de la jambe; au-dessous de cette sorte de membrane on trouve des feuillets ayant la couleur et la consistance de l'amadou, et dont quelques-uns sont formés de filamens qui ont une direction semblable à celle des fibres musculaires dont ils paraissent être les débris; plusieurs de ces feuillets se déchirent avec la plus grande facilité; ils sont plus humides et plus foncés en arrière que sur les côtes. Antérieurement les os de la cuisse sont à découvert: les articulations coxo-fémorales sont dépourvues de cartilages et de ligamens; il en est de même de l'articulation fémoro-tibiale droite; la gauche présente encore des ligamens croisés, desséchés, réunis en un seul faisceau brunâtre, facile à déchirer: le fémur est sec, recouvert d'une poussière grisâtre, semblable à de la cendre, mais qui n'adhère nullement à l'os. Le tibia et le péroné sont séparés l'un de l'autre; à droite comme à gauche ils sont couverts d'un mélange de terre et de débris de serpillière, qui, étant enlevé, laisse apercevoir un enduit visqueux, brunâtre, peu épais. Les os des pieds ont été séparés et sont probablement restés dans la fosse.

A la partie postérieure du tronc on trouve çà et là des restes de la peau, d'un brun noirâtre, recouvrant des feuillets membraneux de la même couleur, plus humides que partout ailleurs, se déchirant avec facilité, restes évidens des muscles et des parties aponévrotiques; des chrysalides en assez grande quantité remplissent les espaces qui séparent les lames de ces feuillets;

c'est surtout vers les régions fessières que ces feuillets sont nombreux; mais ici ils ont une couleur moins foncée et sont un peu moins humides qu'au dos.

Système osseux. Les os longs se brisent sans beaucoup de difficulté; ils sont plus secs et moins blancs que dans l'état naturel; il en est de même des os courts, qui sont très-spongieux.

§. III.

Putréfaction des cadavres des vieillards et d'un adulte, enveloppés d'une serpillière ou d'un drap, et enterrés au cimetière de Bicêtre, dans des bières de sapin neuf d'un pouce d'épaisseur.

OBSERVATION 17e.

X.., âgé de soixante-dix ans, entré à l'infirmerie de Bicêtre le 19 novembre 1827, mort le 6 février 1828, à onze heures du soir, à la suite d'une hyperthrophie du cœur et d'une bronchite, enterré le 8 du même mois, à neuf heures du matin, fut exhumé le 27 novembre de la même année, neuf mois dix-neuf jours après l'exhumation. Le cadavre était enveloppé dans un *drap assez fin*, et la *bière* qui le contenait était en sapin neuf d'un *pouce* environ d'épaisseur.

La *bière* est entière, et paraît neuve; lorsqu'on enlève les clous qui tiennent les diverses pièces entre elles, on voit que la partie interne et inférieure de ses parois latérales est humide et d'un jaune bistre : on remarque sur un des ais latéraux une grande quantité de larves blanchâtres, et un enduit d'un brun noirâtre, comme graisseux ; la face interne de la paroi inférieure, sur laquelle repose le corps, est plus humide et singulièrement tachée en jaune, en rouge, en lie de vin et en brun, et contient un très-grand nombre de larves.

Le *drap* enveloppe tellement le cadavre, qu'on est obligé, pour voir le corps, de couper les fils avec lesquels on avait cousu la toile; celle-ci offre une teinte fauve, plus foncée par places ; on y remarque aussi quelques taches noirâtres ; toutefois elle conserve sa couleur blanche au-dessus de la tête et au-delà des pieds, où elle avait été nouée ; sa surface externe est presque entièrement couverte de larves d'un blanc jaunâtre, encore vivantes, qui la rendent comme lanugineuse ; lorsqu'on cherche à l'enlever, on voit qu'elle adhère au thorax, mais surtout aux parties externes des membres supérieurs et des cuisses. Il y a sur la partie qui correspond à la main gauche quatre lames cornées qui y adhèrent, et qui sont évidemment des ongles : partout où le drap est fortement accolé au corps, on trouve des lambeaux mous, presque poisseux, qui semblent formés par l'épiderme altéré. La portion de ce drap qui est appliquée sur le fond de la bière est beaucoup plus humide et plus tachée ; les taches brunes, jaunâtres et lie de vin, sont d'autant plus foncées qu'on se rapproche davantage de la tête ; la portion qui correspond aux membres inférieurs est en outre recouverte d'une moisissure jaunâtre ; il existe enfin, dans l'intérieur de cette portion du drap, beaucoup de larves qui s'agitent en tous sens, et un enduit graisseux, jaunâtre, semblable à celui dont nous avons déjà parlé. Dans plusieurs parties, ce drap est comme pourri, et se déchire avec la plus grande facilité.

Extérieur du cadavre. (*Voyez* planche 4e.) Le cadavre, placé sur le dos, est entier et ressemble assez, au premier aspect, à une momie : sa face antérieure est recouverte de parties molles dans presque toute son étendue ; il exhale une odeur particulière, à peine fétide ; il est diversement coloré dans les divers points : ainsi, les membres sont d'un brun violet à leur partie externe, tandis que le tronc est fauve foncé, verdâtre et gris par places ; des larves, blanchâtres et brunâtres, appliquées sur presque toute la surface du corps, donnent à celui-ci un aspect lanugineux ; sa face postérieure du cadavre est presque entièrement décharnée ; il ne reste que quelques débris des tégumens et des muscles ; ces parties molles sont très-minces et se déchirent avec facilité : on aperçoit çà et là des portions brillantes qui sont évidemment le reste des tendons des muscles ; les fibres de ceux-ci ne sont distinguées qu'avec peine.

La *tête*, inclinée à gauche, est dépouillée de parties molles dans plusieurs de ses points : la moitié droite du coronal est dénudée ; l'autre moitié est recouverte en bas et en avant d'une sorte de membrane mince, brunâtre, se détachant avec facilité, reste évident de la peau, sur laquelle on voit l'empreinte du drap et quelques poils : la face interne de cette membrane est d'un gris jaunâtre. Sur les autres parties du crâne on trouve çà et là des lambeaux d'une membrane analogue, mais plus foncée, et plus adhérente au crâne, au moyen du tissu cellulaire; elle est garnie de cheveux blancs : le périoste s'enlève avec la plus grande facilité. Les deux arcades surcilières sont couvertes de tégumens semblables aux précédens, et offrent quelques poils qui n'y sont qu'accolés. Les os propres du nez, ceux de la pommette, et les extrémités supérieures des apophyses montantes des os maxillaires sont presque à nu; les paupières sont entièrement détruites; on voit dans les orbites une masse de gras de cadavres, ayant la forme d'un cône creux, reste évident des yeux et des parties environnantes. Les portions de la face qui sont recouvertes, le sont par une membrane demi-desséchée, d'un jaune-brun, au-dessous de laquelle il n'existe des traces musculaires qu'au niveau des branches de l'os maxillaire inférieur; là, les fibres des muscles sont d'une couleur roussâtre. On trouve des poils accolés sur la peau, au menton et en arrière des joues. Les parties molles qui composent le nez sont entièrement détruites. La bouche est grandement ouverte et laisse apercevoir un appendice membraneux desséché, mince, aplati, reste de la langue : les alvéoles sont garnies de quelques dents vacillantes que l'on arrache avec facilité; le pavillon de l'oreille est entièrement détruit à droite; à gauche, on peut encore le reconnaître; mais il est très-ramolli, et il n'y a que la partie cartilagineuse.

La capacité du *crâne* est remplie dans les deux tiers environ; la substance du *cerveau* diffluente, d'un gris verdâtre, très-fétide, présente çà et là quelques stries blanchâtres et d'un rose lie de vin. Il est impossible de distinguer les différentes parties qui composent cet organe. La dure-mère est parfaitement reconnaissable.

On trouve encore les enveloppes de la *moelle épinière;* mais il ne reste que fort peu de cette moelle, qui est grisâtre, diffluente et très-fétide.

Col. La tête tient au col par une assez grande quantité de parties molles desséchées. En avant, on distingue bien la saillie du larynx, qui est entièrement recouvert par une membrane desséchée, brunâtre, au-dessous de laquelle il est impossible de découvrir aucune trace musculaire : les membranes crico-thyroïdienne et thyro-hyoïdenne existent encore; les cartilages thyroïde et cricoïde sont entiers et comme vermoulus; il ne reste plus que des débris des aryténoïdiens.

La trachée-artère conserve sa forme et est parfaitement reconnaissable; elle est d'un vert noirâtre à l'intérieur comme à l'extérieur; une membrane mince, semblable à celle qui recouvre le larynx, est appliquée sur la trachée-artère. On n'a pas trouvé de corps thyroïde : les parties molles du reste du col sont formées de feuillets membraneux et celluleux, grisâtres et presque secs; toutefois, en arrière, ces feuillets sont humides et comme graisseux.

Thorax. Le thorax est recouvert par des tégumens et des restes de parties molles, excepté au niveau des cartilages des deuxième, troisième et quatrième côtes gauches, et des troisième et quatrième droites; les cartilages des trois premières côtes asternales gauches sont également à nu : la portion tégumentaire qui correspond au sternum est d'un jaune-brun moucheté de blanc ; ce qui est dû à une infinité de petites larves et à des petites taches semblables à des lichens. Les parties latérales du thorax sont d'un brun verdâtre, également piquetées de blanc, mais moins que la partie moyenne : du reste, ce thorax n'est affaissé que dans sa portion sternale. En arrière, presque tous les espaces intercostaux sont à jour, et la partie postérieure des côtes qui correspondent au foie est imprégnée d'une matière noire comme du cambouis, semblable à celle qui colore cet organe. (*Voyez* plus bas.)

Les parties molles qui recouvrent les os du thorax se réduisent d'abord à une membrane au-dessous de laquelle se trouvent des feuillets couleur d'amadou, faciles à séparer les uns des autres, quoique dans certains points ils offrent assez de consistance ; plus en-dedans on distingue aussi, et toujours sous forme de membrane, deux couches musculaires, ainsi que la plèvre costale : les côtes sont recouvertes de leur périoste, qui est desséché et facile à enlever. Le thorax est presque entièrement vide. Les *poumons*, appliqués sur les parties latérales de la colonne vertébrale, constituent deux masses aplaties, d'épaisseur inégale dans les différens points, mais n'offrant que quatre lignes environ dans la partie la plus épaisse, de couleur jaune foncée, tachetées de noir à l'extérieur, et même d'une couleur semblable à celle de la boue des égouts dans la portion qui est appliquée sur les parois thoraciques ;

leur consistance est molle, leur odeur assez fétide, et leur surface parsemée de petits points blancs formés par des larves ; lorsqu'on les coupe, on aperçoit l'orifice des gros troncs bronchiques et des vaisseaux pulmonaires : ces organes nagent sur l'eau et ne sont plus crépitans.

Le *cœur*, singulièrement ramolli et affaissé, conserve assez de sa forme pour qu'on puisse y distinguer facilement toutes les cavités et les parties qui le composent; il est très-fétide : il est vert et rosé, violacé par places à l'extérieur, tandis qu'il est d'un vert-bouteille noirâtre à l'intérieur des cavités droites, et d'un vert un peu moins foncé dans les cavités gauches : les colonnes charnues qui tiennent aux parois du ventricule gauche sont d'un rouge-brun violacé. On aperçoit à l'intérieur, comme à l'extérieur du cœur, et çà et là, des petits points blancs non adhérens qui sont des larves. L'*aorte* thoracique, très-distincte, quoique ramollie, est d'un rouge brun à l'intérieur, et renferme une petite quantité d'un liquide rouge foncé, qui paraît être du sang liquéfié : on peut facilement séparer les trois membranes qui la composent. La face interne des portions des côtes qui avoisinent la colonne vertébrale est enduite d'une couche noire semblable à celle qui colore la face correspondante des poumons. Du reste, il n'y a aucun liquide épanché dans le thorax.

Abdomen. La paroi abdominale antérieure est entière, mais tellement déprimée, qu'elle paraît appliquée sur la colonne vertébrale dans sa moitié inférieure ; les flancs sont également déprimés : de cette disposition résulte un creux très-prononcé, à partir de l'appendice xyphoïde jusqu'un peu au-dessous de l'ombilic; la coloration de la partie moyenne et des parties latérales de cette paroi est semblable à celle du thorax. En arrière, sur les côtés et inférieurement, les parois abdominales sont détruites.

L'abdomen ouvert, on aperçoit au devant et sur les côtés de la colonne vertébrale une masse comme feuilletée, desséchée à l'extérieur, et presque demi-transparente, dans laquelle on distingue assez facilement l'estomac et les intestins; l'extérieur de cette masse est d'un blanc jaunâtre, semblable à des boyaux à demi desséchés; on y voit quelques petites larves; l'intérieur est plus humide. La membrane muqueuse de l'estomac et des intestins, d'un gris blanchâtre, nullement injectée, facile à détacher, offre à peu près l'aspect naturel; on y trouve çà et là quelques petites larves non adhérentes; toutefois, une portion de la membrane interne des intestins grêles est teinte en jaune par de la bile; le rectum est distendu par des matières fécales. Il est évident, d'après ce qui précède, qu'une substance vénéneuse contenue dans ce canal digestif au moment de la mort, aurait été facilement retrouvée lors de l'exhumation. Le *foie* est encore reconnaissable par la place qu'il occupe, plus que par sa forme et sa structure; il est aplati, ramolli, de couleur noire, semblable à celle de la face postérieure des poumons; on n'y distingue plus les substances qui le composent; mais on voit çà et là, en le coupant, les ouvertures de quelques vaisseaux. La vésicule du fiel amincie, ratatinée, ne saurait être méconnue, et présente intérieurement la couleur jaune et l'aspect qui lui sont propres. On trouve sous le péritoine, dont il ne reste que quelques débris, une matière graisseuse brunâtre, semblable à du vieux oing, qui paraît être le résultat de la décomposition des muscles et du tissu cellulaire graisseux des parties environnantes. Au milieu de cette masse, sont comme ensevelis les *reins*, qui sont très-ramollis, violacés, et dans lesquels on ne peut plus distinguer les diverses substances. La *rate* est tellement fluide, qu'elle ne forme plus un organe.

Organes génitaux. Le sexe est très-reconnaissable. Le scrotum est raccourci, desséché, comme membraneux, de couleur brune; les testicules à moitié détruits peuvent encore être reconnus par la manière dont ils sont attachés aux cordons, et par leur position; mais ils ne présentent plus la structure qui leur est propre. La verge est aplatie, desséchée; à la place des corps caverneux, on ne trouve que des filamens celluleux entrelacés, formant ainsi des cellules, au-dessous desquelles est placé l'orifice du canal de l'urètre. Le pénil est garni de poils roux.

Membres. Les clavicules sont recouvertes par une membrane mince presque sèche, d'un brun d'autant plus foncé qu'on l'examine plus près de la partie externe de ces os. Les articulations du bras avec le tronc ne tiennent plus que par une sorte de membrane épaisse formée par la peau et par les parties molles sous-jacentes, dont on ne peut plus reconnaître la structure musculeuse. Les bras, placés à une certaine distance du tronc, sont violets à leur partie externe : au fond du vide qui les sépare du tronc, on trouve une grande quantité de larves qui forment sur le drap une couche à peu près d'un pouce d'épaisseur : on remarque à la partie inférieure de ces bras une couche assez épaisse de parties molles, très-humides et très-fétides, d'un rouge foncé, offrant encore l'aspect musculaire ; on y voit aussi des portions tendineuses, peut-être un peu moins brillantes et nacrées que dans l'état naturel. Rien, dans ces organes, n'annonce d'une manière évidente la présence du gras des cadavres. L'avant-bras droit est appliqué en partie sur les côtés du thorax et de l'abdomen ; le gauche est libre ; l'un et l'autre sont colorés en brun violet, et tachés de gris jaunâtre ; ils sont presque entièrement recouverts de parties molles, comme desséchées, réduites à un petit volume, et qui, étant coupées, ressemblent assez à du jambon fumé : les tendons ont conservé leurs caractères. Les doigts de la main gauche croisent ceux de la droite, et les deux mains sont appliquées sur le pubis : du reste, elles sont entières, si ce n'est que les ongles de la main gauche sont séparés en entier ; elles sont presque entièrement dénudées, surtout la gauche, et de couleur jaunâtre comme les os ; les parties recouvertes sont d'un jaune brunâtre, et semblables à des tégumens desséchés. Ces mains tiennent beaucoup aux avant-bras, au point qu'il faut employer l'instrument tranchant pour les séparer.

Les *membres abdominaux* laissent entre eux un espace au milieu duquel on trouve une couche d'un blanc jaunâtre, épaisse de six lignes environ, de consistance caséeuse, recouverte de larves grises et de cette matière comme lanugineuse, dont nous avons dit que le drap était enduit dans plusieurs de ses points. La cuisse droite est presque entièrement enveloppée en avant de parties molles d'un brun violacé, tirant plus ou moins sur le violet; à gauche et en avant, le fémur est légèrement dénudé : on aperçoit encore sur les parties molles de ces régions, et en dehors, la marque de la trame du drap; lorsqu'on incise, on trouve les muscles réduits à un très-petit volume, mous, et de couleur verdâtre; leurs fibres sont séparées par un peu de graisse, et dans quelques endroits par un liquide fétide, comme huileux. L'articulation coxo-fémorale est assez fortement maintenue par les parties molles ; cependant le ligament rond se déchire facilement lorsqu'on tire la cuisse en bas. Le tissu cellulaire du jarret et l'articulation tibio-fémorale contiennent une grande quantité de ce liquide huileux fétide dont nous venons de parler; les ligamens croisés sont très-reconnaissables, mais faciles à déchirer. Les régions fessière et postérieure de la cuisse sont extrêmement ramollies, et enduites par places d'un liquide comme huileux et d'une substance grisâtre semblable à du fromage pourri. On trouve aussi sur la presque totalité de la face postérieure des membres abdominaux une couche de larves qui donnent à ces parties un aspect lanugineux.

Les tibias sont presque entièrement dépouillés de parties molles, et là où l'on découvre encore quelques restes de peau sous forme de membranes minces, desséchées, on trouve au-dessous d'elles, lorsqu'on les racle, des fibres blanchâtres formées par le périoste. Les parties molles sont moins humides que celles des cuisses, si ce n'est tout-à-fait en arrière, où elles sont comme macérées et d'une couleur verdâtre; en avant et sur les côtés, elles existent sous forme de feuillets desséchés, entre lesquels on aperçoit une grande quantité de petites larves blanches.

Les pieds tiennent encore aux membres inférieurs par des parties membraneuses et tendineuses, entièrement desséchées; les os du pied gauche, excepté les phalanges, sont recouverts par ces parties desséchées; ceux du pied droit, au contraire, sont pour la plupart dénudés; ils tiennent faiblement entre eux, excepté les phalanges qui sont séparées les unes des autres, et qui sont tombées dans le drap qui enveloppait le cadavre.

Les *os* se fracturent avec facilité; leur substance médullaire n'est pas très-desséchée.

OBSERVATION 18e.

N.***, âgé de soixante-quinze ans, mort le 10 février 1828, à midi, à la suite d'une pneumonie, qui avait duré quinze jours, inhumé le 11 février 1828 à quatre heures de l'après-midi, fut exhumé le 11 avril 1829, à dix heures du matin, quatorze mois après l'inhumation. La bière était en *sapin neuf, d'un pouce d'épaisseur*, et le cadavre avait été enveloppé d'une serpillière.

Bière. La bière est entière, mais en la retirant, le couvercle se fend en deux fragmens; elle est légèrement humide en haut et sur les côtés, où se trouve un enduit léger de terre mollasse glaiseuse, d'une couleur grise qui diffère à peine de celle du bois sec; la face inférieure du couvercle offre une teinte brunâtre, semblable à celle du bois qui se pourrit, mais qui s'étend peu dans l'épaisseur du bois, et qui peut être enlevée avec facilité par le simple grattage : alors le bois paraît avec la couleur qui lui est naturelle. La face interne des parties latérales présente en général une teinte analogue; mais dans certaines parties, surtout dans celles qui se trouvent vers la moitié inférieure de la longueur de cette boîte, on trouve une légère couche de moisissure blanche, mêlée d'une couche de moisi gris-de-terre, semblable par la couleur et la consistance à celui qui couvre la croûte de certains vieux fromages durs : près du fond de la bière, ces parties latérales sont enduites d'une matière graisseuse dont nous parlerons plus bas. Ce fond offre la couleur naturelle du bois en dehors; sa face interne est recouverte par ce même enduit graisseux; toutefois, dans la portion qui correspond à la tête et au col, cet enduit est d'un brun foncé et couvert de vers blancs, au lieu d'avoir la couleur grise mêlée de rose et de vert qu'il présente ailleurs.

Serpillière. Elle est entière, excepté à la partie antérieure du thorax et moyenne de l'abdomen, où elle est détruite; partout elle se déchire avec la plus grande facilité; elle est peu humide en avant, entièrement pourrie, et de couleur de fumier; dans la partie qui avoisine le cou, elle est recouverte de moisissure semblable à une légère couche d'une poudre blanche très-fine et légère : on trouve encore de cette moisissure dans les portions qui correspondent en avant des membres supérieurs et inférieurs; mais elle est peu épaisse, et en petite quantité. La partie de cette toile qui touche au fond de la bière est enduite de la substance graisseuse sur laquelle repose le cadavre, et qui sera décrite à la page 190 (voyez *partie postérieure du corps*); on y trouve aussi quelques vers blancs.

Le cadavre ressemble à une momie, à cause de la dessiccation de presque toutes les parties antérieures du corps. Il n'existe pas de terre à sa surface; il est en général d'une couleur jaune bistre plus ou moins claire, moins foncée au thorax qu'au cou, à l'abdomen, et aux membres inférieurs. Pour bien voir cette couleur, il faut enlever sur les parties latérales et supérieures du thorax, sur les côtés de l'abdomen, sur le côté externe des membres supérieurs, et çà et là sur les parties antérieures du membre inférieur une *moisissure d'un blanc éclatant, semblable à du coton très-divisé, très-fin, qui a environ une ligne d'épaisseur.* En avant et dans presque toute son étendue, le cadavre est sec; le thorax, l'abdomen, les faces antérieures et latérales des membres semblent être enveloppés par une lame de carton; lorsque l'on frappe sur ces parties, on entend un bruit tout-à-fait semblable à celui que produirait une percussion sur des moules creux faits avec cette substance. Les parties latérales du tronc sont légèrement humides dans les portions qui se rapprochent du fond de la bière; il en est de même de la partie postérieure des membres supérieurs et inférieurs, qui sont en rapport en arrière avec une bouillie fétide, de la consistance de la frangipane ou de l'axonge, grasse au toucher, nullement granuleuse, d'une couleur grise mêlée de vert et de jaune, rosée à sa surface, et laissant écouler une huile jaunâtre qui surnage lorsqu'on la met dans l'eau, à la manière des huiles grasses. L'écoulement de cette huile est favorisé par la séparation des deux parties qui formaient le fond de la bière, et qui ont été divisées par les efforts que l'on a faits pour abattre ses parties latérales, et mettre le cadavre bien à découvert.

Tête. La tête est penchée à droite, et tient au tronc; on trouve sur les parties latérales du cou des enveloppes rougeâtres de chrysalides semblables à celles que nous avons signalées dans les premières descriptions. Les os du crâne sont recouverts, à gauche et dans toute leur étendue, de restes de parties molles, qui forment une membrane ayant presque une ligne d'épaisseur postérieurement, plus mince antérieurement, dense, assez résistante, dans laquelle on ne découvre plus de traces de muscles, mais où l'on voit çà et là des cheveux qui y sont accolés; et là où il n'en existe pas, on trouve une moisissure blanche floconneuse, beaucoup moins épaisse que celle que nous décrirons en parlant du thorax. La surface interne de cette membrane est en partie jaune, et en partie d'un brun rougeâtre, ce qui lui donne assez l'aspect de la face interne d'une peau de mouton desséchée à l'air ; on peut séparer aisément cette membrane des os. Quelques portions de la surface des os du côté droit du crâne sont dénudées; celles qui ne le sont pas sont recouvertes par des restes de parties molles nullement musculeuses, sous la forme d'une membrane brunâtre, humide, sur les deux faces de laquelle rampent des vers blancs. Les os du crâne sont d'une couleur rouge-brun du côté droit (partie qui se trouvait en rapport avec la bière), et d'une couleur lie de vin claire, mêlée de plaques jaunâtres au côté gauche, là où les tégumens étaient comme tannés et desséchés. Les muscles temporaux n'existent plus ; on voit à leur place une membrane mince, rougeâtre, accolée à un reste de la peau.

Les yeux manquent. Les cavités orbitaires contiennent des chrysalides rougeâtres, vides, sèches, et quelques débris membraneux informes, brunâtres, restes de parties molles. Sur les pommettes, il existe une membrane à peu près semblable à celle que l'on a trouvée sur le côté gauche du crâne, excepté que sa surface interne est d'une couleur grisâtre. Les os propres du nez sont presque entièrement dénudés, cependant on y aperçoit encore des débris de parties molles. Les os maxillaires supérieurs sont entièrement à nu : ils ont une couleur brune foncée à droite, et jaune foncée à gauche, comme des os desséchés depuis peu. Les parties molles de la joue gauche sont extrêmement amincies et desséchées, d'une couleur peu foncée, et composées de feuillets membraneux non adhérens aux os, et dans lesquels on trouve des fibres aplaties, luisantes, qui sont évidemment des restes de portions tendineuses des muscles temporaux et masseters : quant aux fibres musculaires, il n'y en a plus de traces; la surface externe de ces joues offre des poils courts, roides, et un peu de moisissure blanche peu épaisse. A droite, ces parties sont très-brunes, humides, comme floconneuses, réduites en filamens qui forment une masse aréolaire, au milieu de laquelle on trouve des chrysalides et des vers blancs : sur quelques parties de ce côté, on aperçoit encore des poils. La mâchoire supérieure est garnie de quatre dents molaires vacillantes. Les fosses nasales sont vides et réduites à leurs parties dures. L'os maxillaire inférieur, dénudé antérieurement, se détache avec facilité, et ne tient plus à la tête que par les restes des parties molles que nous avons dit exister à la place des joues (1). Il n'existe plus de traces de langue. On découvre à gauche quelques débris de l'oreille; celle du côté droit est entièrement détruite.

Cerveau. Les restes de cet organe remplissent un quart de la cavité crânienne; il est impossible de les distinguer du cervelet; la substance cérébrale est réduite à une bouillie d'un gris verdâtre, mêlée de parties rou-

(1) On voit dans la cavité qui se trouve entre les deux mâchoires quelques débris de parties molles, filamenteuses, presque noires, semblables à du terreau.

geâtres et d'autres plus blanches; ces dernières se trouvent au centre de cette bouillie, qui est on ne peut plus fétide : il existe encore des lambeaux de la dure-mère.

Cou. Les parties molles antérieures comprises entre le larynx et l'os maxillaire, sont entièrement détruites, et on ne voit à leur place qu'une substance semblable à du fumier, noirâtre, demi-desséchée, appliquée sur la colonne vertébrale, et au milieu d'elle, des détritus de l'os hyoïde. Les muscles sterno-cleïdo-mastoïdiens sont presque entièrement détruits : on n'en aperçoit quelques débris qu'inférieurement, où ils sont confondus avec les tégumens externes, et comme transformés en une membrane dans laquelle il est impossible de découvrir des fibres bien distinctes. Les parties latérale et antérieure du larynx sont à nu, ses cartilages sont ossifiés, et comme vermoulus; ils ont une couleur jaune bistre. Sur les côtés du col, les parties molles ne sont qu'un assemblage de feuillets membraneux brunâtres, parmi lesquels on ne découvre plus de traces de fibres musculaires, et dont l'extérieur est évidemment formé par les restes de la peau : on n'y distingue ni nerfs ni vaisseaux. Dans les intervalles de ces feuillets membraneux, il existe une assez grande quantité de chrysalides rougeâtres, vides et sèches.

Thorax. Il est très-bombé, comme dans l'état naturel. (*Voy.* plus haut pour la coloration et l'aspect général.) Les clavicules sont recouvertes par une membrane humide, grasse, comme filamenteuse dans quelques endroits, assez résistante, présentant çà et là de la moisissure blanche : elles ne tiennent plus au sternum par les ligamens, et sont maintenues en position seulement par les restes desséchés des parties molles. Le thorax est entier, couvert dans une grande partie de son étendue par cette moisissure d'un blanc éclatant, semblable à des flocons de neige très-fine, dont nous avons déjà parlé; on voit sur la ligne médiane une certaine quantité de poils qui y sont accolés. Les tégumens sont desséchés, on ne peut y reconnaître d'épiderme; ils sont comme tannés et durs. Il n'y a plus de muscles; toutefois, il existe encore quelques traces du grand pectoral, qui est réduit à une membrane mince, comme graisseuse, molle, sur laquelle on aperçoit des sillons qui affectent la direction des fibres : toutes les autres parties molles sous-cutanées sont également remplacées par une matière graisseuse de la consistance du cambouis, mais d'une couleur jaunâtre assez claire dans certains endroits, et *ocreuse* dans d'autres. Au milieu de cette matière graisseuse, on trouve quelques filamens celluleux. En général, les parois du thorax ont deux lignes d'épaisseur à peu près; mais dans quelques endroits, cette épaisseur est de trois ou quatre, et là, elles ont, lorsqu'on les coupe, l'aspect d'un morceau de lard cuit grisâtre. Presque tous les espaces intercostaux sont détruits à leur partie antérieure, entre les cartilages costaux; là où ils sont fermés, on ne trouve plus, après avoir enlevé les parties molles dont nous venons de parler, qu'une membrane très-mince, d'un jaune brunâtre à l'intérieur, enduite extérieurement d'une sorte de graisse qui existait sous les tégumens thoraciques. Les cartilages costaux sont tous séparés du sternum, qui est également recouvert d'un enduit graisseux, et de fibres comme aponévrotiques assez résistantes. Les côtes sont entières, et ne tiennent plus aux cartilages; cependant ceux-ci étaient maintenus en position par les parties environnantes.

La face interne de la plèvre est enduite d'une substance graisseuse, d'une couleur d'ochre claire, d'une consistance semblable à celle de la pommade, et luisante comme si elle avait été frottée avec de l'huile. La portion de la plèvre qui forme le médiastin est très-distincte, un peu graisseuse, et dans la position normale.

Poumons. Ils sont très-amincis, appliqués sur la colonne vertébrale et sur la partie postérieure de la cavité thoracique, et beaucoup moins volumineux que dans l'état naturel; ils occupent tout au plus un huitième du thorax en épaisseur; leur couleur est d'un bleu foncé; ils ne crépitent pas du tout, sont compactes, et ne présentent plus, par conséquent, l'organisation celluleuse: lorsqu'on les incise, on voit que leur substance est également d'un bleu foncé à l'intérieur; ils sont lisses à leur surface, et recouverts par la plèvre pulmonaire. La trachée-artère et les bronches sont d'une couleur de tabac à l'extérieur, et moins foncées à l'intérieur; on ne peut pas suivre les divisions bronchiques dans une grande étendue : leurs ramifications sont à l'intérieur d'une couleur plus claire que celles de la surface interne des deux divisions primitives de la trachée.

Le *péricarde* est blanchâtre, lisse à l'intérieur, recouvert à l'extérieur d'une couche graisseuse, semblable à du gras de cadavres. Il ne renferme pas de liquide.

Le *cœur*, aplati et vide, est aussi recouvert d'une assez grande quantité de graisse, sorte de gras de cadavres, au milieu duquel il y a seulement quelques petits intervalles où l'on aperçoit la substance charnue : les parois des ventricules et des oreillettes, appliquées l'une contre l'autre, sont très-amincies, évidemment musculeuses, et d'une couleur olivâtre cuivrée ; on distingue très-bien dans leur intérieur les colonnes charnues, qui sont d'un rouge jaunâtre. La paroi interventriculaire est amincie et existe en entier.

L'aorte, vide de sang, d'une couleur vert-bouteille à l'intérieur, est plutôt épaissie qu'amincie. On y reconnaît encore les deux membranes externe et moyenne; l'interne est détruite et comme transformée en un enduit graisseux.

La partie thoracique de la colonne vertébrale est recouverte par le ligament vertébral antérieur, qui est bien conservé et a son aspect luisant. Il n'y a pas de liquide dans les cavités thoraciques. Le diaphragme se déchire avec assez de facilité; il est formé par deux membranes, l'une supérieure, la plèvre, l'autre inférieure, le péritoine, entre lesquelles on voit des fibres musculaires et aponévrotiques.

Abdomen. Les parois abdominales sont affaissées; vers leur partie moyenne antérieure, il existe, dans une étendue de la largeur de la main environ, une couche brunâtre de deux ou trois lignes d'épaisseur, formée par une matière qui ressemble beaucoup à des flocons de suie un peu humide; le reste de ces parois est couvert par la moisissure floconneuse, blanche, dont nous avons déjà parlé. Incisées, elles ont tout-à-fait l'aspect du lard cuit, et la surface de la section a une coloration grisâtre; leur épaisseur est de quatre lignes et demie dans les parties les plus minces, et de six au moins dans les plus épaisses; elles sont formées par la réunion des feuillets aponévrotiques et par quelques fibres musculaires que l'on aperçoit, surtout dans la région des muscles droits; au milieu de ces parties membraneuses se trouve placée une grande quantité de matière grasse; on distingue bien la dépression de l'ombilic. La face interne de l'abdomen est tapissée par le péritoine qui a une couleur blanchâtre et semble un peu épaissi. Lorsqu'on a enlevé les parois abdominales, on voit dans la cavité de l'abdomen une grande quantité de graisse d'un blanc mat, n'ayant plus dans aucune partie cette couleur jaunâtre qu'elle a dans l'état ordinaire, et qui semble transformée en gras de cadavres; ces masses graisseuses diffèrent de la graisse que nous avons signalée dans les parois abdominales, en ce qu'elles sont formées de granulations et de lobules distincts. Au milieu de cette couche épaisse qui est située sur les parties postérieures de l'abdomen, se trouvent plongés les reins et la rate; en l'incisant, on aperçoit dans quelques parties, surtout aux environs des reins, près de la colonne vertébrale, et dans sa partie la plus profonde, une assez grande quantité d'une huile jaunâtre, fétide. On découvre à la région supérieure, et à droite, le foie, dans la région épigastrique l'estomac, et dans le reste de l'abdomen, les intestins d'une couleur grisâtre, le mésentère très-gras et offrant la même couleur que la couche de graisse dont nous avons déjà parlé, et à la formation de laquelle il participe nécessairement.

Estomac. L'estomac est entier, comme huileux et grisâtre à l'extérieur, sec à l'intérieur; ses membranes ont une consistance semblable à celle du parchemin un peu humide; sa surface interne est couverte d'une quantité considérable de granulations blanchâtres, tirant un peu sur le gris, dures, ce qui lui donne un aspect chagriné (1) : ces granulations, assez fortement adhérentes à l'estomac, s'étendent jusque dans le commencement de l'intestin grêle.

Cet intestin, d'une couleur verdâtre bilieuse à son origine, gris dans le reste de son étendue, est très-distinct, assez humide et aplati; il est dans un état tel de conservation, qu'on peut très-bien l'enlever sans le déchirer. Lorsqu'on l'a coupé, on distingue facilement sa cavité, dans laquelle sont renfermées des portions de matière brunâtre, à demi desséchée, qui semblent être des restes de matières fécales.

---

(1) Au premier abord, on aurait pu prendre ces granulations pour de l'acide arsénieux pulvérisé.

Le gros intestin est aussi bien conservé que l'intestin grêle.

L'épiploon est replié sur lui-même, très-gras; en le déployant, il s'en écoule une huile jaune, fétide; sa structure est bien évidente, et la graisse qu'il renferme est blanche comme celle des autres parties de l'abdomen.

Le *foie* est peu volumineux, couvert de sa membrane externe; sa substance est d'une couleur rougeâtre claire à gauche, fauve et semblable à celle des foies gras cuits à droite : il est impossible d'y reconnaître la structure primitive, quoiqu'on distingue très-bien encore les orifices des canaux vasculaires. Sa face supérieure, surtout à droite, est parsemée de granulations sablonneuses, dures comme celles que nous avons vues sur le foie d'autres cadavres. La vésicule biliaire est vide, et d'une couleur jaune verdâtre.

Rate. Sa membrane externe, très-consistante, a conservé, dans certaines parties, la forme de l'organe; elle est épaissie, ossifiée même dans quelques points; dans d'autres elle est déchirée; le parenchyme de l'organe, presque entièrement détruit, très-ramolli, s'est en partie écoulé par les déchirures de la membrane externe; il est d'une couleur bleue ardoise très-foncée.

Les *reins* sont aplatis, très-mous; leur membrane externe est déchirée dans un ou deux endroits; leur substance, d'une couleur lie de vin peu foncée, paraît homogène; la graisse qui se trouve dans la région du bassinet est molle, demi-fluide, et lorsqu'on la presse il s'en écoule un liquide jaune huileux. Ces organes sont plongés au milieu d'une masse graisseuse, épaisse, blanche aussi, mélangée d'un liquide huileux, semblable à celui dont nous venons de parler.

La *vessie* est complétement vide, affaissée, sèche, d'une épaisseur ordinaire; ses parois peuvent être seulement divisées en deux feuillets.

Parties génitales. Quelques poils sont épars sur le pubis. La verge, aplatie, est réduite à une languette mince, pointue, d'un brun noir, épaisse d'une ligne environ; il est impossible d'y reconnaître des traces de l'urètre ou des corps caverneux lorsqu'on l'incise. Les testicules et le scrotum sont détruits; il n'en reste pas même des débris.

Membres supérieurs. Ils sont entiers et accolés au tronc; ils sont recouverts à leur partie antérieure et interne par une espèce de cuirasse de substance cartonnée, détritus des parties charnues de cette région; audessous de laquelle on trouve quelques feuillets membraneux brunâtres, nullement musculaires : les parties molles de la région postérieure sont entièrement détruites par les vers, et il ne reste plus à leur place que des filamens noirs, formant des aréoles, au-dessous desquelles on voit les os dénudés et d'une couleur brunâtre. Les mains sont placées sur les pubis; leurs faces dorsales sont desséchées et offrent quelques débris de tendons; aux régions palmaires ces tendons sont moins secs, et d'une couleur brune très-foncée. Les doigts sont entiers; les ongles n'existent plus sur les dernières phalanges. Il y a sur les parties antérieures et externes de ces membres, de cette moisissure blanche dont il a été déjà question. Les articulations, quoique en rapport, ne sont plus maintenues par des ligamens; aussi en coupant les restes des parties molles qui réunissent les os, ceux-ci se séparent avec la plus grande facilité.

Membres inférieurs. Ils sont entiers, et les parties qui les composent sont réunies. Les cuisses et les jambes présentent dans leurs faces externe, antérieure et un peu interne, la même consistance que les faces correspondantes du membre supérieur; lorsqu'on incise cette membrane cartonnée qui remplace les tégumens et le tissu cellulaire sous-jacent, on trouve des feuillets membraneux brunâtres, parmi lesquels on distingue manifestement des traces de muscles; ces feuillets existent aussi aux jambes, mais on n'y aperçoit pas de fibres musculaires; quelques tendons desséchés, participant de la couleur générale, sont les seuls restes des organes locomoteurs de ces régions. Les pieds sont entièrement dénudés, excepté vers leur réunion avec la jambe; leur face supérieure est desséchée, ainsi que les tendons que l'on y remarque; la face inférieure est encore pourvue de parties molles : la masse totale du pied est moindre que dans l'état naturel; les orteils sont serrés entre eux, mais entiers et dépourvus d'ongles.

La partie postérieure des membres inférieurs se trouve dans le même état que la partie correspondante du membre supérieur; seulement les débris des masses charnues sont enduits de la substance graisseuse qui tapisse le fond de la bière, et dont nous avons déjà parlé. Les articulations des membres abdominaux sont, relativement aux parties qui les soutiennent, dans un état analogue à celles des membres supérieurs. Les surfaces articulaires ont conservé leurs rapports.

Partie postérieure du corps. Elle repose dans toute son étendue sur un enduit épais, graisseux, mélangé d'une huile jaune; cette matière grasse, de couleur grise, mélée de vert et de rose à sa surface, de consistance de pommade, forme une couche d'un pouce d'épaisseur environ, qui s'élève un peu dans les intervalles compris entre les membres inférieurs. La partie postérieure du cou est entièrement détruite par les vers, et présente l'aspect d'un polypier; le reste du tronc est couvert dans une grande partie de son étendue par des vers blancs vivans. Après avoir enlevé l'enduit graisseux, on trouve la peau dépourvue d'épiderme, souple, assez résistante; le tissu cellulaire sous-jacent est graisseux et comme infiltré par une matière huileuse, jaune, tout-à-fait semblable à celle dont nous avons déjà parlé: une infiltration semblable existe dans les muscles du dos, dont les fibres sont encore très-distinctes et d'une couleur rougeâtre peu foncée.

Les os longs sont assez résistans, et leur canal renferme une substance jaune graisseuse.

Les vertèbres cervicales tiennent à peine entre elles, tandis que les autres sont encore assez fortement articulées.

OBSERVATION 19e.

X***, âgé de soixante-dix ans, mort le 16 février 1828, à la suite d'une pleuropneumonie qui avait duré dix jours, inhumé le 17 février à dix heures du matin, fut exhumé le 15 juin 1829, quinze mois vingt-huit jours après l'inhumation.

La *bière en sapin, d'un pouce d'épaisseur*, est entière, à peine humide à l'extérieur : les parois internes latérales, et la partie inférieure du couvercle sont humides, d'une couleur bistre foncée dans certains endroits, plus claire dans d'autres, et tapissées d'une grande quantité de petites larves blanches. Le côté droit, dont le cadavre est très-rapproché, en présente beaucoup plus que le côté opposé.

Serpillière. Les débris de la serpillière couvrent la totalité du cadavre, sous forme d'un fumier humide brunâtre, non fétide; ces débris sont mêlés de larves blanchâtres et de chrysalides rouges et vides. On voit voltiger autour du corps un assez grand nombre de petites mouches bleuâtres.

Aspect du corps. Le cadavre est entier, et les parties qui le composent offrent à peu de chose près les rapports normaux.

Tête. La tête, qui a conservé sa position, se sépare du tronc avec la plus grande facilité; elle n'y tient plus que par quelques débris ou restes de parties molles, humides, dans lesquelles il est impossible de distinguer aucune organisation : le crâne est entièrement dénudé, excepté à la partie postérieure où l'on voit des pellicules minces, restes évidens des tégumens, et auxquels sont accolés des cheveux gris. Les portions d'os dénudées sont couvertes d'un enduit fort mince, un peu humide, qui les colore en jaune foncé (bistre). Les os propres du nez, les apophyses montantes de l'os maxillaire, les pourtours des orbites, la partie moyenne du bord alvéolaire supérieur sont dénudés, presque secs, et d'une couleur jaunâtre; des débris de parties molles, qui semblent transformées en gras, recouvrent les parties correspondantes aux fosses canines, et une portion des fosses temporales, près des apophyses zygomatiques. Les masses charnues des joues paraissent également transformées en gras: elles ont une épaisseur de trois à quatre lignes. Les cavités orbitaires sont remplies presque en totalité par une matière qui a la forme d'un cône creusé à sa base, et qui est évidemment le détritus des parties molles qui remplissaient ces cavités; elle est entièrement changée en savon, et il est impossible d'y reconnaître les différentes parties qu'on y voit dans l'état normal. Les fosses nasales sont complètement vides et réduites aux parties osseuses: l'os maxillaire inférieur est recouvert dans presque toute son étendue par une membrane mince, à moitié desséchée, ayant l'aspect du gras, et recouverte de poils gris et durs, restes de la barbe et des favoris. Il existe encore quelques traces de l'oreille gauche; la droite est entièrement détruite: il n'y a plus de parties molles dans la cavité buccale, et après avoir enlevé la mâchoire inférieure on voit la base du crâne tout-à-fait sèche.

Cerveau. Le cerveau occupe environ la moitié de la cavité crânienne. La dure-mère est en lambeaux. La substance cérébrale est transformée en une bouillie grisâtre à l'extérieur, et lorsqu'on la coupe, on y reconnaît les deux substances, qui ont, l'une et l'autre, une couleur plus verdâtre que dans l'état normal. On ne peut reconnaître le cervelet.

Cou. On ne remarque d'autres parties molles que ces languettes, que nous avons dit réunir le cou à la tête, et qui n'existent qu'en arrière. Antérieurement on voit à nu les vertèbres qui ne tiennent plus les unes aux autres, et qui sont recouvertes de débris de serpillière, de larves et de coques de chrysalides; on trouve aussi, parmi ces débris, quelques pièces du larynx ossifiées, et quelques anneaux brisés de la trachée-artère.

Thorax. Le thorax est réduit au squelette dans la partie antérieure et moyenne; le sternum est enfoncé et tombé dans la cavité thoracique : les cartilages costaux sont presque tous détachés des os, et tombés dans cette cavité ; on voit une membrane mince, presque desséchée, brunâtre, sans aucune trace d'organisation musculaire, qui recouvre les os et qui remplit les espaces intercostaux. A la place des muscles grands et petits pectoraux, il existe des feuillets membraneux desséchés, recouverts par des restes de la peau, qui est comme tannée. Les clavicules tiennent encore un peu par quelques filamens à l'omoplate, et un peu moins à la partie supérieure du sternum (seule portion de cet os qui soit restée en place): elles sont presque complétement dénudées; dans quelques points seulement elles sont couvertes d'une pellicule très-mince (débris des tégumens).

Les *poumons* et le *cœur* sont presque entièrement détruits: on ne trouve à la place des premiers que des restes noirâtres feuilletés, peu consistans, très-faciles à déchirer, semblables par leur couleur à des feuilles pourries un peu humides. Il est impossible de découvrir même des traces des bronches et de leurs divisions; il n'existe des canaux aériens que les débris de la trachée-artère, dont nous avons parlé plus haut.

Le *cœur* est transformé en une bouillie grasse, huileuse, jaunâtre, présentant çà et là des portions rosées, qui semblent remplacer une partie des fibres musculaires de l'organe: tout est confondu dans cette masse, et sa position seule indique qu'elle provient de la décomposition du cœur. Il n'y a plus de traces de l'artère aorte ni des autres gros vaisseaux thoraciques. La cavité du thorax ne renferme pas de liquide. Sur la ligne médiane on voit les corps des vertèbres dénudés, d'une couleur noirâtre, et dans l'étendue de trois ou quatre pouces en dehors de la colonne vertébrale, on trouve la plèvre sous forme d'une membrane mince, d'un noir bleuâtre, à peine humide, et recouverte de quelques feuillets qui sont les débris des poumons.

Abdomen. On distingue parfaitement le nombril. Les

parois abdominales sont entièrement détruites latéralement, et presque complétement en arrière. Antérieurement, elles sont conservées, et consistent en une membrane assez épaisse, flexible, qui est évidemment formée par les restes de la peau et des muscles de cette région; sa surface externe est d'une couleur jaunâtre foncée, et couverte, comme presque toutes les autres portions du cadavre, de larves et de débris de serpillière.

Le *diaphragme* n'existe plus qu'en partie; il est très-aminci, d'une couleur brunâtre; on ne peut plus y reconnaître la structure musculeuse. A la place de l'*estomac* et des *intestins*, on ne trouve plus que des feuillets membraneux très-minces, transparens, desséchés et brunâtres dans certains endroits, jaunâtres et humides dans d'autres, se déchirant en petits lambeaux lorsqu'on veut les séparer; il est impossible de distinguer leur structure et de retrouver leur cavité.

Le *foie* est en partie détruit, et ce qui en reste est réduit en une bouillie noire comme du cambouis. La *rate* présente le même état que le foie. On n'a pas pu retrouver les *reins*.

Il est très-difficile de reconnaître le sexe; cependant il existe une petite languette attachée au pubis, qui peut indiquer que le cadavre est celui d'un homme. Quelques poils rares sont collés à cette région, et au milieu d'eux, on voit des coques rouges de crysalides.

Il n'y a plus de vessie.

Les cavités thoraciques et abdominales renferment une grande quantité de larves et de coques de crysalides; c'est surtout dans le petit bassin qu'on les remarque en plus grande quantité ; en effet, cette partie de la cavité abdominale en est presque remplie.

Membres supérieurs. Les bras et avant-bras, dont les différentes parties ont conservé à peu près leurs rapports, tiennent encore au tronc par quelques parties molles, desséchées et brunâtres, réduites en feuillets. Les bras sont placés le long du corps, et les avant-bras dans la demi-flexion, de manière que les mains sont appuyées sur les pubis ; ces mains sont réduites au squelette ; quelques-uns de leurs os ont conservé leurs rapports ; les autres sont tombés lorsqu'on a enlevé la serpillière. Les bras et les avant-bras offrent à peine quelques fibres musculaires dans certains points, et dans ces mêmes parties, il existe une couche très-peu épaisse, qui paraît formée de gras et d'une membrane desséchée, débris évident de la peau. L'articulation scapulo-humérale tient encore assez, ce qui est dû aux restes des parties molles environnantes dont nous avons parlé plus haut. L'articulation huméro-cubitale est moins difficile à détruire, les os qui la composent tenant à peine par quelques filamens desséchés.

Membres inférieurs. Ils laissent entre eux un intervalle assez large, qui est rempli par des larves, des coques de crysalides et des débris de serpillière. Les différentes parties qui les composent ont conservé leurs rapports. La rotule est à nu. Les jambes et les pieds (dont plusieurs os se sont détachés) n'offrent plus de chairs. Les cuisses seules présentent des parties molles, desséchées antérieurement, réduites à la peau et à des aponévroses qui sont un peu humides postérieurement; dans certains endroits, on trouve du gras de cadavres qui est même assez abondant autour du grand trochanter. Dans les vides qui existent entre les feuillets aponévrotiques qui se trouvent vers la partie supérieure de la cuisse, on voit une grande quantité de mouches. Les articulations coxo-fémorale et fémoro-tibiale tiennent encore par les parties molles dont nous avons parlé; la dernière résiste beaucoup moins que l'autre. Les pieds, que nous avons dit être réduits au squelette, présentent cependant à la plante des restes de chairs, disposées en feuillets, au milieu desquels on voit quelques tendons desséchés.

Partie postérieure du tronc. Les parties latérales et supérieures du thorax, et les parties latérales de l'abdomen sont détruites; sur la ligne médiane, on trouve une masse ayant environ quatre pouces de large, molle, humide, d'un blanc rosé, offrant à peu près la consistance d'une pâte semblable à du gluten qui aurait été exposé à l'air humide, et au milieu de laquelle il existe des portions tendineuses, seuls restes des muscles de cette région. Les muscles fessiers sont réduits au gras, et en une matière glutineuse semblable à celle que nous venons de décrire; on n'y trouve plus de fibres musculaires, et quand on les incise, il en découle une petite quantité d'une huile jaunâtre, épaisse.

De toutes les parties du cadavre, le cerveau et les masses charnues de la partie postérieure du tronc sont les seules fétides.

Les articulations sont presque complétement dépourvues de cartilages.

Les os, qui ne sont pas très-secs, se brisent assez facilement.

OBSERVATION 20e.

F***, âgé de trente ans, mort le 25 février 1828, à la suite d'une entérite qui avait duré douze jours, fut inhumé le 26 du même mois à deux heures, dans le cimetière de Bicêtre. Le corps était enveloppé d'un *drap de toile* ordinaire, et déposé dans une bière en sapin neuf, *d'un pouce d'épaisseur*. L'exhumation eut lieu le 6 mars 1830, c'est-à-dire deux ans neuf jours après l'inhumation. Ce jour-là, la température de l'atmosphère était de 9° + 0° R., tandis que le thermomètre, laissé pendant un quart d'heure dans le terrain où était la bière, c'est-à-dire à quatre pieds environ de profondeur, marquait à peine 4,5° + 0°.

La bière est entière, *parfaitement conservée*, jaunâtre à l'extérieur, avec des veines d'un vert noirâtre, comme on en remarque dans du sapin très-légèrement humide, d'un jaune roussâtre veiné de brun et de noir à l'intérieur, où elle est plus humide et plaquée de moisi blanc; ces moisissures sont surtout très-larges aux points de jonction du fond de la boîte avec les ais latéraux, et sur ces mêmes ais, notamment sur l'un d'eux. La partie du fond de la bière sur laquelle repose le corps est d'un blanc noirâtre, et couverte de moisissures grisâtres; la couleur noirâtre dont nous parlons est évidemment due à un enduit graisseux presque sec, inodore, qu'il n'est pas possible de détacher en entier. Les autres portions du fond de la bière sont également noirâtres ou d'une couleur moins foncée, qui ressemble à celle du chocolat; le même enduit colore toutes ces parties, et peut être enlevé presque complétement, quand on gratte avec le scalpel.

Cadavre. Le cadavre, qui, au premier abord, paraît réduit au squelette, est couché sur le fond de la bière; les diverses parties qui le composent offrent encore leurs rapports de situation, quoique la plupart d'entre elles ne soient plus maintenues par les parties molles; elles sont simplement juxta-posées; on dirait que le corps est entier; il exhale à peine de l'odeur.

Le *drap* qui l'enveloppait au moment de l'inhumation est en partie détruit; les lambeaux qui restent, et dont quelques-uns sont assez volumineux, cachent une partie du corps, et sont complétement pourris; leur couleur est *brune noirâtre* à l'extérieur, où ils sont presque partout recouverts de moisissures *blanches* et d'une quantité innombrable de crysalides vides, de couleur roussâtre; ce mélange de moisi et de crysalides cache la couleur brune noirâtre dont nous parlons, et donne à la surface de ces lambeaux un aspect que l'on ne saurait comparer qu'à celui de certains lichens; leur surface interne couvre les os, et offre les mêmes nuances qu'à l'extérieur; ainsi, toutes les portions qui correspondent aux parties externes moisies et blanches, sont dans le même état; celles qui sont immédiatement au-dessous du mélange de crysalides et de moisi, sont également couvertes par le même mélange : du reste, ces lambeaux se déchirent par la plus légère traction ; ils sont humides, et lorsqu'on en enlève la moisissure, on voit qu'ils sont imprégnés d'une matière grasse à laquelle ils doivent leur couleur brune. Quand on cherche à les enlever, on remarque que sur plusieurs points ils adhèrent aux os, tandis que sur les autres ils se séparent avec la plus grande facilité.

Le corps, ainsi débarrassé des débris du drap, est entièrement réduit au squelette, et tous les os sont désarticulés. On aperçoit encore sur la tête et sur les pubis quelques poils roux qui y sont accolés. Les *os* ont généralement une couleur jaune *safran* ; toutefois, plusieurs de ceux qui composent la partie supérieure du tronc sont de couleur bistre, ce qui est dû à un enduit peu épais, humide, que l'on détache facilement ; d'autres, notamment ceux des membres abdominaux, sont couverts d'un mélange de crysalides roussâtres, sèches, et des lambeaux de drap dont il a déjà été fait mention, ce qui leur donne assez l'aspect de ces lichens qui recouvrent les branches d'arbres. Quoi qu'il en soit, lorsqu'on enlève ces enduits avec le scalpel, on s'assure que ces os, comme les autres, ont une teinte *safranée*, qui existe même à l'intérieur du crâne et dans le canal médullaire des os longs. La consistance du tissu *osseux* ne diffère pas de ce qu'elle est à l'état normal. Les os maxillaires sont encore garnis de dents.

On ne trouve plus de vestiges de *cartilages*.

Le *cerveau* est à peu près réduit au dixième de son volume ; il est gris, livide à l'extérieur, marbré çà et là de quelques petites plaques roses et vertes : lorsqu'on le coupe, on voit qu'il a la consistance du fromage à la crême, et quoique évidemment saponifié, on distingue encore à leur couleur les deux substances qui le composent; son odeur n'est pas très-fétide. On aperçoit quelques lambeaux de la dure-mère, faciles à déchirer, d'un gris bleuâtre sale, et dont la structure fibreuse est très-manifeste.

Au niveau des hypochondres et de la région épigastrique, il existe une couche noire, épaisse de deux à trois lignes, à moitié desséchée, sentant le moisi, et formée des débris des viscères de ces régions : aussi, à droite, cette couche est-elle plus épaisse, et offre-t-elle dans l'intérieur de sa substance, des calculs biliaires.

Remarques. Cette observation est remarquable par la destruction presque complète des parties molles, dans une bière *neuve*, *épaisse*, qui s'est conservée même sans se fendre, et on peut dire presque sans s'humecter à l'intérieur. Nous aurions pensé, d'après la marche que suit la putréfaction dans les cadavres enterrés dans des bières *minces* au même cimetière, que le corps eût été moins pourri; non pas qu'il ne soit démontré pour nous que l'épaisseur et l'intégrité de la boîte ont retardé la décomposition; seulement nous attendions un effet plus marqué de la part de la bière. On dira peut-être que le sujet dont il s'agit, n'étant âgé que de trente ans, devait se pourrir plus vite que les vieillards ensevelis dans le même terrain; nous sommes loin de vouloir nier l'influence d'une pareille cause dans la production du phénomène, mais elle ne nous paraît pas suffisante pour l'expliquer. Une autre remarque curieuse consiste dans la coloration safranée des os.

§. IV.

Putréfaction de cadavres d'enfans *à terme* ou âgés de quelques jours, *nus* ou enveloppés d'une serpillière ou d'un drap, et enterrés au cimetière de Bicêtre, dans des bières de sapin neuf d'un pouce d'épaisseur, ou dans des boîtes plus minces.

OBSERVATION 21e.

Un enfant, du sexe féminin, mort-né, le 3 juin 1823, parce que le placenta s'était détaché trop tôt, fut enterré le même jour. Voici quel était son état avant l'inhumation. La partie postérieure des oreilles, les commissures des paupières, le dos, le périnée, la région inguinale, mais surtout la partie interne des grandes lèvres, étaient couverts d'un enduit sébacé; le cordon était coupé et légèrement lié à cinq pouces de distance de l'ombilic. Les articulations des membres étaient mobiles, la peau turgescente, le ventre flasque, et le bout du cordon comme gélatineux. Les paupières et les lèvres étaient fermées; les oreilles s'écartaient un peu de la tête : le dos était le siége de plusieurs lividités cadavériques d'un rouge bleuâtre, tandis que partout ailleurs le corps était d'une teinte uniforme, blanche-rougeâtre. Le cadavre était encore chaud sous les aisselles et aux aines; il exhalait à peine une faible odeur animale. La température était de 16° R.

On l'enterra sur le dos, dans une fosse de trois pieds de profondeur, récemment creusée dans un jardin, et on le recouvrit d'un pied de terre.

Le 5 juin, la fosse fut ouverte; la température du fond de cette fosse était de 9° R. Le cadavre est roide, toutes les articulations immobiles; la peau ne peut être soulevée et garde les impressions des doigts que l'on y enfonce. Les os du crâne ne se déplacent pas. La tête est un peu comprimée des deux côtés; le nez et les lèvres offrent aussi des traces de pression. Le bras gauche a perdu sa forme cylindrique, et l'abdomen est un peu enfoncé. La couleur du cadavre est plus pâle qu'avant l'enterrement. Les paupières, le nez et quelques autres parties sont d'un blanc jaunâtre; les fesses et l'épaule droite sont couvertes de taches d'un blanc foncé sale. Les environs de l'ombilic sont couleur de minium; les yeux sont ternes, les lèvres légèrement brunâtres, les mamelons d'un bleu brun, les ongles des doigts et des orteils d'un bleu rouge pâle. Le cadavre est remis dans la fosse et couvert de terre.

6 *août*. La température de l'atmosphère a varié depuis le 5 juin, jusqu'à ce jour, de 15° à 25° R.; aujourd'hui elle est à 20° à l'air, et à 14° sous terre. Le premier pied de terre enlevé est assez sec; le second est plus frais, et le troisième en quelque sorte humide. La portion de terre qui entoure immédiatement le cadavre, ressemble à une fourmilière, tant elle est travaillée et en mouvement. Des milliers d'*aleocharia* parcourent les environs. Le cadavre est encore entier, mais considérablement changé; il semble plus élargi:

de la terre a pénétré dans les intervalles du corps; toutes les parties paraissent avoir été comprimées de haut en bas, suivant leur position respective. Les formes des parties molles sont détruites, les traits du visage effacés; les cavités sont ouvertes, et il en sort des lambeaux de viscères: toute élasticité a disparu. Les cheveux se détachent facilement; les os de la tête tiennent à peine ensemble. Les cartilages des oreilles et du nez tombent lorsqu'on les touche; l'épiderme manque presque partout; on ne le trouve que là où deux surfaces cutanées ont été en contact immédiat; le derme, déchiré partout, bosselé, comme s'il était couvert de verrues, est onctueux; la graisse semble formée de deux substances : elle est moins molle et grumeleuse sur certains points, plus molle et visqueuse sur d'autres. Des bulles de gaz se remarquent çà et là sur le tissu musculaire, surtout dans les interstices des muscles et au voisinage des os. La chair est visqueuse et se déchire sous les doigts. Les tendons, les ligamens et les aponévroses sont mieux conservés. Les os et les cartilages sont encore en rapport; quelques phalanges des doigts se sont détachées. L'épiderme est d'un blanc de lait sale; le derme sous-jacent est marbré de rouge gris et d'un blanc grisâtre; là où la cuticule est détruite il est d'un brun rougeâtre. On observe çà et là, à la surface du corps, des champignons verts, des *sporotricha*; la graisse a un aspect blanc rougeâtre, plus décidé à sa face interne qu'à l'externe. La chair musculaire est rougeâtre tirant sur le jaune brun; aux endroits où la couche en est fort épaisse, elle a une couleur rouge clair, tirant sur le rose. Les os larges de la tête sont dégarnis de derme; ils offrent un ton jaune-brun, voisin du rougeâtre, interrompu par des taches sales, plus foncées en couleur. Les lambeaux des viscères qui sortent des cavités sont d'un rouge-brun; l'odeur est empyreumatique, plus fétide au voisinage des couches musculaires épaisses. La fosse fut comblée de nouveau.

30 *septembre*. La température de l'atmosphère est de 17°; à deux pieds sous terre, le thermomètre marque 10°. Arrivé à la place du cadavre, on n'en trouve plus rien, si ce n'est un grand grumeau de terre humide parcouru par des galeries du diamètre d'une plume de corbeau. En poussant plus avant, on découvre enfin un paquet de cheveux, attaché à un lambeau de peau blanche, mince, friable et inodore. Toute la masse externe fut alors enlevée; mise sur une planche, elle se divisa en plusieurs grumeaux, dont chacun contenait quelques restes de l'enfant. Aux points de jonction des grumeaux de terre, on voyait la substance du cadavre qui leur avait servi de noyau; mais il fut impossible de déterminer quelles parties étaient contenues dans chaque grumeau. La portion de la colonne vertébrale fut seule reconnue, par le moyen des arcs des vertèbres, qui, quoique séparés, étaient retenus ensemble par de la terre et de la graisse. Les membres furent reconnus aux os longs; les mains et les pieds aux os des phalanges. La charpente osseuse de la tête était entièrement en morceaux; un peu de substance cérébrale, parcourue par des stries blanches et brunâtres,

et d'un rouge pâle, de consistance onctueuse, adhérait aux os craniens. A la place du derme et du tissu adipeux, il y avait un peu de gras de cadavres; ce gras était friable, blanc, et çà et là rougeâtre et jaunâtre; on y voyait aussi des tâches d'un bleu foncé. Ces espèces d'écorces, formées de gras de cadavres, et situées à la place qui était auparavant occupée par les membres, entouraient un tissu fibreux, comme de la mousse, qui semblait être formée par des restes de vaisseaux, d'aponévroses et de tendons. Le ton fondamental de ce tissu était le brun, qui tirait tantôt sur le jaune terreux, tantôt sur le noir. On y voyait des groupes de champignons blancs et verts. Les os étaient d'un jaune sale, les épiphyses colorées en brun, en partie noirâtres. Il n'y avait plus de traces des viscères thoraciques et abdominaux : l'odeur était celle de la terre de jardin fraîchement remuée. (*Güntz. Der Leichnam des Menschen, etc.*; ou *le cadavre de l'homme dans ses transformations physiques, etc.*, Leipzig, 1827.)

OBSERVATION 22e.

N., enfant mâle, âgé de vingt-cinq jours, mort le 11 septembre 1828 au soir, enterré le lendemain dans la journée, fut exhumé le 29 novembre, deux mois dix-sept jours après l'inhumation. La température moyenne de l'atmosphère avait été de 16,6 + 0° en septembre, de 10,8 + 0° en octobre, et de 7,4 + 0° en novembre.

La bière est en peuplier de *quatre lignes* d'épaisseur, parfaitement jointe et à peine altérée; elle est humide et brunâtre à l'intérieur, surtout à la partie interne de la paroi inférieure, où l'on voit une grande quantité de larves. Le *drap*, quoique d'une étoffe assez serrée, se déchire avec beaucoup de facilité, principalement aux portions qui correspondent à la tête et aux pieds; il est très-humide, et d'un brun verdâtre taché de noir dans plusieurs endroits; on ne voit pas, comme dans l'observation dix-septième, que les parties qui sont au-delà de la tête et des pieds soient blanches.

Aspect du cadavre. Il est complétement enveloppé dans le drap, et en grande partie réduit au squelette; il ne paraît offrir de parties molles qu'au thorax et à l'abdomen. La tête, très-affaissée et désarticulée, est éloignée du tronc; dans l'intervalle, on trouve les débris des vertèbres cervicales. Le thorax et l'abdomen tiennent encore ensemble. Le bras gauche est accolé au thorax; l'avant-bras du même côté, qui tient encore au bras et à la main, est placé sur l'abdomen, et croise l'avant-bras droit qui est également appuyé sur les parois abdominales, et qui tient aussi à la main correspondante. Les os des membres inférieurs sont entièrement désarticulés, dépouillés de parties molles, et éloignés des positions qu'ils devraient occuper, à l'exception des deux fémurs, qui conservent à peu près leurs rapports avec le bassin, auquel ils ne tiennent cependant plus.

Tête. La tête n'offre plus qu'un ensemble d'os désarticulés, et séparés les uns des autres, sans aucune partie molle tégumentaire : on voit des cheveux longs accolés sur le coronal, les pariétaux et l'occipital; l'intérieur des pariétaux contient environ une cuillerée d'une bouillie rosée, mêlée de stries blanchâtres, semblables à celles que l'on trouve souvent dans les ramollissemens des corps striés du cerveau. Des cheveux en assez grande quantité sont accolés sur la portion du drap sur laquelle reposent les os du crâne.

Col. On ne voit au col que les diverses portions osseuses qui composent les vertèbres cervicales et plusieurs des os de la face; mais ces os ne nagent pas, comme chez le sujet de l'observation précédente, au milieu d'une bouillie.

Thorax. Les clavicules, complétement dépouillées des parties molles, tiennent encore au sternum par leurs extrémités internes. Les parois osseuses du thorax sont entières, et maintenues dans leurs rapports par des parties molles très-amincies, de couleur brune verdâtre, et même noire par places, dans lesquelles on peut reconnaître aisément des fibres musculaires. Les cartilages tiennent encore aux côtes et au sternum, mais ils ont perdu leur élasticité. Les *poumons*, gris dans quelques points et d'un bleu ardoise foncé dans d'autres, sont entiers, ramollis, emphysémateux, plus légers que l'eau, et de forme presque ordinaire; il est impossible de reconnaître leur structure. Le *cœur*, très-mou, de couleur ardoise très-foncée, très-aplati, offre d'une manière distincte toutes les cavités, les piliers et les autres parties qui le composent; il est vide; sa surface interne est encore plus foncée que l'externe. Le *diaphragme* est entier, et laisse facilement apercevoir le centre tendineux. On reconnaît aussi à merveille le médiastin.

Abdomen. L'enveloppe abdominale de couleur jaune,

grise, verdâtre et noirâtre par places, est très-amincie, facile à déchirer et couverte çà et là de lambeaux d'épiderme d'un gris noirâtre; elle paraît formée par la peau, des fibres musculaires et le péritoine. En incisant l'abdomen, on voit les viscères abdominaux, et on est frappé de la teinte noire que présentent ceux d'entre eux qui avoisinent le foie, tels que l'estomac, la portion droite du diaphragme, etc. : cette nuance est évidemment due à la transsudation d'une matière noire qui colore le foie. L'estomac serait dans l'état naturel s'il n'était pas aminci et teint comme nous venons de le dire. Les intestins sont aussi plus minces, mais conservent leurs formes. Le foie, tirant sur le vert-bouteille, occupe la place ordinaire; il est ramolli, et laisse apercevoir les deux lobes, les sillons de sa face inférieure, et la vésicule biliaire qui est presque noire en dehors; l'intérieur de cette poche contient une matière semblable à de la suie mouillée, qui, étant enlevée, met à nu la membrane interne, d'un jaune verdâtre. La rate conserve à peu près sa forme; elle est ramollie, et d'une couleur analogue à celle du foie, quoique moins foncée à l'extérieur; elle est presque noire à l'intérieur. Les reins sont très-petits, très-minces, noirâtres dans la portion qui correspond au foie et à la rate, et surmontés des capsules surrénales qui sont bien distinctes; lorsqu'on les incise, on ne découvre plus les diverses substances qui les composent; toutefois, on reconnaît bien les calices. Il est impossible de distinguer les parties génitales ni la vessie.

Membres. L'omoplate tient au tronc par des portions membraneuses, restes de la peau et des muscles; des parties semblables joignent les membres supérieurs à l'omoplate. On voit encore quelques parties molles autour du bras et de l'avant-bras gauches, et de l'avant-bras droit. On peut reconnaître les cartilages du carpe à gauche et à droite; les autres parties de la main gauche ne tiennent plus entre elles; le carpe, le métacarpe et presque toutes les phalanges de la main, quoique désarticulées, sont encore maintenues par un reste des tégumens de la paume de la main.

Les os du bassin et des membres inférieurs sont séparés les uns des autres.

La face *postérieure* du tronc est d'une couleur très-foncée à droite, surtout inférieurement, où elle présente absolument la même couleur que le foie; du côté opposé, la teinte est d'un gris légèrement livide. La partie moyenne et les parties latérales supérieures du tronc offrent encore de l'épiderme facile à enlever, et de la peau amincie qui conserve cependant assez de force; en incisant ces tégumens, on découvre quelques fibres musculaires et tendineuses très-ramollies.

La *moelle épinière* est entièrement détruite; mais on découvre encore les membranes qui l'enveloppent dans l'état naturel. Le faisceau de nerfs, connu sous le nom de *queue de cheval*, est très-distinct, quoique ramolli.

OBSERVATION 23e.

X***, enfant mâle, âgé d'un mois dix-neuf jours, mort le 9 septembre 1828 au soir, enterré le 10 du même mois dans la journée, a été exhumé le 29 novembre, deux mois vingt jours après l'inhumation. *V.* l'observation précédente pour la température atmosphérique.

La *bière*, en sapin, d'un pouce d'épaisseur, est entière, parfaitement jointe et presque comme neuve : l'intérieur de ses parois latérales et du couvercle est humide et brunâtre ; cette coloration est beaucoup plus marquée à la face interne de la paroi inférieure.

Le *drap*, de consistance ordinaire, ne peut pas être déchiré ; il recouvre tout le corps ; les portions qui sont au-delà de la tête et des extrémités, offrent la couleur du linge mouillé ; les autres qui touchent le corps sont d'un gris verdâtre ; on voit à l'intérieur une assez grande quantité de chrysalides rougeâtres, de larves d'un blanc jaunâtre, sans mouvement, et de mouches, dont quelques-unes vivantes. La surface externe de ce drap présente quatre plaques d'une matière grasse, d'un rose jaunâtre, qui a transsudé à travers son tissu : ces plaques occupent les parties correspondantes du thorax et de l'abdomen. En arrière, le drap est très-humide, de couleur livide, brunâtre et même noirâtre.

Le *cadavre*, découvert, ne présente plus que les débris d'un squelette presque entièrement désarticulé, et quelques parties molles, qui sont, la paroi antérieure de l'abdomen, et la matière cérébrale ; celle-ci est fluide, et s'est écoulée par suite de la désunion des os du crâne ; on la trouve répandue sur les vertèbres cervicales, sur les premières vertèbres dorsales, et sur les côtes de la partie supérieure de la cavité thoracique. Les os qui composent le squelette, quoique n'offrant pas les rapports qu'on leur connaît, occupent cependant à peu près la place qu'ils occuperaient si ces rapports n'avaient pas été détruits : nous exceptons toutefois les os de la face, qui sont en partie tombés dans la bouillie cérébrale qui est au-devant des vertèbres cervicales.

La *tête* est inclinée à gauche. Les os sont dénudés, à l'exception d'un petit nombre de points qui sont recouverts d'une membrane épidermoïde très-mince, de couleur bistre claire, à la surface de laquelle sont accolés une assez grande quantité de petits cheveux. Les deux portions du coronal sont entièrement séparées. Les pariétaux tiennent encore entre eux, ainsi qu'à la portion gauche du coronal et de l'occipital. Le sphénoïde, les temporaux et tous les os de la face sont séparés. Il n'y a aucun vestige d'yeux ni de langue. La partie latérale gauche du crâne, la plus déclive, contient dans son intérieur environ une once de bouillie cérébrale, d'un rose jaunâtre par places, brunâtre dans d'autres, dans laquelle il est impossible de distinguer aucun des organes qui composent le cerveau, pas plus que les matières blanche et grise ; on y découvre cependant encore des lambeaux de la dure-mère.

Col. On ne peut reconnaître aucune des parties qui composent le col, cette région n'étant occupée que par une matière molle et fluide, reste du cerveau, dans laquelle nagent les os de la face, les clavicules, les omoplates, et probablement les cartilages du larynx, qu'il est impossible de retrouver.

Thorax. A gauche, les côtes sont entièrement dénudées, privées de leurs cartilages sternaux, et ne tiennent aux vertèbres que par quelques parties molles; elles conservent à peu près leurs rapports naturels, quoiqu'il n'y ait plus de traces des muscles intercostaux; à droite, les quatre dernières côtes sternales sont encore munies de leurs cartilages, qui sont aplatis, minces, très-mous et nullement élastiques : ces côtes, ainsi que les asternales du même côté, sont réunies entre elles par une membrane d'un vert brunâtre, qui ne peut être que le reste des muscles intercostaux, de la plèvre, et de la peau. Le sternum manque, et les pièces qui le composent se retrouvent dans la bouillie cérébrale dont nous avons déjà parlé; l'absence de cet os et d'une grande partie des cartilages sternaux fait paraître l'ouverture du thorax très-grande. On aperçoit, à la place qu'occupe ordinairement le cœur, une masse molle, brunâtre, qui semble être le débris de cet organe, quoiqu'il soit impossible d'y distinguer les diverses parties qui le composent; à droite de cette masse, on voit le poumon de ce côté, sous forme d'une masse d'un brun verdâtre, très-fétide et ramollie, non crépitante, et emphysémateuse à la surface. On trouve une portion du diaphragme à droite.

Abdomen. Cette cavité est entièrement fermée en avant par une membrane de couleur bistre en haut et au milieu, et d'un jaune sale aux parties inférieures et latérales. Cette membrane, peu épaisse, ne paraît formée que par les portions aponévrotiques très-amincies; du moins on n'y découvre plus de traces de fibres musculaires : en l'incisant, on voit les viscères abdominaux qui sont bien conservés. L'estomac, vide, de couleur brune noire, surtout à l'extérieur, doit évidemment cette teinte à une matière noire qui colore le foie, et qui transsude. Les intestins, très-amincis, offrent la couleur qui leur est propre. Le mésentère est parfaitement conservé. Le foie, peu consistant et beaucoup moins volumineux qu'il ne devait l'être à cet âge, est d'un vert noirâtre, et présente quelques larves à sa surface; on y voit encore la veine ombilicale, le sillon qui la loge et le sinus de la veine-porte; en l'incisant, on distingue bien les vaisseaux sanguins, mais on ne peut plus reconnaître la structure qui appartient à cet organe. La vésicule biliaire est parfaitement reconnaissable à sa forme et à sa situation; elle est d'un vert plus foncé que dans l'état naturel. La rate est réduite à une bouillie noirâtre comme du cambouis. La vessie est entière, vide, très-lisse et de couleur naturelle. La verge et le scrotum, reconnaissables surtout par la place qu'ils occupent, sont aplatis et comme membraneux. Les nerfs lombaires sont très-apparens. Dans les fosses iliaques, on voit des fibres des psoas, mais beaucoup plus pâles que dans l'état naturel.

Membres. La cuisse gauche et la partie supérieure de la cuisse droite sont recouvertes de parties molles d'un jaune brunâtre, assez difficiles à déchirer, dans lesquelles on trouve des restes membraneux qui semblent aponévrotiques, à l'exception de quelques fibres musculaires, d'un rose pâle. Les deux fémurs tiennent assez fortement au bassin par les parties molles; les cartilages de leurs extrémités supérieures sont réduits à une sorte de gelée roussâtre.

Les membres thoraciques offrent à peine des traces de parties molles, et les os qui les composent sont désarticulés.

La partie postérieure du tronc est pourvue d'une assez grande quantité de parties molles, qui sont des débris de l'épiderme et de la peau : on voit même près des masses apophysaires des vertèbres, des fibres musculaires et tendineuses. En général, ces diverses parties, excepté la peau, sont peu consistantes : leur couleur livide foncée, est tachée de noir, surtout à la portion correspondante au foie. La paroi abdominale postérieure est conservée à droite ; mais elle est entièrement détruite à gauche.

Les os n'offrent rien de remarquable ; leurs extrémités sont dépourvues d'épiphyses.

OBSERVATION 24e.

X., enfant mâle, âgé d'un mois dix jours, mort le 13 septembre 1828 à midi, enterré le lendemain, dans une bière de sapin, épaisse d'un pouce environ, fut exhumé le 15 juin 1829, neuf mois deux jours après l'inhumation.

La *bière* est entière ; elle offre à l'extérieur presque le même aspect qu'elle avait avant d'être mise dans la terre ; elle est seulement un peu plus humide ; en l'ouvrant, on trouve le corps enveloppé dans le drap, qui est entier. La face interne de son couvercle, et ses faces latérales internes sont couvertes d'une couche un peu épaisse d'une moisissure blanche dans la partie supérieure, et présentent inférieurement une couleur brunâtre, semblable à celle du fond de la boîte. Le linceul, d'un gris verdâtre supérieurement, offre inférieurement l'aspect d'un linge mouillé : vers sa partie inférieure, on trouve de petites chrysalides blanchâtres, et une quantité considérable de mouches extrêmement petites, noires, se remuant à la surface du drap. En ouvrant celui-ci, on ne trouve plus que des restes assez informes du corps, qui est presque entièrement réduit à ses parties osseuses, dans lesquelles on reconnaît, supérieurement, le squelette de la tête et des membres supérieurs, à la partie moyenne, la colonne vertébrale, et inférieurement, les membres inférieurs.

Au milieu des os de la partie supérieure qui tiennent encore un peu entre eux de manière à laisser reconnaître le crâne, on remarque la masse cérébrale sous forme d'une substance blanchâtre mêlée de rose, glutineuse, peu fétide, et de la consistance d'une bouillie un peu molle ; les os de la face sont épars à la surface de cette bouillie. On trouve un peu plus bas des portions des vertèbres du cou, les omoplates, et l'os maxillaire inférieur partagé en deux fragmens.

Les parties osseuses qui forment le thorax et l'abdomen sont toutes séparées les unes des autres, et plongent dans une matière grasse, de la consistance d'une bouillie, blanche à sa surface, noirâtre ou noire dans d'autres parties : cette matière grasse nous paraît remplacer le foie et les poumons. On ne trouve plus aucune trace de peau dans les régions thoracique et abdominale.

Les os des membres sont entièrement dénudés : ceux des membres inférieurs sont presque secs ; et ceux des membres supérieurs sont enduits de cette bouillie graisseuse qui représentait les restes du cerveau.

Les os du crâne sont enduits d'une couche peu épaisse d'une espèce de corps gras, auquel sont accolés des cheveux.

Le fond de la bière est très-humide, et d'une couleur brune : on voit à la surface une grande quantité des larves blanches dont nous avons déjà parlé dans la description d'autres cadavres. La partie postérieure du drap présente une couleur verdâtre foncée ; il est enduit de la matière grasse qui a été décrite plus haut, et dont la couleur varie suivant que la portion que l'on examine correspond au crâne, à l'abdomen ou au thorax.

§ V.

Putréfaction des cadavres d'adultes nus, renfermés dans des bières de sapin de deux à trois lignes d'épaisseur, et enterrés dans un coin du jardin de la Faculté de médecine de Paris, ou ailleurs.

OBSERVATION 25e.

L'un de nous fut appelé le 30 juillet 1823, par M. D., juge d'instruction, pour savoir si l'on pouvait espérer de reconnaître qu'un homme mort le 30 juin de la même année, et dont le cadavre avait été inhumé le lendemain, eût péri empoisonné ; nous répondîmes que cela n'était pas impossible. L'exhumation fut faite le 1er août, à sept heures du matin. Le cadavre, recouvert d'une chemise et enveloppé d'un linceul, était enfermé dans une bière en chêne, que l'on avait enterrée dans une fosse particulière de cinq pieds de profondeur. A peine le cercueil fut-il ouvert qu'il s'exhala une odeur tellement fétide, que nous crûmes convenable de faire retirer le corps et de le laisser exposé à l'ombre pendant quelques minutes. (La température de l'atmosphère était déjà à 17° th. R.) L'identité n'ayant pu être constatée qu'à dix heures du matin, par des motifs qu'il est inutile d'indiquer, il fut facile d'observer que le cadavre avait augmenté sensiblement de volume pendant les trois heures qu'il était resté à l'air. A dix heures, on le transporta dans une salle de dissection ; là il fut découvert avec rapidité et dépouillé du linceul et de la chemise, avec lesquels une grande partie de l'épiderme se détacha ; l'odeur était tellement infecte qu'il y aurait eu peut-être quelque inconvénient à séjourner pendant plusieurs heures dans cette atmosphère, si on n'était point parvenu à détruire cette mauvaise odeur : nous répandîmes indistinctement sur toute la surface du corps environ trois pintes d'eau, tenant en dissolution un huitième de son poids de *chlorure de chaux*; l'effet de cette liqueur fut merveilleux ; il s'était à peine écoulé une minute, que *l'odeur fétide avait entièrement disparu.*

Le linceul et la chemise étaient mouillés et tachetés

de vert, de brun et de jaune; on voyait çà et là des portions qui paraissaient moisies. On nous dit que l'individu était âgé de quarante-quatre ans, qu'il était fort gras, et qu'il avait succombé à une maladie qui n'avait duré que trente-huit à quarante heures; sa stature était d'environ cinq pieds. La tuméfaction du cadavre était extrême; la peau était d'un brun noirâtre au crâne, d'un blanc rosé à la partie supérieure de la face, noirâtre autour des lèvres, moins foncée aux joues et au menton; les paupières étaient affaissées et commençaient à tomber en putrilage; le nez, la bouche et le menton, étaient aplatis par la pression du linceul, ce qui altérait singulièrement les traits de la face. La peau était d'un brun noirâtre au cou, grisâtre à la poitrine, où l'on remarquait quelques taches noires, surtout sous le mamelon; elle était d'un blanc sale à l'abdomen et sur les côtés du tronc, et d'un brun noirâtre aux régions sus-pubienne et inguinale, ainsi que sur le scrotum; celui-ci était d'ailleurs du volume de la tête d'un adulte, et ne paraissait devoir son développement excessif qu'à la présence des gaz. La peau qui revêt les membres thoraciques et abdominaux était d'un vert foncé, marbrée de plaques noires comme torréfiées; l'extrémité des orteils offrait une couleur d'un vert clair. Du reste, la peau du tronc et des membres n'était pas sensiblement ramollie; il était impossible de la déchirer en opérant d'assez fortes tractions avec les pinces. L'épiderme était détaché ou s'enlevait avec la plus grande facilité, et en arrachant celui qui recouvre les pieds, on séparait en même temps les ongles...

En incisant la peau, on voyait que les muscles étaient légèrement ramollis, mais que les faisceaux et les fibres étaient distincts et de couleur rosée; le tissu cellulaire qui les environnait était en partie saponifié; toutefois cet état de la graisse était beaucoup plus sensible à la face et au tronc.

L'ouverture du cadavre, faite suivant les règles de l'art, permit de voir, 1° que l'intérieur de la bouche et le pharynx offraient une couleur noirâtre qui était l'effet de la putréfaction; que l'œsophage était presque dans l'état naturel; que l'estomac était énormément distendu par des gaz, et qu'il ne contenait aucun aliment; que sa consistance ne paraissait point diminuée; que la membrane muqueuse était tapissée d'une couche assez épaisse de mucosités jaunâtres: en enlevant ces mucosités, on apercevait près de l'extrémité splénique une tache d'un jaune serin, qui correspondait à une tache semblable de la face externe; il y avait au voisinage des orifices œsophagien et pylorique, et de la portion splénique, des traces manifestes d'inflammation; on voyait aussi près du pylore quelques *ecchymoses*, que l'on faisait disparaître en grattant légèrement; *ces altérations étaient aussi évidentes qu'elles auraient pu l'être si le cadavre eût été ouvert le lendemain de la mort de l'individu.* La surface externe de l'estomac était dans l'état naturel, si toutefois on en excepte la tache jaune dont nous avons parlé. La membrane muqueuse du duodénum était également tapissée de mucosités jaunâtres; on en voyait aussi dans les autres portions de l'intestin grêle, mais elles diminuaient au fur et à mesure que l'on avançait vers la fin de l'iléum, où l'on apercevait quelques grains blanchâtres durs, que l'analyse démontra être de l'*oxyde d'arsenic*; du reste, les intestins grêles offraient çà et là des parties emphysémateuses, mais sans aucune trace d'inflammation. Le cœcum, le colon et l'iléum paraissaient dans l'état naturel. L'épiploon et le mésentère étaient chargés de graisse en partie saponifiée.

2°. Que le foie et la rate, les uretères, la vessie et le pancréas n'offraient rien de remarquable; que les reins étaient ramollis et réduits en une sorte de putrilage; qu'il y avait dans la cavité de l'abdomen environ quatre onces d'un liquide jaune, filant et excessivement gras.

3°. Que le larynx, la trachée-artère et les bronches étaient dans l'état naturel; que les poumons étaient d'un brun violacé, crépitans et infiltrés de gaz; que le péricarde était chargé de graisse en avant et sur les côtés; que la face interne, ainsi que la surface externe du cœur, offraient un grand nombre de granulations blanchâtres semblables à du sablon; que cet organe était un peu volumineux et chargé de graisse; que l'oreillette et le ventricule droits ne contenaient *aucune trace de sang liquide ou coagulé;* que la membrane interne de cette oreillette était garnie de petites pétrifications semblables à celles dont nous avons déjà parlé; qu'il y avait de pareilles pétrifications dans les cavités gauches du cœur, mais qu'elles se détachaient par le frottement; qu'il n'y avait pas non plus de sang dans ces cavités; que les valvules n'étaient pas ossifiées, que seulement les festons qui se trouvent au commencement de l'aorte offraient de légères traces d'ossification (1).

4°. *Qu'il n'y avait pas un atome de sang liquide ni coagulé* dans aucun des vaisseaux que l'on peut apercevoir sans injection préalable ; que la membrane interne de l'aorte, de l'artère pulmonaire, les veines du même nom, etc., offraient des taches rosées.

5°. Que la graisse qui sépare les os du crâne du péricrâne, était en partie saponifiée ; que ces os étaient fragiles et se brisaient en grands fragmens ; que la masse cérébrale était très-affaissée, en sorte qu'il y avait un grand vide dans la cavité du crâne ; que la dure-mère était détachée, et qu'il n'y avait pas d'épanchement entre elle et les os ; que la couleur de cette membrane était verdâtre, et qu'elle ressemblait assez à une vessie à moitié pleine ; que la faux se détachait en lambeaux avec les vaisseaux qui s'y rendent ; que la face interne de la dure-mère était rosée ; que sa consistance n'était pas sensiblement diminuée ; qu'il était impossible de reconnaître la pie-mère et l'arachnoïde ; que le *cerveau* était converti en une espèce de *bouillie grisâtre* et fluide à sa surface, tandis qu'il était d'un blanc cendré aux

(1) Nous pouvons assurer que l'aspect extérieur du canal digestif, du foie, de la rate, du pancréas, de la vessie, des poumons et du cœur de cet individu, était tel, qu'on aurait pû croire que la mort n'avait eu lieu que la veille ; l'odeur de putréfaction était à peine sensible dans ces organes, quoiqu'aucun d'eux n'eût été touché par le chlorure de chaux.

parties médullaires; que le plexus choroïdien se dessinait sous forme de stries rosées; que le *cervelet* et le commencement de la *moelle allongée* offraient le même aspect que le cerveau.

OBSERVATION 26e.

Le sieur***, âgé de trente-huit ans, périt le 17 juin 1824; l'inhumation eut lieu le lendemain. Quelque temps après, l'autorité soupçonne que la mort peut avoir été occasionée par une substance vénéneuse, et ordonne l'exhumation et l'examen du cadavre. MM. Lemoine, docteur en médecine, et Ferrary, pharmacien, désignés pour exécuter l'opération, se rendent au cimetière le 2 août, à cinq heures du matin, quarante-cinq jours après l'inhumation, et dressent le rapport suivant :

Le cadavre de*** n'a été exhumé, et son identité reconnue, que vers les huit heures et demie. (La température était alors à 16° th. R.); il était enfermé dans une bière de sapin, enveloppé d'un drap de lit; il n'avait point de chemise, et sa tête était recouverte d'un bonnet de coton. Transporté sur une pierre tombale vers le milieu du cimetière, nous avons procédé de suite à son examen. Il répandait une odeur fétide qui fut promptement neutralisée au moyen d'une assez grande quantité d'eau tenant en dissolution du chlorure de chaux : cette dissolution avait déjà été employée pendant l'exhumation; son effet surpassa notre attente, et fit l'admiration des spectateurs.

Le drap de lit était recouvert d'une grande quantité de larves, particulièrement à la partie supérieure de la poitrine, à la partie inférieure du tronc, et le long de la jambe droite; il était brunâtre dans ces différentes parties, et marbré de plaques de même couleur sur le reste de son étendue; il cédait à la moindre traction.

La face était tuméfiée et recouverte d'une sanie noirâtre; cependant cette tuméfaction n'empêcha pas que l'individu ne fût reconnu par plusieurs personnes. La peau était dure, raccornie et tannée sur les parties latérales de la face, qui étaient recouvertes d'un bandeau, ainsi que sur la partie antérieure du tronc et des membres : l'épiderme adhérait intimement aux parties sous-jacentes, excepté aux mains et aux pieds, où il était facile de l'enlever par lambeaux considérables; les ongles suivaient cette membrane.

Un quart-d'heure après l'exhumation, l'abdomen avait acquis un volume considérable, et la verge, longue de deux pouces et demi, s'était relevée au point de former, avec le corps, un angle d'environ quarante-cinq degrés. Quelques minutes après, elle faisait un angle droit, conserva cette direction pendant vingt minutes, et ne put être affaissée que par la pression d'un corps assez pesant. Les cheveux étaient noirs et s'enlevaient à la moindre traction : la barbe avait la même couleur. La graisse située sous le cuir chevelu était d'un gris sale et saponifiée.

La dure-mère est d'un gris brun dans toute son étendue; elle remplit la cavité du crâne, et n'est point adhérente; sa consistance est assez ferme. La pie-mère est rouge; le cerveau est d'un gris foncé, dans un état de putrilage tel, qu'il ne peut fournir aucun renseignement.

A l'ouverture du thorax, il s'est dégagé des gaz d'une odeur très-fétide. Les poumons étaient affaissés, le cœur peu volumineux : le médiastin présentait çà et là quelques feuillets graisseux, et la graisse était saponifiée. Les poumons, d'une couleur brune à leur partie antérieure, étaient noirâtres postérieurement et inférieurement ; ils étaient crépitans. Le cœur était mou, et paraissait entièrement vide; les ventricules offraient une couleur brune; l'oreillette droite était rouge; le sommet et le sillon qui loge l'artère coronaire étaient couverts de graisse également saponifiée : la surface interne du ventricule droit, d'un rose pâle, offrait une grande quantité de petits grains blanchâtres nullement adhérens. L'intérieur de l'oreillette droite était rougeâtre. Les colonnes charnues du ventricule gauche sont peu saillantes : l'oreillette du même côté paraît dans l'état naturel. Les valvules des ouvertures auriculaires, celles qui se trouvent à l'entrée des artères pulmonaires et aorte ne sont point ossifiées. La membrane interne de ces vaisseaux est sèche, ainsi que celle des veines-caves. *Le système vasculaire était presque entièrement vide de sang.*

La cavité buccale était remplie d'une sanie rougeâtre : la langue, légèrement tuméfiée, surtout à la base, était rouge, ainsi que la membrane muqueuse de la bouche. On voyait à la partie antérieure de l'amygdale gauche une phlyctène oblongue du volume de deux noisettes environ; il y en avait une autre moins considérable derrière le pilier postérieur correspondant; d'autres vésicules semblables, plus petites, se font remarquer au côté droit de l'isthme du gosier, à l'entrée du pharynx, et au bord gauche de la glotte : ces tumeurs contenaient une matière liquide. L'œsophage ne présente rien de particulier, si ce n'est dans les environs du cardia, où l'on voit des signes manifestes de phlogose.

La surface externe de l'estomac est rouge sur les bords et à son extrémité splénique, et d'un blanc gris dans le reste de son étendue; elle présente aussi quelques phlyctènes vers son bord inférieur. Ce viscère ne contient que des gaz; sa face interne est enduite de mucosités rougeâtres, de la consistance d'une bouillie claire, dans laquelle on voit nager une assez grande quantité de *grains blanchâtres*, un peu plus gros que des grains de millet : la membrane muqueuse est rouge dans toute son étendue, mais surtout vers la portion splénique : là, elle est brune dans une étendue du creux de la main d'un adulte, et épaissie; la portion de la membrane séreuse correspondante aux deux parties épaisses, offre une phlyctène. Dans les environs du pylore, la membrane muqueuse est d'un noir foncé, et c'est particulièrement sur cette partie que l'on observe les grains dont nous avons parlé (1). Ces grains sont plus

(1) L'estomac, examiné le lendemain, a présenté des différences frappantes : les portions les plus enflammées n'offraient qu'une légère phlogose; les parties noires du pylore étaient d'un rouge brun.

larges que les autres; ils sont aplatis, adhérens, et affectent la forme d'un cône irrégulier.

Les intestins sont distendus par des gaz; ils sont d'un brun cendré, excepté le duodénum et le commencement du jéjunum, dont la membrane muqueuse est rouge, enflammée; on aperçoit aussi sur cette tunique des grains semblables aux précédens. On découvre plusieurs phlyctènes de la grosseur d'une noisette dans le reste du jéjunum. La surface interne de l'iléum, du cœcum, du colon ascendant et du colon transverse, est de couleur naturelle; on voit à sa surface des mucosités noirâtres desséchées. Le colon descendant présente un assez grand nombre de phlyctènes; le rectum est rouge dans la partie inférieure; la quantité de mucus contenue dans le canal digestif est évaluée à environ quatre onces.

L'épiploon est très-chargé de graisse, le foie peu volumineux et noirâtre; la rate est très-petite, d'un brun foncé; les reins sont peu volumineux; la veine rénale contient un peu de sang; la vessie est retirée et contractée; elle est vide et saine; les vésicules séminales sont très-petites, rouges, et ne renferment point de sperme.

Les grains blancs trouvés dans l'estomac et dans les premiers intestins, vus à la loupe, sont blancs, brillans, et font entendre un léger bruit lorsqu'on les casse; ils passent du blanc au jaune verdâtre à mesure qu'on les examine; ils ont quelque ressemblance avec l'acide arsénieux, mais ils sont formés par une matière animale unie à une petite quantité de graisse.

OBSERVATION 27e.

Le 11 septembre 1829, je fus chargé, par le ministère public, conjointement avec M. Denis, de procéder à l'exhumation et à l'autopsie du cadavre de la femme Hivet, à Auteuil près Paris, morte le 10 août et enterrée le lendemain 11, précisément trois mois auparavant. La rumeur publique accusait le mari d'être l'auteur de la mort, et d'après quelques versions de témoins, on supposait qu'elle avait été tuée par des coups violens portés sur le crâne, et qui en avaient brisé les os. Du reste, cette femme, âgée de cinquante-cinq ans environ, était hémiplégique du côté gauche depuis neuf ans, et malgré son infirmité, elle avait conservé jusqu'à sa mort un embonpoint considérable. On rapportait qu'au moment où elle avait succombé, il s'était écoulé du sang par le nez et par la bouche. Le prévenu disait qu'il n'avait connu la mort de sa femme qu'en entrant le lendemain matin dans sa chambre, et qu'il était d'autant plus loin de la soupçonner morte, qu'elle s'était couchée le soir après son souper, dans un état de parfaite santé. Il ajoutait qu'il avait pensé que sa femme n'avait pu mourir si rapidement que par un *coup de sang*.

Tels étaient les renseignemens qui nous avaient été transmis, quand nous nous rendîmes à la mairie d'Auteuil, accompagnés de M. Dieudonné, juge d'instruction, et de M. de Charencey, substitut du procureur du roi. Le cimetière, peu distant du village, est, comme ce dernier, situé dans le bassin de la Seine : le terrain est très-sec et caillouteux. Le thermomètre marquait de 9° à 10° au-dessus de zéro, le temps était brumeux, et pendant que nous étions occupés de l'examen du cadavre, il tomba une pluie très-forte qui ne dura que quelques minutes.

Le cercueil était intact dans toute son étendue; les planches du couvercle étaient affaissées à leur partie moyenne par le poids de la terre qui le recouvrait. La bière put être ainsi extraite de la fosse dans une intégrité parfaite. Le couvercle enlevé, nous trouvâmes le corps exactement enveloppé par le linceul. Celui-ci était recouvert, dans divers points, de larges taches brunes et verdâtres, produites par des moisissures qui s'étaient surtout formées là où le linge se trouvait en contact avec les planches du cercueil: elles étaient beaucoup plus multipliées, et très-humides, à la partie postérieure du cadavre. Le fond de la fosse était humide, et la partie qui correspondait au-dessous du milieu de la bière était rempli par un liquide brunâtre, recouvert de moisissures, et qui avait évidemment transsudé à travers les planches du fond du cercueil. Le linge était encore intact; on ne le déchirait que difficilement, et les lettres initiales dont il était marqué, nullement altérées, achevèrent de démontrer que le cadavre exhumé était bien celui de la femme Hivet. En coupant longitudinalement le linceul pour découvrir le corps, les ciseaux furent arrêtés au niveau de l'ombilic, par une plaque assez large de cire à cacheter, rouge, qui collait ensemble la chemise et le drap. Les questions que nous adressâmes à ce sujet à la personne qui avait enseveli la défunte, nous apprirent que dans le village d'Auteuil, et dans les environs, on avait l'habitude de cacheter ainsi le nombril du mort lorsqu'on l'enveloppe dans le linceul, parce que, suivant l'opinion générale, toutes les matières contenues dans le ventre s'écoulent ordinairement par le nombril peu de temps après la mort, et que, par ce moyen, on empêche cet écoulement d'avoir lieu avant l'inhumation. On conçoit difficilement comment un préjugé aussi ridicule existe encore aujourd'hui parmi les habitans d'un village si voisin de Paris.

Le cadavre, entièrement découvert, n'a laissé dégager aucune odeur de putréfaction bien prononcée; il est singulièrement conservé, et dans un état de dessiccation tel, qu'en le prenant, soit par les pieds, soit par les épaules, on pouvait le retourner d'une seule pièce sans que les membres éprouvassent la plus légère flexion.

Aspect extérieur. Les traits du visage sont défigurés par la bouffissure de la face, qui est d'un brun de bistre : bouche ouverte, lèvres desséchées et raccornies, langue noirâtre, dure, sèche, raccornie, réduite à une ou deux lignes d'épaisseur, libre et un peu saillante en avant des arcades dentaires; paupières fermées, noires et raccornies, de même que le nez, qui est réduit à l'épaisseur de ses cartilages. La couleur brune de la peau est plus foncée au front, au nez, autour des yeux, à la partie supérieure de la tête, de même qu'à la base de la mâchoire qui se confond inférieurement avec le col, dont la tuméfaction est également très-grande; la peau sèche et brune comme celle de la face; la bouffissure des parties molles de la face et des parties supérieures de la poitrine ont effacé presque complétement la région cervicale, qui n'est indiquée que par un sillon profond, résultant de la flexion naturelle de la tête sur la poitrine. La peau du cou et de la partie supérieure de la poitrine est également sèche, comme tannée. La partie postérieure de la tête, qui reposait sur le fond du cercueil, est blanchâtre, légèrement humide, et tranche, par sa décoloration, avec la couleur rouge-brun des parties environnantes, laquelle avait beaucoup d'analogie avec celle qu'on observe à la suite des lividités cadavériques. Les cheveux, grisâtres et courts, s'enlèvent aisément par un simple grattage de la surface du cuir chevelu. La peau de la face, du cou et de la partie supérieure de la poitrine, est recouverte d'une couche graisseuse, butireuse, d'une demi-ligne d'épaisseur, d'un gris jaunâtre, qu'on enlève facilement en grattant la peau avec le dos d'un scalpel. Cette couche graisseuse, déposée à la surface du derme, permet de reconnaître, quand elle est enlevée, que la couleur foncée de cette partie des tégumens est due exclusivement à la teinte bistre du derme, dont les caractères anatomiques sont parfaitement conservés, et qui a une couleur de suie tout-à-fait semblable à celle qu'on observe dans les momies.

Cette couleur bistre du derme disparaît insensiblement au-dessous du tiers supérieur de la poitrine; les deux tiers inférieurs de cette région, et tout l'abdomen, jusqu'à la partie supérieure des cuisses, sont d'un blanc rosé. Dans toute cette étendue, la peau présente sa couleur et sa souplesse naturelles; l'épiderme est intact et adhérent au derme. A la partie postérieure et externe des membres supérieurs, les tégumens sont d'un vert noirâtre, tandis qu'à la partie interne et antérieure ils ont conservé leur couleur naturelle, particulièrement là où ces membres sont en contact avec les parois de la poitrine et du ventre. Les avant-bras étaient croisés au-devant du pubis.

Aux membres inférieurs, la peau présente des traces de putréfaction plus avancée; elle est recouverte de moisissures d'un gris verdâtre, très-nombreuses, et correspondant surtout aux parties en contact avec le linceul. Les genoux ont une teinte jaunâtre, et les tégumens y sont plus secs; aux cuisses et aux jambes, on remarque dans différens points plusieurs taches verdâtres.

Toute la partie postérieure du cadavre est humide, et d'une teinte rougeâtre plus prononcée sur les parties latérales du tronc, ainsi qu'on l'observe communément quelque temps après la mort sur les cadavres qui présentent des lividités multipliées au dos, aux lombes et à la face postérieure des cuisses et des jambes.

Les ongles des pieds et des mains sont singulièrement ramollis, d'un blanc grisâtre, et se rapprochant de l'état de l'épiderme.

La conservation des tégumens, également la même sur toutes les parties du cadavre, nous permit de constater, avec la plus grande exactitude, qu'il n'existait sur aucun point de traces de lésion extérieure.

En incisant la peau dans les diverses régions du corps,

on reconnaît que cette membrane est notablement desséchée, coriace, et présente à la coupe une surface lisse et polie, semblable à celle de la couenne de lard bouilli. Le tissu adipeux sous-cutané a la consistance du suif; sa couleur est d'un gris blanchâtre, et offre à la coupe une surface granuleuse qui semble résulter de l'agglomération de granulations miliaires. Il est onctueux au toucher, et donne la sensation d'un savon gras. Dans toutes les régions où le tissu cellulaire et le tissu adipeux sous-cutanés sont naturellement abondans, la couche qu'ils forment, incisée suivant son épaisseur, offre un aspect poreux, feuilleté, résultant de la présence d'une multitude de petites locules vides, produites par l'écartement des lames du tissu cellulaire, écartement dû, soit à l'état d'exsiccation de ce tissu, soit au dégagement de quelques gaz développés pendant les premiers temps de l'inhumation du cadavre.

Tous les muscles de la face, des parois thoraciques et abdominales, des membres supérieurs et inférieurs, ont conservé la structure anatomique qui leur est propre. Coupés profondément, soit parallèlement, soit perpendiculairement à la direction de leurs fibres, leur tissu présente une teinte uniforme d'un gris rosé, exactement semblable à celle de la chair bouillie; ils sont gras au toucher : du reste, on peut isoler les fibres et les faisceaux qui les constituent, jusqu'aux tendons ou aux aponévroses d'insertion qui ont conservé tous leurs caractères physiques. Les muscles de la cuisse droite sont notablement plus rouges que ceux de la gauche; la même différence n'existe pas dans les muscles des jambes, non plus que dans ceux des membres supérieurs. (On se rappelle que cette femme était hémiplégique du côté gauche.) Mais la différence de couleur paraît indépendante de cette circonstance.

Tête. Le crâne fut dénudé avec la plus grande facilité, les parties molles qui le recouvrent n'y adhérant que faiblement; toute la surface fut ruginée avec soin, et nous reconnûmes qu'il n'existait aucune fracture ou fêlure des os qui le constituent. Ces os étaient d'un blanc grisâtre; ils se laissèrent briser assez aisément. Le cerveau, diminué de volume, ne remplissait que les quatre cinquièmes de la cavité crânienne : la dure-mère qui l'enveloppait était blanche, sans aucune altération. La pie-mère n'existe plus : on trouve à sa place une matière jaunâtre, grasse, grumeleuse, qui enduit toute la surface des lobes cérébraux.

Ces derniers ont encore leur forme très-distincte : la saillie et les sinuosités des circonvolutions sont conservées, à l'exception du tiers antérieur du lobe droit, qui est entièrement transformé en une matière grasse, jaunâtre, pour ainsi dire friable, composée de grumeaux d'un blanc jaunâtre, de forme irrégulière, de consistance de suif, mêlés à une substance demi-liquide, huileuse, plus jaune et sans odeur. Cette matière est semblable à celle qui recouvrait l'un et l'autre lobes. Les deux tiers postérieurs du lobe droit sont très-ramollis, presque convertis en bouillie, en sorte qu'on n'y distingue qu'imparfaitement les substances blanche et grise. Le lobe gauche, au contraire, est bien plus consistant, plus gros; on peut l'inciser par tranches, qui laissent apercevoir les nuances grise et blanche des deux substances qui le forment. La teinte de la substance grise diffère à peine de celle qu'on observe dans l'état naturel, peu après la mort.

Le cervelet a la même consistance que le lobe gauche : les substances blanche et grise y sont très-distinctes, sa structure feuilletée est très-reconnaissable ; la pie-mère qui le recouvre ordinairement est disparue ; et sa face inférieure, ainsi que la moelle allongée, sont baignées par un liquide huileux, très-jaune, qui stagne dans toutes les anfractuosités de la base du crâne, et qui reflue en assez grande abondance du canal vertébral : ce liquide huileux contient une multitude de granulations graisseuses, consistantes, semblables à celles déjà décrites. Il n'y a aucune fracture des os de la base du crâne. La masse encéphalique, en totalité, laisse dégager une odeur très-peu fétide, mais un peu plus prononcée que le reste du cadavre.

Le cou, énormément gonflé par le boursoufflement des parties molles qui le composent, se continuait, comme nous l'avons déjà dit, d'une part avec la tête, de l'autre avec le haut de la poitrine, sans former en avant et sur les côtés la dépression qu'on observe ordinairement. Il n'existait qu'un sillon assez profond au-dessous de la base de la mâchoire, produit à la fois par la flexion latérale de la tête, et par l'adhérence plus grande de la peau à la base de la mâchoire, adhérence qui s'était opposée au soulèvement de cette partie des tégumens.

Poitrine. Les poumons étaient entièrement affaissés

sur eux-mêmes, aplatis transversalement, appliqués sur les côtés du rachis et du péricarde, de la même manière qu'ils le sont chez un fœtus qui n'a pas respiré. Ils sont tellement revenus sur eux-mêmes, qu'ils sont pour ainsi dire réduits à leur enveloppe séreuse. Leur tissu est mou, presque sec, et d'un vert noirâtre. La trachée-artère fut ouverte dans toute sa longueur, ainsi que les bronches; la cavité de ces canaux aérifères était libre dans toute son étendue. La membrane qui les tapisse était sèche et d'un gris verdâtre. On remarquait seulement à la face postérieure de la trachée jusqu'aux premiers rameaux bronchiques, une tache longitudinale brunâtre, évidemment formée par du sang desséché, qui s'était écoulé de l'arrière-gorge dans la trachée-artère et les bronches.

La cavité de l'une et l'autre plèvres contenait dans sa partie postérieure un liquide rougeâtre, huileux, assez abondant (une demi-livre environ). Ce liquide était mélangé avec une matière grasse, d'un gris jaunâtre, séparée en grumeaux plus ou moins gros, dont une partie s'était déposée sur la plèvre costale dans sa moitié postérieure. Cette matière, onctueuse et de consistance de savon, ressemblait complétement à celle qui existait dans la cavité du crâne.

Le péricarde est sec; sa cavité, sans sérosité, est tapissée dans une partie de sa surface par une légère couche graisseuse, formée par l'agglomération d'un grand nombre de petites granulations de la même nature: cœur flasque, vide de sang, légèrement décoloré; le tissu adipeux qui accompagne les vaisseaux coronaires est également transformé en une matière grumeleuse, plus solide, onctueuse, et d'un gris jaunâtre. Les parois de l'aorte, des carotides, des iliaques, etc., sont sèches, élastiques comme dans l'état naturel, et d'une couleur très-légèrement rosée.

Abdomen. A l'ouverture de cette cavité, il ne s'est dégagé aucune mauvaise odeur. Tous les organes sont un peu affaissés, et recouverts par l'épiploon, qui est chargé de graisse, dont la couleur est blanc-jaunâtre. Toute la surface du péritoine pariétal est tapissée de petits grains graisseux, jaunâtres, inodores, disséminés isolément, ou groupés les uns près des autres; leur consistance est assez grande; ils ont, au toucher, l'onctueux du savon. Ces grains graisseux étaient mélangés à d'autres grains moins nombreux, plus blancs, très-solides, d'apparence cristalline, et paraissant formés de phosphate de chaux.

Le tissu adipeux des épiploons, celui qui enveloppe les reins, en un mot, partout où l'on en observe dans l'abdomen, est très-consistant, d'un blanc jaunâtre, grumeleux, formé de granulations très-distinctes. Au centre de la plupart des lobules graisseux les plus gros, existe un liquide rougeâtre, huileux : chaque lobule forme ainsi une espèce de géode, dont les parois compactes et consistantes extérieurement, présentaient intérieurement des saillies stalactiformes produites par l'agglomération des granulations graisseuses.

L'estomac et les intestins ont extérieurement la couleur qu'ils offrent habituellement dans l'état sain : ce degré de conservation est remarquable. Leurs parois sont molles et résistantes comme dans l'état naturel. La surface interne de l'estomac est sèche, d'un rose pâle; on n'y aperçoit aucune ramification vasculaire, et aucune trace d'altération. Même aspect pour les intestins grêles, qui sont un peu rétrécis, et dont la couleur est seulement un peu grisâtre. Ces derniers, de même que l'estomac, ne renferment aucune espèce de matière étrangère. Les gros intestins ont à l'intérieur la couleur grisâtre des intestins grêles, et contiennent quelques débris de matières fécales. Tout le paquet intestinal que j'avais enlevé fut soumis à l'analyse chimique, et il fut démontré qu'il n'y existait aucune trace de substances vénéneuses. Quelques grains blanchâtres, graisseux, semblables à ceux dont il a été plusieurs fois question, existaient seulement sur quelques points de la surface de l'estomac; l'analyse fit voir qu'ils étaient essentiellement formés de matière animale.

Le foie était d'un vert noirâtre, flétri, dans un commencement de dessiccation; il offrait à l'intérieur la même couleur qu'à l'extérieur. On voyait à sa surface plusieurs groupes assez larges de grains très-blancs, durs, d'apparence cristalline, rudes au toucher, et qui tranchaient d'une manière remarquable sur le fond verdâtre de l'organe; ces grains formaient, par leur agglomération, des plaques arrondies, à zones concentriques et ondulées, qui offraient beaucoup d'analogie avec ces lichens blancs qu'on voit sur l'écorce de certains arbres; ils paraissaient être des cristaux de phosphate de chaux. On en retrouvait encore de nombreux à l'intérieur du foie, sur la paroi interne des veines hépatiques : il en existait dans toutes leurs ramifications.

La rate a conservé une densité assez grande ; sa couleur et son volume sont les mêmes que quelques jours seulement après la mort. A l'intérieur, elle est d'un rouge lie de vin.

Les reins sont exactement dans le même état que sur un sujet mort depuis vingt-quatre heures. Sans doute leur conservation est due à la couche graisseuse très-épaisse qui les enveloppait entièrement. La vessie était vide, et sa membrane interne à peine humide : du reste, cet organe était parfaitement conservé.

L'utérus était très-aplati, sa cavité libre et de couleur grisâtre. Ses parois éprouvaient un commencement de transformation graisseuse.

L'état de conservation dans lequel nous trouvâmes le cadavre de la femme Hivet rendit toutes les recherches extrêmement faciles, et les détails qui précèdent ont prouvé qu'il n'existait sur aucun point du corps et dans aucun des organes du ventre et de la poitrine la moindre trace d'altération. Il n'en était pas de même du cerveau ; en effet, on a dû remarquer que le lobe droit était bien plus mou et plus désorganisé que le lobe gauche ; que son tiers antérieur était converti en une matière grasse, liquide et concrète, entièrement semblable à celle qui existait sur toute la surface du cerveau, à la base du crâne et dans le canal rachidien. Ajoutons qu'une matière de même nature se trouvait dans l'une et l'autre plèvres, en arrière des poumons, là où s'était épanché peu à peu le sang que contenaient ces organes au moment de la mort. L'abondance de cette matière dans cette région, mais surtout dans le crâne et le rachis, où elle remplaçait en quelque sorte la membrane vasculaire (pie-mère) qui enveloppait le cerveau et la moelle, nous démontrait qu'elle s'était formée particulièrement dans les parties où le sang était plus abondant dans les premiers temps qui suivirent la mort.

Maintenant, si nous avons égard à l'état antérieur de la femme Hivet, qui était hémiplégique du côté gauche depuis neuf ans, à son extrême embonpoint, à la rapidité de sa mort, aux traces de mucosités sanguinolentes écoulées dans la trachée-artère et les bronches, n'est-il pas très-probable qu'une nouvelle hémorrhagie cérébrale s'est manifestée subitement, et a causé la mort d'autant plus promptement qu'elle a eu lieu dans le côté du cerveau déjà altéré? Le ramollissement plus considérable observé dans le lobe droit ne vient-il pas à l'appui de cette opinion? En outre, la transformation huileuse et graisseuse de son tiers antérieur n'est-elle pas le résultat de l'hémorrhagie qui désorganisa tout à coup cette portion du cerveau, et qui causa la mort? Cette dernière question nous paraît résolue affirmativement par les faits que nous venons de signaler, savoir, que cette matière grasse, huileuse et concrète, n'existait que dans les points où du sang avait été accumulé plus abondamment au moment de la mort.

Quant à la formation des grains de phosphate de chaux disséminés à la surface du péritoine et dans la cavité des veines du foie, nous ne hasardons aucune conjecture à cet égard; nous ferons seulement remarquer que la présence de ce sel calcaire dans la profondeur des tissus d'un cadavre parfaitement intact, est un phénomène digne d'attention, et qui mérite d'être signalé parmi les changemens que le corps subit dans le sein de la terre. (Ollivier, d'Angers.)

OBSERVATION 28e.

Le 30 janvier 1826, je partis de Vannes à quatre heures et demie du matin, accompagné de M. le procureur du roi, de M. le juge d'instruction, d'un commis greffier et de M. Quéral, élève en médecine. Nous arrivâmes au bourg de Caden à onze heures et demie. Le thermomètre de Réaumur marquait 6° + 0°. Le vent soufflait du sud-est; la pluie commença aussitôt, et augmenta pendant toute la durée de l'opération.

Pendant que je disposais ce qui était nécessaire pour l'exhumation, le maire déclara et prouva, par les registres de la commune, que François Le Borgne, âgé de cinquante-huit ans, était mort le 8 octobre 1825, et qu'on l'avait inhumé le lendemain, 9 octobre, cent treize jours avant l'exhumation. M. le vicaire désigna le lieu où il avait donné à François Le Borgne la sépulture ecclésiastique. Le garde-champêtre et le fossoyeur de la commune de Caden furent chargés d'exhumer le cadavre.

Après avoir enlevé environ trois pieds de terre végétale, on découvrit le cercueil et on l'arrosa d'une solution de demi-livre de chlorure de chaux dans six livres d'eau. Ce cercueil fut enlevé et placé sur le bord de la fosse sans qu'il se manifestât aucune odeur fétide; mais lorsqu'on l'ouvrit, il se dégagea des miasmes très-fétides, qu'une forte ablution de solution de chlorure de chaux neutralisa sur-le-champ. Le cercueil était très-bien conservé, sans rupture, et ne contenait aucun corps étranger qui aurait pu occasionner quelque fracture ou quelque lésion des parties molles. Le cadavre était enveloppé d'un linceul parfaitement cousu, putréfié dans quelques-unes de ses parties, notamment vers la tête, vers la partie antérieure de la poitrine, et vers la plante des pieds. Ce cadavre fut transporté sur une table en pierre située dans le cimetière. Dans ce moment, une odeur très-fétide exigea de nouvelles ablutions de la solution de chlorure, et fut détruite sur-le-champ. Le linceul enlevé, de nouvelles ablutions furent faites. Malgré l'altération des traits de la face, il eût été facile de constater l'identité. Plusieurs assistans reconnurent que le cadavre était celui de François Le Borgne.

Extérieur. Le corps a éprouvé une diminution de volume; les muscles sont aplatis et rétractés; la peau est durcie, noire et comme tannée; les poils se détachent par le simple frottement; il n'existe aucune trace de solution de continuité; l'exposition à l'air n'a pas produit la tuméfaction observée dans quelques cas analogues.

Poitrine. La peau est très-adhérente aux muscles; ces derniers se détachent des os avec facilité : lorsque j'ai scié les côtes et le sternum, il s'est dégagé de ces os, et surtout du sternum, une odeur très-fétide : du reste, il n'y a aucune fracture aux os de la poitrine. Les poumons, presque affaissés, sont appliqués sur la partie postérieure de la poitrine, et convertis en une masse putrilagineuse, verdâtre, renfermée dans les plèvres durcies : l'incision de cette masse laisse échapper un liquide écumeux, et mêlé de quelques bulles gazeuses. Le cœur est vide, mollasse, jaune pâle, mais on distingue encore ses cavités; il est sain, et s'il avait été malade, on aurait pu le reconnaître.

Abdomen. Les muscles sont très-amincis, rétractés et fortement adhérens à la peau. L'estomac et les intestins ont éprouvé un commencement de putréfaction; on peut cependant les déplisser. L'estomac et les gros intestins sont livides; les intestins grêles sont d'un jaune un peu rosé. Le foie, putréfié et aplati, présente ses membranes d'enveloppe assez fermes, son tissu propre converti en une bouillie noirâtre un peu consistante.

La rate est dans un état de putréfaction beaucoup plus avancé; ses membranes aplaties renferment une pulpe noirâtre et diffluente. La vessie est vide, et assez bien conservée; les reins sont putréfiés.

Tête. Les tégumens se détachent avec facilité; les os sont sans fracture; la dure-mère conserve la forme qu'elle a dans l'état sain; le cerveau, diminué de moitié, réduit en une masse verdâtre et diffluente, est contenu dans les fosses cérébrales postérieures, et la moitié postérieure des cérébrales moyennes.

Membres. Les muscles sont pâles, aplatis, adhérens les uns aux autres et desséchés : les os sont sans fracture et sans luxation.

Des faits ci-dessus observés, j'ai conclu que la mort

devait être attribuée à une maladie des parties molles, que l'état avancé de la putréfaction a empêché de reconnaître. Pendant tout le temps qu'a duré l'opération, il s'est dégagé des gaz très-fétides, sous la forme d'une fumée sensible même pour l'œil. Les aspersions et ablutions faites avec la solution de chlorure de chaux les ont détruits à l'instant même. La quantité de chlorure employée a été de sept livres huit onces. La promptitude avec laquelle l'odeur se renouvelait, et la crainte de me blesser, où d'aggraver une blessure que je m'étais faite au doigt la veille de l'opération, m'ont empêché de porter mes recherches plus loin qu'il n'était nécessaire pour la solution des questions qui m'étaient faites par M. le procureur du roi et le juge d'instruction. J'ai été surtout fâché de ne pas examiner plus particulièrement l'état des organes digestifs.

On peut cependant déduire de cette observation les conclusions suivantes : L'exhumation peut être pratiquée sans danger au bout de cent treize jours de séjour dans la terre, en se servant du chlorure de chaux comme moyen désinfectant : je pense même qu'un mois plus tôt, avant la dessiccation des muscles, cette opération eût été plus dangereuse. A mesure que la putréfaction fait des progrès, les organes putréfiés tendent à s'appliquer vers les parties du corps les plus déclives, et abandonnent les parties les plus élevées. Les organes parenchymateux se putréfient beaucoup plus promptement que les organes membraneux. On peut donc, à une époque avancée, après l'inhumation, reconnaître des maladies du cœur, de la vessie, des organes digestifs, et dans le cas d'empoisonnement par les substances métalliques surtout, où il est souvent utile de procéder à l'exhumation, quel que soit le temps écoulé depuis la mort.

Dans le cas d'infanticide, cette mesure ne serait pas inutile, puisque l'on pourrait voir si les poumons renferment, comme dans le cas présent, un fluide écumeux mêlé de bulles d'air, et on serait porté à croire que ces bulles d'air appartiennent à l'air inspiré, puisque dans tous les autres organes putréfiés, dont plusieurs, tels que la rate, l'étaient beaucoup plus que les poumons, nous n'avons pas trouvé de bulles gazeuses ; on pourrait, d'ailleurs, faire passer ces gaz sous une cloche placée sur l'appareil pneumatico-chimique, et en faire l'analyse. (Observ. de M. le docteur Mauricet.)

OBSERVATION 29e.

X***, âgé de vingt-quatre ans, mort de la petite-vérole confluente, le 26 juillet 1829, au douzième jour de la maladie, fut inhumé le 27 juillet, à sept heures du matin, dans un des coins du jardin de l'hospice de la Faculté de médecine de Paris. La fosse était creusée à trois pieds environ, la bière en sapin mince, et le corps enveloppé d'une serpillière.

La maladie était déjà assez avancée ; il y avait des pustules très-abondantes à la face, où elles étaient excoriées et croûteuses, et aux membres, tant supérieurs qu'inférieurs ; il y en avait beaucoup moins au thorax, au ventre, au dos et aux fesses : l'abdomen était légèrement verdâtre à sa partie inférieure ; la verge était aussi le siége de quelques pustules : du reste, le cadavre n'était ni tuméfié ni d'une coloration insolite.

L'*exhumation* eut lieu le 31 janvier 1830, à midi, six mois quatre jours après l'enterrement. Il fut impossible de retirer la bière, parce que la terre était gelée tout autour : on se borna donc à l'ouvrir sur place pour en extraire le corps, qui était encore enveloppé par la *serpillière*. Celle-ci n'était déchirée que vers la partie supérieure de la cuisse droite ; ce qui permit d'enlever le cadavre entier ; elle offrait supérieurement une couleur brune assez semblable à celle du fumier ; inférieurement elle est d'un brun clair : partout elle est assez résistante et couverte de vers d'un blanc jaunâtre, qui abondent surtout à sa partie postérieure.

Le *cadavre*, d'une teinte généralement olivâtre foncée, est presque entièrement réduit au squelette ; ce que l'on n'aurait guère pu soupçonner, d'après l'état assez bien conservé de la serpillière. La *tête* est entièrement séparée du tronc et dépouillée de parties molles, excepté à la partie antérieure et supérieure, où l'on trouve une sorte de membrane très-amincie, de couleur olivâtre, couverte de cheveux qui y sont simplement accolés. Il n'y a plus ni cerveau, ni cervelet, ni vestiges des méninges ; il n'y a pas non plus de vers dans la cavité du crâne. La vacuité de cette boîte est un fait qui nous paraît d'autant plus extraordinaire, que, jusqu'à présent, nous ne l'avions pas encore remarquée ; nous avons même trouvé une quantité notable d'encéphale chez le sujet de l'observation 31e, qui n'a été exhumé qu'au bout de trois ans et quatre mois. Il est certain qu'ici les parties molles de l'intérieur du crâne ont été dévorées par les vers qui ont dû sortir de cette cavité, aussitôt qu'elle a cessé de pouvoir leur fournir un aliment. La *mâchoire inférieure* est détachée et armée de toutes ses dents; il en manque au contraire quelques-unes à l'os maxillaire supérieur; il est probable qu'elles auront été arrachées après la mort par les garçons d'amphithéâtre. Les cinq premières vertèbres du cou sont également séparées des autres, et tiennent à peine entre elles; on ne trouve des parties qui composent le col, le larynx et la trachée-artère, qu'une portion du cartilage *cricoïde* qui est olivâtre; les autres parties sont perdues au milieu des débris des organes thoraciques et des *vers très-nombreux* qui sont logés dans les cavités des plèvres.

Les différentes pièces qui composent le *sternum* et les cartilages costaux sont séparées; on en voit les débris épars dans le thorax et dans l'abdomen; ce qui produit nécessairement une grande ouverture à la partie antérieure du thorax; les espaces intercostaux, surtout supérieurement et en avant, sont vides; inférieurement et à la partie postérieure des côtes supérieures, on rencontre des parties molles de couleur bistre, qui paraissent formées par les muscles intercostaux et le tissu cellulaire; on ne découvre aucune trace de peau; et quoique le tissu ait une apparence fibreuse, on ne peut cependant pas distinguer la texture musculaire; rien, dans ces parties, n'annonce la conversion des tissus en gras de cadavres. La cavité thoracique, en apparence vide, contient, outre des vers excessivement nombreux, des débris du poumon gauche, sous forme d'une masse d'un vert foncé, aplatie, comme membraneuse, humide, dont la structure n'est plus celle du poumon, et dans laquelle il y a aussi beaucoup de vers ; dans la cavité droite du thorax, il reste à la place du poumon une sorte de terreau brunâtre. On aperçoit encore plusieurs portions de la plèvre costale, qui est très-mince, d'un vert olive, et assez fortement adhérente aux côtes. Il n'y a plus de vestige de cœur ni de vaisseaux.

Le *diaphragme* est presque entier et aminci; il conserve toutes ses attaches postérieures, ainsi que ses rapports avec le foie, auquel il adhère encore assez intimement; il est de couleur olive foncée, même dans son centre aponévrotique, que l'on distingue cependant à son brillant.

Abdomen. Au premier aspect, il semble réduit à ses parois osseuses, parce que les débris des parties molles qui forment sa face antérieure sont affaissés, et plongent dans la cavité du bassin et sur les fosses iliaques. En soulevant ces parties, on voit qu'elles tiennent aux dernières côtes, aux pubis et à la partie postérieure des crêtes iliaques, ainsi qu'au ligament de Fallope du côté gauche, qui existe encore ; elles sont de couleur olivâtre et perforées dans plusieurs endroits ; leur plus grande épaisseur est dans le trajet de la ligne blanche. En les disséquant, on les trouve formées de quelques restes de peau dépouillée d'épiderme, molle, amincie, offrant de petites perforations arrondies, dont la circonférence présente une teinte plus foncée, et qui intéressent tout le derme : ces perforations paraissent être les *anciens boutons varioliques*. Pour peu que l'on étende la peau dont nous parlons, on y remarque en outre un assez grand nombre de petites élevures et de points où s'inséraient les poils; ces élevures pourraient très-bien n'être aussi que des *boutons* déprimés de la *petite-vérole*. Les autres parties qui composent les débris des parois abdominales sont le tissu cellulaire sous-cutané, des muscles encore reconnaissables à leur structure, et non à leur couleur, qui est d'un bistre olivâtre.

Le bassin est presque entièrement réduit au squelette, excepté en arrière, où l'on voit des débris filamenteux et membraneux des parties molles, et en avant, à la région pubienne, où l'on trouve aussi au milieu d'une masse molle les restes des organes génitaux dont il sera parlé plus bas.

Partie postérieure du tronc. Il existe de la peau dans une assez grande étendue; elle est verte olivâtre, humide, et recouvre des parties molles dans lesquelles il est aisé de reconnaître des muscles verdâtres, des aponévroses et des tendons, qui offrent la même couleur, mais qui présentent encore leur aspect nacré. Aucune de ces parties n'est infiltrée; on remarque entre elles plusieurs lames dans lesquelles sont logés des vers nombreux. Les *fibro-cartilages* qui unissent les vertèbres dorsales et lombaires sont d'un vert olive : toutes ces vertèbres tiennent entre elles. Le canal vertébral est rempli de vers, excepté supérieurement, depuis l'occipital jusqu'à la seconde vertèbre dorsale, où les vertèbres sont dénudées et réduites au squelette. Il n'y a plus de vestiges de *moelle épinière* ni de *membranes*.

Le *foie* est sous forme d'une masse aplatie, comme membraneuse, dont l'épaisseur varie dans ses différentes parties d'une à dix lignes; le lobe gauche est le plus aminci; il est mou, de couleur olivâtre à l'extérieur, jaune verdâtre à l'intérieur, d'une structure vasculaire et aréolaire très-prononcée, bien différente de celle du foie dans l'état ordinaire, mais dans laquelle on reconnaît bien distinctement les vaisseaux veineux, qui sont bleus. La vésicule biliaire est entière, de couleur olivâtre à l'extérieur, rouge brun à l'intérieur, où il existe un peu de bile épaisse, de cette dernière couleur.

L'*estomac* et *tous les intestins* sont contenus dans l'abdomen; ils sont tellement affaissés et appliqués sur la colonne vertébrale, qu'au premier abord on ne se douterait pas de leur existence; on les retire en entier; mais il y a une si grande quantité de vers, et le mésentère et les épiploons sont tellement rongés et défigurés, qu'on a beaucoup de peine à reconnaître l'estomac et les divers intestins. Enfin, par une dissection soignée, on parvient à caractériser chacune de ces parties, et on voit que l'estomac, d'une couleur grise olivâtre, ne renferme dans son intérieur qu'une grande quantité de vers, qu'il est composé de trois membranes, que la tunique muqueuse, loin d'être *rouge*, est d'un gris blanchâtre avec plusieurs taches bleues à la partie correspondante à la rate. Les intestins sont en apparence dans l'état naturel; ils sont cependant colorés extérieurement en olive très-foncé; leur membrane muqueuse est teinte en jaune verdâtre par de la bile : on n'aperçoit *aucune trace de rougeur.* Les gros intestins contiennent des matières fécales. Une substance vénéneuse qui aurait été introduite dans le canal digestif avant la mort, aurait pu encore être reconnue.

La rate, de grandeur naturelle, est aplatie, d'un bleu tirant sur le vert, de structure *plus compacte* que dans l'état ordinaire; elle ne contient point de sang; sa membrane externe se détache avec facilité.

On ne trouve ni les *reins* ni le *pancréas:* La *vessie* ne contient que des vers qui l'ont perforée dans plusieurs points; elle offre la couleur olivâtre du canal digestif, sans la moindre trace de rougeur.

Organes génitaux. Il ne reste de ces organes qu'une masse dans laquelle on reconnaît les enveloppes des corps caverneux et la cloison fibreuse qui les sépare, le canal de l'urètre et quelques poils; les autres parties sont sous forme de feuillets membraneux, de filamens mous, humides, mêlés de vers. Quoi qu'il en soit, il eût été facile de constater le sexe du sujet aux débris des corps caverneux.

Membres. Les parties qui composent les membres *thoraciques* sont désunies, excepté l'humérus, qui est encore articulé avec l'omoplate, mais peu solidement; cette union a lieu au moyen de parties molles, semblables à celles de la cuisse, si ce n'est qu'elles sont plus sèches.

Membres abdominaux. Les fémurs sont enveloppés à

la partie antérieure externe, et un peu à la partie interne, par des restes de parties molles, singulièrement affaissées, collées sur l'os, d'une ligne environ d'épaisseur, et qui sont formées par une assez grande quantité de peau dépouillée de son épiderme, d'une couleur olive claire, assez résistante, comme tannée, et moins humide que celle de l'abdomen; le tissu cellulaire graisseux sous-jacent est jaune, très-reconnaissable et nullement transformé en gras; les muscles sont réduits à des feuillets membraneux, accolés les uns aux autres; et lorsqu'on les sépare, on découvre des filamens celluleux presque secs, qui sont des débris d'un tissu cellulaire olivâtre. On voit, au milieu de la portion de cette masse qui occupe la région inguinale, de gros filamens, véritables restes des vaisseaux encore *canaliculés*, et des nerfs; les nerfs sciatique et crural sont parfaitement conservés, mais d'un brun olivâtre. A la partie postérieure des cuisses existe une masse feuilletée filamenteuse, semblable à celle dont nous venons de parler. Les aponévroses intermusculaires, quoique verdâtres, présentent encore le reflet nacré et la structure qui leur sont propres, et peuvent être facilement distinguées.

Les articulations du fémur avec le tibia, et du péroné avec ce dernier os, sont assez fortement maintenues par des restes de parties molles, composées de filamens, d'un peu de peau semblable à celle des cuisses, et de fibres ligamenteuses olivâtres, qui ont perdu beaucoup de leur solidité. Les cartilages de cette articulation, de couleur olive claire, sont souples et se coupent avec facilité. Le paquet graisseux qui se trouve sous le ligament inférieur de la rotule, semble avoir subi un commencement de transformation en gras. Les tibias sont complétement dénudés, et les péronés presque complétement; il ne reste plus à la place des parties molles des jambes qu'un réseau, de couleur brune, formé de filamens et de feuillets desséchés et criblés de trous. Les pieds sont entiers, à l'exception des dernières phalanges qui sont presque toutes tombées; ils sont recouverts, si ce n'est à leur partie interne et supérieure, de parties molles d'un brun verdâtre très-foncé; ces parties sont formées de peau, de feuillets celluleux sous-jacens et de tendons; la peau est amincie, desséchée, comme tannée, translucide, d'un rouge brun lorsqu'elle est vue par réflexion, et jaune verdâtre quand elle est vue par réfraction; elle est encore très-résistante: les feuillets celluleux sont évidemment les débris des muscles et du tissu cellulaire.

Les *os* sont olivâtres, très-résistans, et ne présentent rien de remarquable: ils renferment encore de la moelle.

Le cadavre exhale une odeur très-désagréable, surtout vers les parties molles de l'abdomen et du thorax.

Remarques. Cette observation est remarquable, 1° par la rapidité avec laquelle la putréfaction a marché, quoique l'inhumation eût eu lieu dans un terrain qui n'est pas très-propre à l'accélérer: c'est donc à la petite-vérole que l'on doit attribuer la rapidité de la décomposition; 2° par l'absence de toutes les parties qui composent l'encéphale. Il est inutile d'indiquer l'impossibilité absolue où se seraient trouvés les gens de l'art de constater que la mort avait été le résultat d'une phlegmasie cutanée.

OBSERVATION 30e.

X***, femme âgée de soixante-huit ans, succomba, le 27 juillet 1823, à une pneumonie qui avait duré soixante-cinq jours. Elle fut inhumée le lendemain dans un des coins du jardin de l'hospice de la Faculté de Médecine de Paris, après avoir été enveloppée d'une serpillière et placée dans une bière de sapin mince. La fosse était creusée à trois pieds et demi. Avant l'inhumation, on constata que le ventre était verdâtre, qu'il y avait quelques excoriations sur les mamelles qui étaient assez volumineuses, que la partie inférieure des jambes était légèrement verdâtre, et qu'à leurs parties internes il existait quelques *vésicules*, dont les unes étaient affaissées et les autres remplies de sérosité; on voyait sur la face dorsale du pied droit une escharre large comme une pièce de trente sous, et sur la face correspondante du pied gauche une autre qui était un peu moins large. Les parties génitales étaient flasques et très-rouges; il y avait aussi de la rougeur au pourtour de l'anus et à la partie supérieure des cuisses : du reste, le cadavre était assez gras.

Exhumation le 28 février 1824, à dix heures du matin, c'est-à-dire sept mois quatre jours après l'inhumation. La *bière*, de deux à trois lignes d'épaisseur, ne peut être retirée que par fragmens, non pas parce qu'elle est pourrie, car en examinant chacune des pièces qui la composent, on voit qu'elles sont assez résistantes, et que le bois est presque neuf; la difficulté qu'on éprouve à l'extraire tient à ce qu'elle a été cassée par les hommes chargés de l'exhumation, et à ce qu'elle adhère assez à la terre qui l'entoure. Du reste, la surface de quelques-uns des fragmens de cette boîte offrent une couleur naturelle, brunâtre ou noirâtre; il en est qui sont couverts de moisissures blanches, surtout à l'intérieur.

Un thermomètre centigrade, laissé pendant quelques minutes dans la terre à la profondeur où était la bière, marque 3,6 + 0°; tandis que la température atmosphérique est de 8,7 + 0°.

La *serpillière* est presque entièrement réduite en filamens et en lambeaux, semblables à du fumier un peu humide, de couleur grise, brune et même noirâtre dans certains endroits, dont les uns, mêlés et couverts de terre, adhèrent entièrement à la surface du cadavre avec lequel ils semblent faire corps, et dont les autres sont libres et placés çà et là à côté des différentes parties du sujet.

Le *cadavre* est *entier* et couvert de terre dans beaucoup d'endroits; il y a à peine quelques vers à sa face postérieure; il n'exhale point d'odeur désagréable, et sent évidemment le fromage de *Chester;* sa position n'offre de remarquable que la demi-flexion des membres inférieurs et l'application immédiate du genou gauche sur la partie interne et inférieure de la cuisse droite : quant aux mains, elles sont appliquées, la gauche sur l'épine iliaque antérieure et supérieure, et la droite sur le pubis correspondant. Sa couleur est généralement fauve; dans quelques points cependant elle est brunâtre, et dans une très-grande étendue, surtout au côté gauche, la surface du corps est couverte de moisissures blanches cotonneuses, offrant des flocons par places, et qui, étant grattées et enlevées avec le scalpel, laissent voir la couleur fauve de la surface du corps dont nous avons déjà parlé.

La peau existe partout, excepté vers la partie moyenne droite de l'arcade dentaire supérieure, à la partie antérieure du cou, à ses parties latérales gauche et postérieure, où cependant il en reste quelques traces sur le côté droit de la poitrine, au niveau des trois premières fausses côtes en avant, et dans une étendue de deux pouces carrés environ : elle est encore détruite, dans quelques parties du dos, à la partie supérieure de la cuisse droite et autour de l'anus. Elle est plissée, comme demi-desséchée, quoiqu'elle offre encore l'apparence charnue; lorsqu'on frappe avec le scalpel sur les parties où elle ne recouvre pas immédiatement les os, on entend un bruit semblable à celui que donne un *carton* vide sur lequel on frappe; et en effet, au premier abord, le cadavre a un *aspect cartonné*, si on peut s'exprimer ainsi. En détachant quelques fragmens de peau dans différentes régions, on voit qu'elle est recouverte dans beaucoup d'endroits d'un enduit fauve auquel elle doit sa couleur, enduit qui est assez épais, et qui ressemble, pour sa consistance, à de la croûte de fromage de Chester, dont il a *exactement* l'odeur. Débarrassé de cette couche, la peau est amincie, comme tannée, surtout au crâne, de couleur *orange* dans certaines parties, et marbrée de fauve, de gris et de brun dans d'autres; sa consistance est à peu près celle d'un vieux gant mouillé, et elle est en partie saponifiée, car l'analyse y démontre la présence des acides margarique et oléique unis à de l'ammoniaque et à de la *chaux*. Il n'y a point d'*épiderme*, et il paraît probable que l'enduit dont nous venons de parler est le résultat de la fonte de cet épiderme : toutefois, on découvre à la partie interne des jambes quelques lambeaux de cuticule soulevés, sensiblement éloignés des membres, et qui paraissent être les débris des vésicules séreuses observées et notées au moment de l'inhumation; cette portion d'épiderme, en effet, s'étant trouvée soulevée par la sérosité, a pu résister au mouvement général de décomposition, étant en quelque sorte isolée. Quoi qu'il en soit, les débris dont il s'agit sont translucides, fauves, peu résistans, et ressemblent assez à une feuille à moitié desséchée qui aurait été en partie rongée et piquetée. Les *ongles* existent encore, mais ils adhèrent très-peu; le plus léger effort suffit pour les détacher : ils sont recouverts de l'enduit caséeux déjà indiqué et de terre; leur couleur est fauve, et leur consistance semblable à du parchemin vieux et desséché; ils sont translucides.

Le *tissu cellulaire*, dans les parties où il est ordinairement peu graisseux, est comme desséché, mat, blanc ou d'un blanc grisâtre, filamenteux et facile à déchirer; là où il est graisseux, il est d'un blanc légèrement jaunâtre, peu résistant, humide, assez semblable à du lard bouilli et refroidi ; il diffère par conséquent du tissu cellulaire graisseux dans l'état naturel, qui est d'un jaune plus foncé, et dont les globules graisseux sont parfaitement distincts. Dans les parties du corps où le tissu cellulaire graisseux est très-abondant, comme aux fesses, les couches *les plus profondes* sont d'un jaune *orangé*, et offrent encore l'aspect globuleux, quoique moins apparent qu'à l'état normal : l'odeur de ce tissu cellulaire est à peu près celle du fromage de Chester. Il est en partie transformé en savon, car il fournit à l'analyse des acides margarique et oléique unis à l'ammoniaque et à la chaux.

Les *muscles* des cuisses semblent convertis en partie en gras, excepté en arrière où l'on aperçoit quelques fibres d'un rose plus ou moins pâle qui tendent aussi à se saponifier : soumis à l'analyse, ils donnent en effet du savon ammoniacal et calcaire, comme la peau et le tissu cellulaire graisseux. Ceux de la partie postérieure des jambes sont dans le même état que ceux de la partie postérieure de la cuisse. Du reste, la texture des muscles qui ont subi un commencement de transformation en gras, est telle que l'on reconnaît encore la disposition des fibres musculaires ; leur consistance n'est pas grande, puisqu'on les déchire très-facilement ; leur odeur est celle du fromage de Chester. Au milieu de ces masses saponifiées, on reconnaît à leur structure et à leur brillant nacré les parties tendineuses et aponévrotiques. Aux bras et aux avant-

17.

bras, les muscles, moins changés que les précédens, conservent davantage leur couleur, leur consistance et leur aspect musculaire, quoiqu'ils soient déjà en partie saponifiés, et qu'ils tendent évidemment à se saponifier de plus en plus.

Les *tendons* existent partout, et sont très-reconnaissables, quoique de couleur jaunâtre et moins brillans que dans l'état naturel ; ils sont souples et très-résistans ; mis dans l'eau, ils reprennent promptement tous les caractères qui leur sont propres. On ne trouve aux membres ni *nerfs*, ni *vaisseaux* ; ils sont probablement transformés en *gras*, et confondus avec les fibres musculaires. Les *cartilages* articulaires sont en partie détruits ; les portions qui restent sont amincies et d'un blanc jaunâtre. Les *ligamens* ne paraissent pas différer de l'état normal, si ce n'est qu'ils sont grisâtres. Les *os* sont blancs, très-fragiles, spongieux, et se laissent facilement couper avec le scalpel, surtout vers leurs extrémités : cet état tient évidemment à une altération pathologique des os, et ne dépend en aucune manière du séjour prolongé dans la terre.

Tête. La tête tient encore assez fortement au tronc ; la face est méconnaissable, et couverte de moisissures blanches, excepté aux lèvres et à la joue gauche : un morceau de serpillière est appliqué sur celle-ci et y adhère assez ; lorsqu'on l'enlève, on voit la peau d'un jaune fauve. Les fosses orbitaires paraissent pleines au premier abord. Les paupières sont réduites à une membrane mince, desséchée ; on ne trouve plus à la place des yeux que les restes des membranes, sous forme d'une coque incomplète, ayant encore jusqu'à un certain point la forme du globe oculaire : ces restes de membranes parmi lesquels on reconnaît bien les débris de la sclérotique, sont de couleur brunâtre et assez résistans. Le nerf optique, dont les rapports avec la sclérotique sont très-manifestes, est brunâtre, luisant, très-consistant et peu volumineux. Ces diverses parties, mises dans l'eau, ne tardent pas à reprendre leur blancheur et leur aspect ordinaires. On ne trouve plus de vestiges des muscles du globe de l'œil, ni du paquet graisseux qui existe ordinairement dans l'orbite. Le *nez* est aplati, singulièrement déformé, détruit à peu près dans son tiers inférieur droit; la peau qui le recouvre est d'un brun très-foncé, desséchée et amincie; il n'offre plus aucune trace de cartilage. Les deux joues sont comme cartonnées; la droite n'est détruite que vers la commissure correspondante; lorsqu'on enlève la moisissure qui la recouvre en grande partie, on voit qu'elle est d'un brun clair mêlé çà et là de taches plus foncées; que la peau est amincie; que le tissu cellulaire graisseux et brunâtre tend à se transformer en gras, et qu'à la place des muscles on trouve une masse réticulaire d'un brun noirâtre, formée de filamens et de portions membraneuses. La joue gauche, d'une teinte généralement fauve, est à peu près dans le même état que la droite, si ce n'est qu'elle est moins altérée. La bouche est ouverte; il n'y a plus que quelques dents molaires à la mâchoire supérieure; l'os maxillaire inférieur, au contraire, en est assez bien garni; ces dents sont vacillantes et peuvent être facilement arrachées avec des pinces; elles sont brunâtres, ce qui tient à la présence d'un enduit que l'on peut enlever par l'eau; alors elles sont jaunâtres. Les lèvres sont réduites à une membrane très-mince, brune: la supérieure est presque entièrement détruite dans sa portion droite; l'inférieure est un peu rongée vers ses bords: du reste, elle est entière; la commissure gauche est la seule qui existe. L'os maxillaire inférieur est maintenu dans sa position, et tient encore fortement. La peau du crâne, sur laquelle sont accolés des cheveux gris qui tiennent à peine, est très-sèche dans les deux tiers antérieurs, et plus humide dans le tiers postérieur: quand on l'enlève, on détache en même temps les parties aponévrotiques et musculaires de l'occipito-frontal, qui forment un tout avec elle; alors on voit les os du crâne à nu, excepté là où la peau est humide et où ces os sont recouverts d'une certaine quantité de vers.

Le *cerveau* occupe au moins la moitié de la cavité du crâne; il est mou, mais non diffluent, d'une couleur violette à l'extérieur, dans certains points, et grise dans d'autres: on peut reconnaître très-bien les deux substances, dont la couleur diffère à peine de l'état normal. Le cervelet est beaucoup plus altéré; il en reste à peine quelques portions qui sont ramollies et presque réduites en pulpe grise mélangée de violet. La moelle épinière est détruite; ses enveloppes existent, et leur cavité est remplie de vers blancs. L'odeur qu'exhalent ces organes est des plus infectes. La dure-mère, la seule des membranes de l'encéphale que l'on puisse reconnaître, est assez résistante, entière, et offre tous les caractères des membranes séreuses.

A la place des parties molles qui composent le *col*, on trouve une masse formée par des filamens et des portions membraneuses brunâtres et même noirâtres, humides et mêlées de vers postérieurement, presque sèches antérieurement, et dans laquelle il est impossible de reconnaître autre chose que l'os hyoïde, le larynx, le commencement de la trachée-artère, les vertèbres et quelques restes de peau.

Thorax. Le thorax est entier, et offre sa configuration naturelle. Les reins sont parfaitement reconnaissables et assez volumineux; les mamelons sont visibles, mais on ne peut pas retrouver les excoriations qui furent notées lors de l'inhumation; on découvre bien çà et là quelques portions de peau détruites, qui pourraient bien correspondre à ces excoriations; mais on ne saurait affirmer qu'il en soit ainsi. Il n'y a plus de vestige de glande mammaire; il n'existe sous la peau des mamelles que du tissu cellulaire graisseux, qui tend à se saponifier, et qui offre, jusqu'à un certain point, l'aspect de celui du bras. A la place des muscles qui recouvrent les parties latérales du thorax, on ne trouve plus que des feuillets membraneux, en général brunâtres, mais fauves dans quelques points, presque complétement desséchés et percés çà et là de trous. Les cavités thoraciques sont presque vides; on y remarque quelques vers, mais point de liquide. La plèvre, que l'on reconnaît encore, est très-mince, très-facile à déchirer, et couverte d'un enduit noirâtre; il en est de même du médiastin, qui est aussi très-reconnaissable. Les *poumons* présentent des adhérences nombreuses, et sont refoulés à la partie postérieure; ils sont réduits à une sorte de membrane d'une demi-ligne d'épaisseur, et d'une longueur à peu près égale à celle du poumon dans l'état naturel; lisse, luisante, noire, assez molle, dans laquelle on ne distingue plus la structure des poumons, mais qui offre une substance homogène, que l'on peut cependant diviser en plusieurs feuillets. Les pièces du *larynx* sont assez réunies entre elles pour qu'on puisse reconnaître cet organe; ces pièces sont d'une couleur brunâtre; les cartilages sont presque ossifiés et se coupent avec facilité; la membrane interne qu'ils recouvrent est presque noire. La *trachée-artère* est entière, ramollie, d'une couleur brune à l'extérieur, noire à l'intérieur; les cerceaux qui la composent ont perdu leur élasticité et sont également noirs. Le *péricarde*, dont il ne manque aucune portion, est brunâtre à ses deux faces, et contient le cœur, sans qu'il y ait aucun liquide entre ces deux organes. A l'exception de l'oreillette droite, qui a été probablement rongée par des vers, on trouve dans le cœur toutes les parties qui le composent; il est mou, vide, et d'un gris livide à l'extérieur, tandis qu'à l'intérieur il est noirâtre, excepté là où les colonnes charnues ont été détruites, et où il est d'un gris livide. Les deux ventricules et l'oreillette gauche sont très-distincts, quoique notablement amincis et perforés çà et là par des vers; les colonnes charnues, qui sont encore assez nombreuses, s'attachent visiblement aux valvules tricuspide et mitrale, et sont extrêmement minces; les valvules sygmoïdes et l'origine de l'*aorte* sont très-visibles; ce gros tronc *artériel* est d'un gris noirâtre à sa naissance, et offre distinctement les trois membranes qui le composent; plus bas, dans tout l'abdomen, il est aussi très-visible, mais sa membrane interne, au lieu d'être noirâtre, est d'un blanc jaunâtre.

Le *diaphragme*, fortement refoulé en haut, est très-aminci et gris verdâtre. On y reconnaît très-bien le centre phrénique et des restes de fibres musculaires minces et verdâtres; il existe sur ses deux faces des granulations dures, semblables à celles dont nous avons déjà parlé plusieurs fois.

Abdomen. L'abdomen présente une forme très-différente de celle qu'il a dans l'état naturel; il est enfoncé; ses parois antérieures paraissent comme appliquées contre la colonne vertébrale, et offrent des *bosselures* et des enfoncemens. Lorsqu'on enlève la terre et la moisissure qui recouvrent la presque totalité de la surface abdominale, on voit que la peau est sèche et de couleur fauve : on ne trouve à la place des muscles et des autres parties qui formaient ces parois, que les aponévroses et quelques fibres musculaires à peine reconnaissables; ces parois sont extrêmement amincies et desséchées. On remarque, à l'ouverture de l'abdomen, que la cavité abdominale est *extrêmement* sèche, et que les viscères, qui, au premier abord, paraissent aussi *très-desséchés*, sont fortement refoulés en arrière; ce refoulement fait, pour peu que l'on tende en avant les lambeaux des parois incisées, qu'il existe un vide très-considérable entre ces mêmes parois et les viscères abdominaux.

L'*épiploon gastro-colique* est entier, plus mou que dans l'état naturel, et transformé en gras de cadavres. L'*estomac*, entier aussi, est grisâtre à l'intérieur comme à l'extérieur, et vide; sa membrane muqueuse est lisse et ne présente aucune trace de rougeur; çà et là on y voit quelques points emphysémateux; les autres tuniques sont distinctes et peuvent être séparées, mais elles sont très-amincies. Il serait impossible de confondre cet estomac avec un autre qui serait enflammé. Le canal intestinal et le mésentère forment, avec l'estomac et l'épiploon gastro-colique, une sorte de masse dans laquelle plusieurs parties sont réunies, accolées et entortillées au point qu'on ne peut pas les reconnaître au premier abord. Cette masse est de couleur marbrée de rose, de vert, de gris, de brun et de noir : lorsqu'à l'aide des doigts on est parvenu à en séparer les circonvolutions intestinales et le mésentère, on peut s'assurer que celui-ci est en grande partie transformé en gras d'un blanc mat, que le rectum contient des matières fécales molles et noires, qui lui communiquent cette couleur, et que les intestins sont humides ou secs; les portions humides sont d'un blanc grisâtre à l'extérieur comme à l'intérieur, sans la moindre trace de rougeur; quelques-unes aussi sont vertes; les parties qui sont desséchées sont brunâtres à leurs deux faces.

Le *foie* est attaché au moyen de son ligament suspenseur, qui est très-reconnaissable, et dans l'épaisseur duquel on voit le ligament formé par la veine ombilicale oblitérée. Il est aplati et déformé; sa partie la plus épaisse n'offre guère que huit lignes; il est en général d'un gris livide, excepté à son lobe droit qui est brun; il est flasque, et présente à sa face supérieure des granulations de phosphate de chaux, semblables à celles qui ont été déjà décrites plusieurs fois; sa structure est méconnaissable; on ne peut guère y apercevoir que les orifices des vaisseaux qui le parcourent; à l'intérieur de ces vaisseaux, on remarque des granulations *molles* blanches, évidemment formées par du gras de cadavres. La *vésicule biliaire* est remplie par un calcul de deux pouces de longueur et d'un pouce dans son centre, où il est le plus large; sa surface interne est enduite d'une matière jaune graisseuse, qui ressemble à de la bile épaissie; la membrane qui est sous cet enduit est veloutée, verte et presque comme dans l'état naturel. La *veine-cave*, qui est vide, est très-visible dans la partie inférieure de l'abdomen, et se fait remarquer à l'intérieur comme à l'extérieur par une couleur blanche, quoiqu'elle ne soit pas saponifiée. Les *reins* sont aplatis, bleuâtres à l'extérieur et olivâtres à l'intérieur, ramollis et humides; on y distingue des mamelons et des calices; la graisse qui se trouve dans le bassinet est en partie saponifiée. La *vessie* est détruite dans sa partie inférieure; on peut encore reconnaître sa cavité, qui est vide; sa membrane muqueuse est brunâtre et couverte de larves très-petites et blanches; ses parois sont amincies et comme desséchées; on peut les diviser en plusieurs feuillets celluleux.

La *rate* est entière, d'un bleu foncé et ramollie.

L'*utérus* est tellement aplati et déformé, qu'on ne le reconnaît d'abord qu'à sa situation; cependant, en l'incisant et en introduisant le scalpel, on peut très-facilement séparer la paroi antérieure de la postérieure, et apercevoir son col et sa cavité : du reste, ces parois ressemblent à du caoutchouc, si ce n'est qu'elles sont beaucoup plus molles. On ne trouve plus ni trompes ni ovaires; mais on voit encore les ligamens larges sous forme d'un feuillet membraneux grisâtre.

Les *parties génitales* externes ne constituent plus qu'une masse informe, feuilletée, qui ne permet pas de reconnaître le sexe.

Dos et colonne vertébrale. Comme nous l'avons déjà dit, la peau du dos est rongée et perforée dans quelques endroits : elle est amincie et humide vers la partie supérieure du tronc, de couleur brunâtre; quoique plus sèche inférieurement, elle l'est cependant moins que dans les parties antérieures du tronc. Les masses musculaires qui avoisinent la colonne vertébrale sont humides supérieurement, conservent leur aspect fibreux et ne sont point transformées en gras; leur couleur est brune foncée; lorsqu'on les incise, on y trouve une quantité considérable de vers blancs; inférieurement les muscles sont plus secs et sous forme de membranes minces, d'un brun foncé. Les portions aponévrotiques et tendineuses de cette région sont parfaitement reconnaissables, et offrent leur aspect varié et luisant, quoique moins éclatant. La colonne vertébrale forme un tout continu, et les ligamens vertébraux existent partout.

Réflexions. Cette observation est remarquable sous plusieurs rapports : 1° Il a été impossible, lors de l'exhumation, de constater que les seins étaient excoriés, que les parties génitales externes étaient rouges, et qu'il y avait des phlyctènes aux jambes et des escarres aux pieds: toutes lésions que l'on avait reconnues au moment de l'inhumation : cependant, relativement aux escarres, nous dirons qu'à la place où elles avaient été notées, sur le dos des pieds, nous avons trouvé deux cavités d'environ huit lignes de large et une ligne et demie de profondeur, ce qui est d'autant plus remarquable, que les pieds étaient entiers, à l'exception des cavités que nous signalons. 2° Ce cadavre, qui a été enterré dans le même terrain que l'individu mort de la petite-vérole, qui fait le sujet de la 29e observation (*voy.* pag. 246), était étonnamment conservé, tandis que l'autre était à la dernière période de la putréfaction; et cependant les corps étaient à côté l'un de l'autre, et avaient été inhumés et exhumés à peu près à la même époque : cette différence, qui peut tenir en partie à l'âge des sujets, dépend évidemment surtout de ce que l'un d'eux avait succombé à une maladie de la peau, qui a dû hâter singulièrement la destruction. 3° L'altération éprouvée par ce cadavre est très-remarquable, et telle que nous ne l'avions encore jamais observée à ce degré, dans aucune de nos exhumations; nous voulons parler de la saponification de la peau, des muscles et du tissu cellulaire, qui était fort avancée dans plusieurs parties, tandis que dans d'autres il y avait eu desséchement et même destruction.

OBSERVATION 31e.

Le 26 septembre 1828, l'un de nous fut chargé par le ministère public de procéder à l'exhumation du cadavre de madame Noresse, morte le 6 mai 1825. Le cadavre avait été enveloppé, dit-on, d'un drap, et placé dans une bière d'environ neuf à dix lignes d'épaisseur, enterrée à six pieds de profondeur dans le cimetière de l'est de Tours.

La bière se brisa, et on ne l'obtint que par morceaux; alors on vit que ces fragmens étaient pourris, tachés çà et là en brun, en violet, en noir. On ne découvrit aucun vestige de drap. Le cadavre, réduit au squelette, ne put pas être enlevé en totalité; au plus léger effort, les os se séparaient, et on ne les obtenait que dans cet état d'isolement. Il tomba tant de terre, qui se mêla avec les os, qu'il fut impossible de découvrir d'autres parties molles, qu'une espèce d'enduit brunâtre qui tapissait les extrémités des côtes et les vertèbres; toutefois, le crâne, qui se laissa briser facilement, contenait environ un septième de la masse cérébrale d'un gris légèrement verdâtre, très-molle, comme graisseuse et *nullement fétide*. Il y avait des cheveux sur la tête. On reconnut facilement aux os du bassin que le cadavre était celui d'une femme.

OBSERVATION 32e.

Le 25 mars 1829, un fossoyeur découvrit, dans un cimetière de Valenciennes, deux cadavres parfaitement conservés. Voici ce qui nous a été écrit à ce sujet :

Le 2 avril, à cinq heures du matin, le procureur du roi, accompagné du juge d'instruction, d'un médecin, d'un chirurgien et de deux pharmaciens, s'est rendu au cimetière pour procéder à l'exhumation des deux cadavres. Les cercueils étaient placés l'un au-dessus de l'autre, parallèlement; la partie droite inférieure du premier était posée sur la partie supérieure gauche du second. L'autopsie du premier cadavre a été faite avec les précautions usitées en pareil cas, et il a été constaté que l'individu n'était pas mort de mort violente, mais qu'il avait succombé à une péripneumonie avec complication de gastro-entérite. Il avait été saigné aux deux bras, les bandes y étaient encore. La saignée du bras gauche était belle et d'un rouge vif, ainsi qu'un peu de sang qui s'en était épanché.

Le second cadavre était aussi bien conservé que le premier. Le procureur du roi, le juge d'instruction et la commission ont reconnu unanimement qu'il n'y avait point eu inhumation illicite. Le premier cercueil était de hêtre et de bois-blanc, et le second de chêne : dans l'un et dans l'autre, les clous qui servaient à unir les planches n'étaient seulement pas oxydés. A l'endroit où se trouvaient les cercueils, le terrain est un composé de terre végétale mêlée de silex et de carbonate de chaux, plutôt siliceux que calcaire; il est humide, frais, compacte, et peu éloigné d'une rivière au-dessus de laquelle il s'élève de douze à quinze pieds. On a la certitude que l'inhumation des deux cadavres remonte au moins à l'année 1814.

RÉSUMÉ

DES CHANGEMENS PHYSIQUES QU'ÉPROUVENT LES TISSUS DES CADAVRES ENTERRÉS DANS DES FOSSES PARTICULIÈRES.

Épiderme. L'épiderme a une tendance marquée à se détruire. Dans les premiers temps, il s'amincit, se ramollit, et tend à faire corps avec le linceul ou avec la terre, si le cadavre a été enterré tout nu. Dans les parties où il n'a pas été enlevé avec la terre qui le recouvrait, il est plissé, soulevé et facile à détacher en lambeaux minces, translucides, d'un blanc grisâtre, même à l'abdomen, où le derme est coloré en vert; à la paume des mains et à la plante des pieds, où il est plus épais, il est plus sec, plus mat, d'un blanc tirant légèrement sur le jaune, rugueux, fortement plissé, et semblable à celui de la même partie sur lequel on aurait appliqué pendant long-temps un cataplasme émollient; quelquefois sa face interne est partiellement colorée en rouge ou en vert par un liquide séreux que l'on peut enlever par l'eau, et alors la couleur blanche du tissu reparaît. Il n'est guère possible d'établir l'ordre suivant lequel les parties se dépouillent de leur épiderme, parce qu'il n'y a rien de constant à cet égard.

A une époque un peu plus avancée, les portions d'épiderme non encore séparées commencent à éprouver une altération remarquable; souvent elles deviennent graisseuses, et adhèrent de plus en plus à la terre ou au linceul qui les recouvrent; elles forment alors des couches d'un jaune rougeâtre ou brunes, composées de plusieurs petites élévations arrondies, comme lenticulaires et confluentes; quelquefois, au lieu de ces couches, on trouve une mucosité gluante et grasse qui semble fournir un moyen d'agglutination entre certains organes: c'est par son intermède, par exemple, que la partie interne des membres thoraciques est souvent collée au thorax. Il arrive aussi qu'au lieu d'un enduit gras et poisseux, on en trouve un autre qui est sec et presque comme de la croûte de fromage desséché. Les enduits dont nous parlons, sous quelque forme qu'ils se présentent, sont quelquefois recouverts de moisissures blanches, floconneuses, semblables dans certains cas à de la gelée blanche. Plus tard l'épiderme a disparu; cependant, si pendant la vie il a été soulevé par de la sérosité, il peut se faire qu'il résiste à la putréfaction, et qu'on le trouve encore, au bout de plusieurs mois, avec la plupart des caractères qui lui sont propres.

Ongles. Les ongles se ramollissent, acquièrent une couleur grisâtre, et perdent de leur élasticité; ils deviennent aussi de moins en moins translucides; on peut les arracher facilement, même lorsque le cadavre n'est enterré que depuis vingt ou trente jours. La peau qu'ils recouvrent dès cette époque est lisse, humide et d'un rouge vif, comme de la gelée de groseilles; plus tard, ces ongles tombent après s'être desséchés.

Cheveux et poils. Ces parties résistent beaucoup à la putréfaction ; nous les avons constamment trouvées, avec toutes leurs apparences, même après plusieurs années d'inhumation.

Peau. Après avoir étudié séparément l'épiderme, nous allons examiner les changemens qu'éprouve la peau, que nous ne supposerons pas encore être dépouillée de sa cuticule. Dans les premiers temps, elle est de couleur jaunâtre, tirant un peu sur le rose; cependant on voit çà et là des teintes verdâtres, rougeâtres et violacées; du reste, elle est à peine ramollie, nullement corrodée, et presque dans l'état naturel. On peut établir en principe qu'elle est plus humide à la partie postérieure du tronc que partout ailleurs.

Plus tard elle est quelquefois recouverte, dans certains endroits, de petites granulations comme sablonneuses, formées par du phosphate de chaux : alors, par l'effet de la putréfaction, elle est presque décollée au dos, où elle paraît former une poche, comme le fait la peau du crapaud au corps de cet animal; son épaisseur n'a pas encore sensiblement diminué, si ce n'est aux paupières où elle se déchire facilement; sa structure est parfaitement reconnaissable, et nulle part on ne la voit transformée en gras.

Plus tard encore elle commence à se dessécher, devient plus mince, et prend une couleur qui varie du jaune fauve au jaune presque orangé, et au brun quelquefois assez foncé; elle est recouverte par l'enduit dont nous avons parlé à l'occasion de l'épiderme, et dans certains points par de la moisissure; cette dernière n'existe guère dans les parties les plus humides, comme au dos ; tandis qu'il y en a beaucoup dans celles qui sont ordinairement sèches. La dessiccation fait chaque jour de nouveaux progrès ; l'enveloppe tégumentaire semble se tanner ; aussi, lorsqu'on frappe avec le manche d'un scalpel sur une partie quelconque du cadavre, on entend un bruit à peu près semblable à celui qu'on produit par la percussion sur une boîte de carton. Si alors on incise ce tissu, on voit que la coupe offre l'aspect d'une couenne grisâtre ; et déjà on distingue une tendance évidente à la saponification, tendance qui est surtout marquée là où le tissu cellulaire sous-cutané est chargé de graisse : c'est aussi dans ces parties qu'en général la peau se conserve le mieux, et si elle se détruit aisément au pourtour de l'anus, cela tient à la facilité avec laquelle les vers peuvent l'attaquer. Son adhérence aux parties sous-jacentes varie ; quand elle est appliquée sur des os, elle y tient par du tissu cellulaire sec, facile à déchirer et à séparer ; elle est au contraire très-adhérente lorsqu'elle répond à des portions fournies de tissu cellulaire graisseux ; ou lorsqu'elle recouvre des parties musculaires, sans l'intermédiaire de ce tissu graisseux abondant.

A une époque encore plus éloignée, la dessiccation et l'amincissement de la peau augmentent là où elle n'a pas été saponifiée, et, comme précédemment, ce sont les parties antérieures qui sont plus sèches ; quelquefois même elle est déjà excessivement desséchée en avant, que la partie postérieure est encore très-humide, très-amincie, et en partie détruite par les vers. Elle brunit de plus en plus ou devient d'un jaune sale; mais en général elle conserve encore assez de consistance, quoiqu'elle soit détruite et comme corrodée en plusieurs points. Enfin l'amincissement est porté au point que le tissu disparaît peu à peu. Il est inutile d'indiquer que la destruction de l'organe cutané est beaucoup plus rapide dans les portions qui n'ont été ni desséchées ni transformées en gras.

On remarquera, sans doute, que nous n'avons pas compris parmi les changemens que la peau éprouve pendant l'inhumation, les *lividités cadavériques*, les *vergetures*, ni les *ecchymoses*; c'est qu'en effet les lividités cadavériques de la peau paraissent *ordinairement* lorsque le cadavre commence à se refroidir, et par conséquent bien avant l'inhumation; d'ailleurs, elles ont été parfaitement décrites, et nous croyons nous-même les avoir fait connaître en détail dans nos *Leçons de médecine légale* (tome II, page 237, 2e édition). Quant aux *vergetures*, comme elles ne sont autre chose que des lividités cadavériques de la peau, traversées par des lignes, des sillons ou des plaques blanchâtres, résultat évident de la pression exercée sur les parties livides par les vêtemens, les ligatures, etc., nous ne devions pas nous en occuper davantage par le même motif. Nous n'avons pas fait mention des *ecchymoses sous-cutanées*, parce que nous n'avons jamais eu occasion d'en observer chez les sujets que nous avons fait pourrir, non pas que nous pensions qu'il ne s'en développe dans aucun cas pendant la putréfaction des cadavres qui ont été enterrés; au contraire, tout concourt à établir qu'il doit s'en former chez les individus jeunes, gras, abreuvés de sucs, qui ont succombé à une maladie aiguë, et qui ont été inhumés pendant l'été. Ces ecchymoses se montrent le plus souvent dans les parties les plus déclives, comme à l'occiput, aux lombes, ou bien aux paupières et au scrotum, organes dont le tissu lamineux sous-cutané est fort lâche et facile à distendre; il n'arrive jamais qu'elles offrent les diverses nuances jaune clair, jaune foncé, rouge brun et noirâtre, qu'il n'est pas rare de voir dans les ecchymoses faites pendant la vie: en général, leur couleur est uniforme.

Tissu cellulaire sous-cutané. Ce tissu change à peine dans les premiers temps; toutefois il est aisé de remarquer, même de bonne heure, qu'il se comporte différemment à la partie antérieure du corps, qu'en arrière et suivant l'épaisseur des couches musculaires qui l'avoisinent. Ainsi, loin de s'infiltrer, il se dessèche et conserve assez de résistance quand il est placé à la partie antérieure du tronc, surtout là où la couche musculaire est mince, comme à l'abdomen et au milieu du thorax. Il est au contraire infiltré, mou, peu résistant dans toute la partie postérieure du tronc: cette infiltration peut être simplement sanguinolente, ou bien à la fois sanguinolente et huileuse; dans ce dernier cas, des gouttelettes jaunes, comme graisseuses, sont mêlées au liquide rouge. A la partie postérieure de la tête et du cou, et même dans presque toute l'étendue du dos et des lombes, l'infiltration dont il est le siége est plus ou moins violacée, et présente un aspect gélatineux assez semblable à celui du tissu cellulaire épicranien de certains enfans nouveau-nés : là ce tissu est gonflé et se déchire avec facilité. Dans la région fessière et à la partie postérieure des membres, cet état gélatineux est à peine marqué, et le liquide qui imbibe le tissu cellulaire s'écoule avec beaucoup plus de facilité. Dans les régions latérales du thorax et de l'abdomen, ce tissu offre en quelque sorte un état d'infiltration intermédiaire entre celui de la partie antérieure et de la partie postérieure du tronc. En avant et sur les côtés des cuisses et des bras, où la couche musculaire est assez épaisse, il est assez humide, sans être infiltré, et se déchire facilement, ce qui tient évidemment à l'altération putride qu'il éprouve déjà, et qui est plus marquée là que dans les endroits où les muscles sont moins épais. Il est inutile d'ajouter que l'infiltration du tissu dont il s'agit sera surtout considérable quand le cadavre baignera pour ainsi dire dans un liquide, comme dans les cas d'anasarque. (*Voyez* Observ. 7.e, page 90.)

Plus tard, surtout chez les sujets gras, le tissu cellulaire adipeux tend à se transformer en savon ; il devient d'un gris blanchâtre ou jaunâtre, de consistance de suif, et onctueux au toucher ; partout où il est très-abondant, il offre, lorsqu'on l'incise, un aspect poreux, feuilleté, résultant de la présence d'une multitude de petites locules vides produites elles-mêmes soit par la dessiccation, soit par le dégagement des gaz. Plus tard encore, nous l'avons vu comme desséché, mat, blanc, ou d'un blanc grisâtre, filamenteux, et facile à déchirer là où il est ordinairement peu graisseux, tandis qu'il était jaunâtre, peu résistant, humide et assez semblable à du lard bouilli et refroidi, dans les endroits où il est graisseux; enfin il était d'un jaune orangé, d'un aspect globuleux et évidemment saponifié partout où il était encore plus graisseux. La transformation en savon du tissu cellulaire graisseux est loin d'être un phénomène constant; nous avons en effet rencontré ce tissu dans l'état naturel chez un individu qui était enterré depuis six mois, et qui était *maigre*, tandis que chez une femme *grasse*, inhumée à peu près depuis le même temps et dans le même terrain, ce tissu était déjà saponifié dans plusieurs parties.

A une époque plus avancée, le tissu cellulaire non saponifié se détruit, après s'être desséché et avoir bruni.

Tissu musculaire. Les muscles commencent par se ramollir; en général, ils deviennent d'abord d'un rouge moins foncé partout où ils ne sont pas très-infiltrés; quelques-uns cependant offrent une couleur violacée; ceux de l'abdomen sont souvent verts. Quelque temps après, leur tissu est encore parfaitement reconnaissable; il n'est pas transformé en gras, si ce n'est dans les orbites, où la saponification paraît avoir lieu bien plus tôt que dans les autres parties. Leur couleur est alors verdâtre ou lie de vin. La première de ces colorations est beaucoup plus commune que la seconde, qui ne se remarque guère que dans les endroits où l'on trouve une infiltration sanguinolente.

Le tissu dont il s'agit est partout humide (les orbites exceptés), et, dans plusieurs parties, il est imbibé par un liquide séro-sanguinolent de la même couleur que celui qui imprègne le tissu cellulaire, et qui est tellement abondant dans certaines régions, surtout au dos, qu'il en découle une grande quantité non-seulement par la pression, mais encore par la simple incision; il est même des muscles qui ressemblent à une gelée, au milieu de laquelle se trouveraient des fibres charnues, réunies pourtant de manière à ce qu'on pût très-bien reconnaître la forme des organes que l'imbibition a envahis; malgré cette imbibition qui devrait augmenter leur volume, les muscles sont affaissés, et leurs fibres pour ainsi dire dissoutes dans le liquide. A la partie antérieure des membres, le tissu musculaire forme une couche très-peu épaisse sur les os qu'il recouvre. La résistance qu'il présente est en général considérablement diminuée, et la facilité avec laquelle on le déchire est en raison directe de son imbibition : or, comme cet état est plus marqué à la partie postérieure du tronc, et là où les couches musculaires sont plus épaisses que partout ailleurs, c'est aussi là que les fibres se déchirent avec le moins d'effort.

Le tissu musculaire, après s'être ramolli et coloré plus ou moins en verdâtre ou en lie de vin, ou bien au contraire après être devenu plus pâle, se saponifie ou se détruit. La saponification a *surtout lieu chez les personnes grasses*; les fibres musculaires pâlissent de plus en plus; quelques-unes d'entre elles sont déjà changées en savon blanchâtre, que d'autres conservent encore leur couleur rosée : nous n'avons jamais vu un muscle tout entier transformé en gras. L'autre genre d'altération, celui qui amène la destruction du muscle, est beaucoup plus commun; voici comment il a lieu :

Après s'être ramolli, le tissu musculaire se dessèche petit à petit, et perd de son volume à un point tel que les masses qu'il forme s'aplatissent; à mesure que la dessiccation augmente, il prend une teinte plus foncée; enfin il peut être tout-à-fait brun; mais, malgré cet aplatissement et cette coloration, on peut encore reconnaître les tendons, les aponévroses et la structure fibreuse de cette sorte de membrane. La dessiccation pourtant n'atteint pas tous les muscles qui se détruisent, et ceux qui se conservent humides offrent toujours une couleur foncée, verte ou lie de vin.

Plus tard, les fibres musculaires desséchées se détruisent, et il ne reste plus à leur place que des feuillets membraneux grisâtres ou d'un jaune brunâtre, dans lesquels il est impossible de reconnaître des fibres; quelquefois ces feuillets sont humides, bruns et assez semblables à des feuilles de tabac que l'on aurait mouillées après les avoir desséchées; enfin, dans quelques parties du corps, on ne trouve à la place des muscles que des masses aréolaires brunes et même noirâtres, semblables par leur aspect à certains polypiers.

A la région postérieure des membres, la dessiccation dont nous parlons n'est jamais aussi complète; nous ne l'avons pas non plus remarquée dans la région du dos ni des lombes, où les muscles sont constamment baignés dans des liquides : dans ces endroits ils se détruisent pour ainsi dire par macération.

Tissu aponévrotique et tendineux. Les aponévroses qui enveloppent les muscles conservent long-temps leur brillant et leur consistance; mais elles ont en général une couleur légèrement bleuâtre là où elles sont peu épaisses; il en est de même du tissu tendineux dont la couleur toutefois est plus blanche et plus éclatante, ce qui tient évidemment à sa plus grande épaisseur: en effet, dans les parties où les tendons existent sous la forme aponévrotique, ils ont une teinte analogue à celle des aponévroses.

Plus tard, et à une époque déjà assez avancée, les aponévroses, et les tendons deviennent d'abord opalins et jaunâtres, puis de couleur brune, claire et même foncée; ils se dessèchent plus ou moins complétement, et perdent l'aspect nacré qui leur est propre; mais il suffit de les mettre en contact pendant quelque temps avec l'eau, pour qu'ils reprennent leurs caractères primitifs; ce sont eux qui constituent, avec le tissu cellulaire, la totalité ou la presque totalité de ces masses feuilletées qui sont les seuls restes des parties molles que l'on remarque dans ces différentes parties du corps, et qui, à leur tour, finissent par se détruire entièrement, en sorte que le cadavre se trouve réduit au squelette.

Le tissu tendineux est un de ceux qui résiste le plus à la putréfaction.

Tissu ligamenteux. Pendant les premiers mois, les articulations conservent tous leurs rapports, et sont maintenues par les ligamens qui ont à peine changé d'aspect, et qui présentent encore beaucoup de résistance. Plus tard, le tissu ligamenteux se ramollit, jaunit, et, au bout d'un temps assez long, finit par se détruire complétement; il résiste beaucoup moins à la décomposition que les tendons. Les ligamens croisés sont ceux que l'on peut reconnaître le plus long-temps: quant aux autres, ils sont tellement confondus, au bout de quelques mois, avec les autres parties molles qui environnent ces articulations, qu'il est impossible de les distinguer.

Tissu cartilagineux. Les cartilages articulaires offrent pendant long-temps l'aspect et la texture qui leur sont propres, excepté qu'ils sont légèrement rosés. Plus tard, ils deviennent jaunâtres et commencent à s'amincir; leur consistance diminue de plus en plus; enfin ils se détruisent, et il ne reste plus à leur place, sur les surfaces articulaires, qu'un enduit très-mince, humide, légèrement graisseux et de couleur bistre. Les cartilages costaux brunissent aussi et perdent leur souplesse; mais avant de disparaître ils deviennent tout-à-fait noirs, fragiles, et sont comme vermoulus.

Tissu osseux. Les *os* subissent à peine de l'altération, même au bout de plusieurs centaines d'années. On a trouvé à Saint-Denis ceux du roi Dagobert, mort il y a près de douze cents ans; à la vérité, ils étaient dans un coffre de bois, placé lui-même dans un tombeau de pierre. Haller dit, dans les premières pages de ses *Élémens de Physiologie*, que la gélatine des os s'est conservée pendant deux mille ans dans des momies, tandis qu'à l'air ou dans des terrains humides quelques siècles suffisent à sa destruction: alors les os se convertissent en poussière et disparaissent. (*Voyez*, pour plus de détails, l'art. 2e, aux pag. 349 et 350.) Les *dents* résistent long-temps; l'émail est presque indestructible.

Tissu séreux. Les plèvres, le péritoine, etc., deviennent d'abord grisâtres et se ramollissent; plus tard ces membranes s'amincissent, se déchirent facilement, et tendent à se dessécher; plus tard encore, leur couleur se fonce et passe au bleuâtre, au brun olive, ou au noir bleuâtre; quelquefois aussi leur surface est enduite d'une couche noire, comme graisseuse; enfin elles disparaissent. Nous avons pu reconnaître la plèvre chez un sujet enterré dans une bière épaisse, et ouvert quatorze mois après la mort.

Encéphale. Le cerveau, qui se pourrit si vite quand il est hors du crâne, résiste sensiblement au mouvement de décomposition putride tant qu'il est enfermé dans cette boîte osseuse. Quelquefois, avant l'inhumation, les vaisseaux sont gorgés de sang par l'effet de la mort; ce qui tient à la distension de l'estomac par des gaz, et au refoulement en haut du diaphragme et du sang contenu dans le côté droit du cœur. Pendant plusieurs semaines, à moins que la température n'ait été fort élevée, le cerveau conserve assez toutes ses propriétés normales pour qu'on puisse y reconnaître les diverses parties qui entrent dans sa composition, et constater les traces d'épanchemens et de ramollissemens pathologiques; cependant il tend de bonne heure à devenir d'un gris olivatre clair. Quelque temps après il se ramollit, et le ramollissement commence par la substance grise, diminue de volume, et ne remplit plus déjà exactement la cavité du crâne : à cette époque, on aperçoit encore, sinon la totalité, au moins une grande partie des circonvolutions, ainsi que les deux substances, dont la blanche est devenue grisâtre, et l'autre d'un vert olivâtre. Dans un cas de mort, à la suite d'une apoplexie foudroyante, il fut trouvé, même d'assez bonne heure, réduit en une bouillie très-molle couleur de lie de vin. Plus tard il est encore plus mou, et pour ainsi dire réduit en bouillie : alors les deux substances, qu'il n'est plus permis de bien distinguer, sont verdâtres ou couleur de lie de vin, et répandent une odeur excessivement fétide; il est inutile de dire que l'on ne reconnaît plus aucune des parties qui se trouvent dans les divers ventricules : on voit çà et là dans la masse de l'encéphale des filamens entourés de granulations graisseuses, qui semblent être des vaisseaux. A une époque plus éloignée encore, l'organe dont nous parlons n'est plus aussi fétide, et sa consistance est augmentée; il forme alors une masse d'un gris verdâtre, semblable à de la terre glaise détrempée ou azurée : quelquefois cette masse est jaunâtre à sa surface; dans d'autres circonstances, elle est percée de trous faits par des vers. Dans tous les cas, le cerveau diminue peu à peu de volume, et il arrive un moment où il n'occupe plus que le dixième et même le douzième de la cavité du crâne; et alors il est souvent saponifié. Dans les nombreuses ouvertures que nous avons faites, nous avons constamment trouvé une plus ou moins grande partie de cet organe, tandis que déjà il ne restait aucun vestige d'autres viscères ;

une fois seulement (*voyez* page 247) le crâne était vide, parce que des vers nombreux avaient dévoré tout l'encéphale.

Le cervelet et la moelle épinière présentent les mêmes changemens de consistance et de couleur que le cerveau ; ils sont cependant en général plus ramollis.

La pie-mère et l'arachnoïde se comportent à peu près comme les autres parties du tissu séreux (*voyez* pag. 285). La dure-mère résiste beaucoup à la putréfaction, et présente à peine des changemens dans les premiers temps ; plus tard, elle devient presque toujours verdâtre, se ramollit et se déchire souvent en lambeaux qui offrent une couleur ardoise claire (1).

---

(1) On ne doit pas considérer la présence d'un liquide séreux dans les ventricules cérébraux, le canal rachidien ou les aréoles de la pie-mère cérébrale, comme un effet cadavérique; et on ne pourrait l'attribuer à une cause pathologique qu'autant que ce liquide s'écarterait beaucoup, par sa quantité et ses qualités, des conditions qu'il présente dans l'état normal, et que nous allons exposer. On sait, par les recherches de M. Magendie sur les animaux vivans et sur les cadavres d'individus chez lesquels il n'avait existé aucun dérangement des fonctions du système nerveux, 1° que l'espace compris entre la moelle et la dure-mère est habituellement rempli par un liquide incolore, qui soumet la moelle à un certain degré de compression nécessaire à l'exercice de ses fonctions, en même temps qu'il protége cet organe important contre les commotions violentes, etc.; 2° que l'écoulement de ce liquide, provoqué chez un animal vivant, donne naissance à des symptômes graves que fait bientôt cesser la régénération facile de

Les nerfs sont parfaitement conservés, même plusieurs mois après l'inhumation, et ne diffèrent de leur état normal que par leur solidité qui est moindre, et par leur couleur qui est un peu rosée.

Globes oculaires. Peu de jours après l'inhumation, la cornée transparente est déjà affaissée, et notablement obscurcie, et les humeurs vitrée et aqueuse tendent à se colorer en bistre clair ou en rougeâtre. Quelques semaines après, l'affaissement a fait de tels progrès, que les yeux semblent quelquefois vides au pre-

---

cette humeur; 3° qu'un liquide semblable infiltre les aréoles de la pie-mère, et distend modérément les ventricules cérébraux; 4° que la position de ce liquide est surtout remarquable, puisque dans le rachis comme à la surface du cervelet et du cerveau, il est placé, ainsi que l'avait déjà vu *Cotugno*, entre le feuillet viscéral de l'arachnoïde et le viscère lui-même revêtu par la pie-mère; 5° qu'une simple vapeur lubrifie en dedans les deux feuillets contigus de l'arachnoïde, et que quand on y rencontre de la sérosité, elle est en petite quantité et rougeâtre, et due uniquement à la transsudation cadavérique, rarement à une irritation des méninges; 6° que le liquide *cérébro-spinal* peut avec facilité passer du rachis dans les ventricules, ou de ceux-ci dans le rachis, par une ouverture placée entre la face postérieure du bulbe rachidien et le cervelet (elle paraît cependant bouchée par une membrane chez les moutons). On conçoit qu'il peut aussi facilement passer du rachis dans les aréoles de la pie-mère cérébrale, puisque dans l'un comme dans l'autre cas, il est sous l'arachnoïde. Ces remarques font aussi prévoir que la position dans laquelle on place le cadavre pendant qu'on en fait l'examen, peut favoriser l'accumulation de cette humeur, soit vers le crâne, soit vers le canal rachidien.

mier abord; l'obscurcissement de la cornée et la coloration des humeurs ont augmenté; celles-ci sont remplacées par un fluide peu consistant, de couleur bistre qui paraît être due à la choroïde; le cristallin, ainsi que les diverses membranes, conservent leurs caractères. En général, nous avons trouvé les yeux entiers jusqu'au deuxième mois. Plus tard ils se vident, et on ne rencontre que leurs membranes et le cristallin; quelque temps après, il n'existe que des débris brunâtres de la sclérotique; enfin, plus tard, les cavités orbitaires ne renferment qu'une masse de gras de cadavres formée aux dépens des yeux, dont on ne découvre plus de traces, des muscles et du paquet graisseux de cette région. Il est peu d'organes qui disparaissent aussi promptement que les globes oculaires: dans les exhumations faites à Bicêtre, nous n'en avons jamais trouvé de vestiges quatre mois après la mort.

Organes de la respiration et de la circulation. Avant d'indiquer les divers états que nous ont présentés les poumons, voyons en peu de mots ce qu'ils nous offrent de remarquable vingt-quatre ou trente-six heures après la mort. Si l'agonie n'a pas été longue, la portion des *poumons* qui était la plus déclive au moment du refroidissement du cadavre, sera engorgée; si, comme il arrive le plus ordinairement, l'individu est couché sur le dos, et que le cadavre n'ait pas été retourné, la congestion sanguine se trouvera dans la portion dorsale des poumons; elle occupera au contraire leur partie antérieure ou leur partie inférieure, si, au moment de la mort, l'individu était couché sur le ventre dans une situation verticale, comme dans la suspension, et que l'on n'ait point changé l'attitude du cadavre pendant le refroidissement. Si on retourne le corps immédiatement après la mort, les poumons présenteront à peine quelques traces d'engorgement dans la partie qui était la plus déclive quand l'individu a cessé de vivre; tout le sang s'accumulera dans les portions les plus déclives au moment du refroidissement. Dans ces différens cas, l'engorgement pourra être porté au point de diminuer la force de cohésion du parenchyme, et de chasser entièrement l'air qui occupe les parties les plus déclives. Il est inutile de dire que les bronches se colorent également en rouge dans les portions des poumons où le sang s'est accumulé. Si *l'agonie a été longue*, ou que le malade ait succombé à une affection du thorax, avec gêne considérable de la respiration, la congestion sanguine occupera la partie des poumons la plus déclive *au moment de la mort*. On a beau retourner sur le ventre le corps d'un pareil individu qui vient d'expirer étant couché sur le dos, l'engorgement sanguin se trouve dans la portion dorsale de la partie thoracique des poumons; celle qui est la plus déclive au moment du refroidissement, offre à peine quelques traces de congestion. Il suit de ce qui précède, que l'on se tromperait en voulant juger, d'après la lividité de telle ou telle autre partie des poumons, la situation de l'individu au moment de la mort ou du refroidissement du cadavre, puisqu'il est évident que l'on doit tenir compte aussi de la durée de l'agonie.

Les congestions dont nous venons de parler donnent quelquefois aux poumons, et surtout à leur partie postérieure, une couleur plus ou moins noire, qui, dans certaines circonstances, a pu être regardée par des médecins peu attentifs comme étant le résultat de la *gangrène* ou du *sphacèle*.

Examinons maintenant les divers états des poumons après une inhumation plus ou moins prolongée. Ils conservent leur aspect naturel pendant long-temps; mais ils ne tardent pas à devenir emphysémateux; ils ne sont pas plus gorgés de sang à leur partie postérieure, que lorsque la mort est récente; on peut même, au bout de quelques mois, reconnaître leur structure, et constater s'ils sont le siége d'une lésion pathologique. Plus tard, ils sont plus ou moins affaissés, et ils n'occupent plus les cavités des plèvres; leur couleur devient d'un vert-bouteille plus ou moins foncé, tirant sur l'ardoise, ou bleuâtre; à cette époque, il est rare qu'en les incisant on puisse reconnaître la structure qui leur est propre; ils sont plus mous, plus faciles à déchirer, et renferment un liquide couleur de bistre. Plus tard encore, ils offrent l'apparence de deux membranes très-aplaties, d'un petit volume, collées contre les parties latérales de la gouttière vertébrale, est quelquefois couvertes de moisissures blanches; et ils diffèrent déjà tellement de l'état normal, qu'on ne peut les reconnaître qu'à leur situation. Enfin, ils perdent peu à peu leur humidité, s'aplatissent de plus en plus, noircissent, et finissent par ne former qu'une masse mince, composée de plusieurs feuillets noirs et secs, qui est appliquée sur les parties postérieures des cavités thoraciques, et près de la colonne vertébrale. Cette masse elle-même ne tarde pas à se détruire.

La membrane muqueuse de la *trachée-artère* et du *larynx* commence par devenir d'un vert olive clair ou d'un vert noirâtre ; quelquefois cependant, surtout vers la partie supérieure de ce canal, elle est colorée en gris légèrement violacé et parsemée çà et là de taches noirâtres. Plus tard, au lieu de la teinte verdâtre dont nous parlons, on trouve une coloration rougeâtre ou lie de vin, surtout aux parties qui correspondent aux cerceaux cartilagineux. Enfin la couleur devient noire ou d'un brun foncé. Dans certains cas, l'*épithélium* de cette membrane muqueuse se détache par petits lambeaux, dont la couleur varie. On remarque aussi quelquefois des granulations grisâtres, comme graisseuses, de la grosseur de deux têtes d'épingle à peu près, de forme irrégulière, paraissant formées d'autres granulations beaucoup plus petites ; ces corpuscules, quelquefois assez durs, ainsi que les petits lambeaux d'épithélium déjà mentionnés, pourraient être pris, au premier abord, pour des corps étrangers introduits dans le canal aérien. Indépendamment de ces changemens, le larynx et la trachée-artère se ramollissent de plus en plus, les cerceaux cartilagineux perdent leur élasticité, et au bout d'un certain temps, on ne découvre que les cartilages cricoïde et thyroïde, séparés l'un de l'autre, comme vermoulus, demi-transparens, de couleur jaunâtre, spongieux, cassans, et quelques anneaux de la trachée-artère flexibles, comme des cartilages, et d'un brun jaunâtre. Enfin, et à une époque plus éloignée encore, il ne reste plus de vestige de ces organes.

Diaphragme. Ce muscle conserve pendant assez long-temps son aspect normal : au bout de six et sept mois d'inhumation, nous avons souvent pu reconnaître son centre aponévrotique et des fibres musculaires ; plus tard, il s'amincit, se dessèche, devient olivâtre ou brunit, se perfore quelquefois, et finit par se réduire à une membrane brune, très-mince, n'offrant plus ni la forme, ni la texture de ce muscle. Dans certains cas, on trouve sur les deux faces des granulations dures et blanches de phosphate de chaux.

Cœur et vaisseaux sanguins. Avant de faire connaître les changemens éprouvés par ces organes pendant l'inhumation, rappelons l'état dans lequel ils se présentent vingt-quatre ou trente-six heures après la mort. Souvent le *cœur* est à l'état normal ; quelquefois il est pâle ; dans d'autres cas, il offre une teinte rouge marquée, ou seulement des stries rouges, soit dans l'épaisseur de sa substance, soit à sa surface interne ; enfin sa consistance peut être diminuée. Les *artères* et les *veines* peuvent également être le siége d'une coloration rouge, uniforme ou striée à leur intérieur, quoique le plus ordinairement elles soient à l'état naturel ; cette teinte rouge se trouve indifféremment à la suite de toutes les maladies, et doit être considérée comme un phénomène cadavérique, résultat manifeste de la transsudation du sang qui se fait après la mort. Au reste, il est aisé de se convaincre par des expériences directes qu'il doit en être ainsi. Que l'on introduise dans un uretère dont la couleur est parfaitement blanche, une certaine quantité de sang fluide, on ne tarde pas à observer, après avoir lié ses deux extrémités, que le tissu de ce conduit acquiert une couleur rouge. Qu'à l'exemple de M. Chaussier, on injecte par la veine mésentérique une certaine quantité d'eau colorée avec de l'encre, et quelques heures après on trouvera la portion de l'estomac qui est recouverte par le foie, teinte en noir; cette liqueur transsudera à travers les parois de l'estomac, et formera à l'épiploon et au colon des taches plus ou moins étendues.

Si l'on examine le *cœur* après quelque temps d'inhumation, on voit qu'il est déjà sensiblement ramolli, flasque, d'un violet plus ou moins foncé et plus rarement verdâtre, vide, ou contenant du sang en partie fluide, en partie coagulé; sa couleur se fonce de plus en plus, surtout à l'intérieur, où elle finit par devenir noire; quelquefois les valvules présentent des taches brunâtres qui sont aussi l'effet d'une imbibition; d'autres fois on remarque à la face interne des oreillettes, ou à l'extérieur de l'organe, des granulations blanches, dures, semblables à du sablon. Plus tard, le cœur s'aplatit et se réduit à une sorte de languette d'un brun noirâtre, souple, aminci, et même déchirée dans quelques points, semblable à une double poche de gomme élastique, dont on peut encore écarter les parois de manière à reconnaître les deux ventricules; mais déjà on ne distingue plus la texture de l'organe; on aperçoit seulement quelques brides noirâtres qui doivent être les restes des colonnes charnues. Enfin, comme tous les autres organes, il disparaît et laisse à sa place une couche noire, comme bitumineuse, qui s'enlève facilement par le lavage. Plus les parties molles des parois thoraciques sont détruites de bonne heure, plus la disparition dont nous parlons arrive promptement.

Péricarde. Le péricarde se colore d'abord en rougeâtre, puis en rouge foncé, enfin en brun noirâtre; il se ramollit de plus en plus, et finit par disparaître. Nous l'avons souvent vu contenir une plus ou moins grande quantité de liquide sanguinolent.

Vaisseaux sanguins. On trouve en général, deux et trois mois après l'inhumation, une certaine quantité de sang noir fluide ou coagulé, soit dans les veines, soit dans les artères. Il est des cas cependant où nous n'en avons pas rencontré au bout d'un mois d'inhumation; et quelquefois, au lieu de sang, nous avons vu, même huit ou neuf mois après la mort, un liquide sanguinolent de couleur rosée. Les parois de ces vaisseaux se colorent d'abord en rose, puis en rouge, en violet foncé et en brun. C'est surtout à l'intérieur que ces teintes sont bien prononcées; dans certains cas, la membrane interne devient vert-bouteille: tantôt cette coloration est uniforme, tantôt ce sont des plaques ou des stries. Quoi qu'il en soit, pendant plusieurs mois, il est facile de séparer les unes des autres les diverses tuniques de ces vaisseaux. Dans une de nos ouvertures, l'aorte était encore entière, et parfaitement reconnaissable au bout de quatorze mois d'inhumation.

Organes de la digestion. Canal digestif. On ne peut

bien juger les changemens qui s'opèrent dans le canal digestif pendant le séjour des cadavres dans la terre, qu'en examinant comparativement l'état de ce canal peu de temps après la mort, avant l'inhumation, par exemple, et plusieurs semaines, et même plusieurs mois après. Comment reconnaître, en effet, qu'il y a eu des changemens de couleur, de consistance, etc., si on ne sait pas quelles sont le plus habituellement les couleurs et la consistance des tissus de ce canal quelques heures après la mort? C'est ce qui nous engage à tracer en peu de mots les principaux états du canal digestif chez des individus qui n'ont pas succombé à une phlegmasie de cet appareil; et comme nos observations ont eu surtout pour objet les cadavres des vieillards, c'est particulièrement de ceux-ci dont nous allons nous occuper.

Quelle que soit la maladie qui occasionne la mort des vieillards (hémorrhagie cérébrale, ramollissement du cerveau, pneumonie, pleurésie, maladies du cœur, etc.), jamais ou presque jamais la membrane muqueuse de l'appareil digestif n'est dans un état parfait d'intégrité; il est rare qu'on ne rencontre dans l'estomac et les intestins des altérations diverses que l'on ne peut considérer comme morbides que dans un très-petit nombre de cas, et qui cependant ne sont pas l'état physiologique parfait. Bien plus, ces sortes d'altérations sont souvent beaucoup plus prononcées que ne le sont les traces que laissent après elles des maladies très-intenses du conduit alimentaire, maladies qui ont pû seules déterminer la mort des malades.

De toutes ces affections étrangères au tube digestif, celles qui occasionnent les changemens les plus remarquables sur la membrane qui le tapisse, sont, sans contredit, les maladies du cœur et des gros vaisseaux ; et comme il est peu de septuagénaires qui meurent sans quelque altération de ces organes, il en est peu aussi qui ne présentent quelques modifications dans la membrane muqueuse gastro-intestinale. Cette altération, qui ne sort pas des bornes physiologiques, tant qu'elle ne consiste que dans une injection mécanique plus ou moins considérable, peut être portée jusqu'à l'état morbide ; ainsi le sang accumulé dans ces tissus perméables, agissant comme un corps étranger, finit souvent par déterminer une sorte d'inflammation (si l'on peut s'exprimer ainsi) : alors la rougeur est *cerise*, *violette*, *lie de vin*, et pénètre profondément la membrane muqueuse gastrique dans toute son étendue, ou seulement d'une manière plus marquée dans quelques-uns de ses points ; d'autres fois, le sang ainsi accumulé s'exhale dans les cavités gastro-intestinales, et donne lieu à des hémorrhagies consécutives.

Mais avant d'atteindre à ces points qui peuvent être considérés comme des états morbides, la membrane muqueuse gastro-intestinale passe par divers états, qui ne gênent que peu ou point l'action des intestins, et qui peuvent être regardés *à peu près* comme physiologiques. Alors *l'œsophage* est généralement plus injecté que dans l'état normal ; on rencontre çà et là, mais principalement vers le cardia, et vers le tiers inférieur, des plaques ou taches plus ou moins larges, violettes, ressemblant parfaitement à une ecchymose; ces taches sont sous un *épithélium* plus épais et plus dense que celui qui revêt la membrane muqueuse gastrique, si même il en existe dans ce dernier cas. Le diamètre du conduit œsophagien est quelquefois rétréci d'une manière partielle. Dans les points qui correspondent aux endroits rétrécis, il existe des plis longitudinaux, et dans ces endroits les parois de ce conduit paraissent plus épaisses et plus denses. Il est impossible d'ailleurs de reconnaître là les traces d'un travail inflammatoire.

L'*estomac* présente des variétés infinies de couleur, de consistance, de volume, de diamètre, etc. La membrane muqueuse qui le tapisse, molle, spongieuse, recevant une multitude innombrable de vaisseaux capillaires, essentiellement perméable au sang, étant d'ailleurs continuellement en action, devient facilement, ainsi qu'on le conçoit bien, le réceptacle d'une quantité plus ou moins grande de sang, lorsqu'il existe quelque obstacle à la circulation; aussi est-il extrêmement rare de trouver cette membrane d'un blanc légèrement et uniformément rosé, qui est sa couleur physiologique parfaite. Mais dans l'exploration de cette membrane il ne faut pas oublier qu'elle se pénètre avec la plus grande facilité des substances colorantes que renferme le ventricule; les lotions les plus exactes et les plus répétées n'enlèvent jamais *complétement* la coloration produite par cette imbibition: ainsi le vin, les décoctions de quinquina, colorent en rouge cette membrane; et pourraient faire croire à des observateurs peu attentifs ou peu exercés que la couleur qu'ils communiquent est le résultat d'une injection sanguine : d'autres préparations médicamenteuses ou alimentaires peuvent avoir un résultat analogue ; nous nous bornons à citer ces deux exemples. La présence d'un liquide colorant rouge doit d'abord faire naître des doutes sur la nature de la coloration de la membrane gastrique ; ajoutons encore que cette coloration est uniforme, et qu'on n'y distingue point ces arborisations, ces injections vasculaires, qui sont le caractère de la pénétration véritable du sang dans les vaisseaux capillaires ; d'ailleurs les lotions et la macération *déteignent* en partie, sinon complétement, cette membrane ainsi colorée. La part de cette coloration mécanique ou chimique ainsi faite, il reste à examiner celle qui est le résultat de la stase du sang dans les vaisseaux.

La couleur de la membrane muqueuse varie alors depuis une teinte légèrement rosée, depuis l'injection la plus légère jusqu'au noir foncé, et cela sans que les fonctions digestives aient été dérangées d'une manière notable. La grande courbure de l'estomac, le grand cul-de-sac, et surtout l'extrémité pylorique, sont le siége de cette pénétration sanguine, soit parce que le système capillaire s'y trouve plus développé, soit enfin parce que les fluides, y séjournant, favorisent l'injection de ses vaisseaux. On observe des plaques plus ou moins étendues (car jamais, ou bien rarement, la coloration est uniforme), de couleur rosée, rouge vif, lie de vin, brunes, *bleuâtres*, *ardoisées*, et même noires ; ces plaques ont l'étendue de la paume de la main, quelquefois plus, d'autres fois moins. Il n'est pas rare de rencontrer la plupart de ces nuances dans un même ventricule, et les lignes qui les séparent sont souvent bien déterminées; de sorte qu'à côté d'une plaque rosée, on en voit une brune, ou rouge, etc. La membrane muqueuse est souvent tachetée de macules qui présentent un aspect scorbutique; la surface de cette membrane peut être lisse, polie, ou rugueuse, pointillée, mamelonnée et quelquefois parsemée de véritables fongosités très-petites; souvent aussi de grosses veines bleuâtres rampent sous elle et sous la tunique muqueuse de l'intestin grêle, qui est d'une couleur blanchâtre et peu cendrée: *dans tous ces cas*, l'individu vivant n'éprouvait rien vers ces viscères.

La consistance de la membaane muqueuse est loin d'être la même dans toute son étendue; dans quelques points elle est si peu adhérente, qu'elle s'enlève par le frottement avec le dos du scalpel, qu'elle se confond avec de la mucosité dont on a beaucoup de peine à la distinguer, tandis que, dans d'autres points, le tranchant de l'instrument la détache très-difficilement.

Les parois de l'estomac sont quelquefois translucides; on voit seulement serpenter dans leur épaisseur des vaisseaux d'un assez gros calibre. L'estomac est alors d'un *volume* considérable: il peut être double de l'état naturel.

Dans certains cas, ce viscère est ramassé, rétréci; ses parois sont épaisses, plus consistantes que dans l'état ordinaire; à l'intérieur, la membrane muqueuse est alors ridée, et offre d'une multitude de plis en général longitudinaux. On observe aussi des dilatations et des rétrécissemens partiaux : l'estomac présente alors l'aspect d'une gourde, et c'est vers le point rétréci que la membrane interne présente les plis dont nous avons parlé. Dans quelques circonstances, on trouve la plus grande partie de la membrane muqueuse complétement enlevée vers le grand cul-de-sac de l'estomac, sans qu'il y ait eu maladie du tube digestif; mais alors l'appareil circulatoire est développé outre mesure.

Telles sont les modifications les plus ordinaires que l'on rencontre dans l'estomac des vieillards qui meurent de maladies du cœur. Ces modifications peuvent être considérées jusqu'à un certain point comme physiologiques, puisqu'elles permettent le libre exercice des fonctions du ventricule. Mais, dira-t-on, la maladie de l'estomac a été latente dans ces différens cas; nous répondrons que ces cas étant excessivement nombreux, et la manière dont ils se produisent étant susceptible d'une explication plausible d'après les lois physiologiques, nous aimons mieux les considérer comme des modifications coïncidant avec l'état de santé, que comme des cas pathologiques exceptionnels.

Les intestins, surtout ceux qui plongent dans le petit bassin, présentent des modifications analogues à celles de l'estomac.

Le *duodénum* est souvent rouge, injecté, brun, etc., mais ordinairement beaucoup moins que l'estomac. Le séjour de la bile qu'il renferme lui fait contracter une nuance jaune, verdâtre, qui le distingue très-bien de l'estomac, lorsque ce fluide n'a pas remonté par le pylore dans la cavité gastrique.

De toutes les divisions intestinales, celle qui est le plus souvent exempte d'altération, c'est le jéjunum; coloré en jaune ou en vert par la bile que ses nombreuses villosités retiennent, il est rarement le siége d'injections notables, d'hypertrophies ou d'atrophies de ses parois, de dilatation ou de rétrécissement; quoiqu'il n'en soit pas entièrement exempt.

Mais l'iléon est *au moins aussi souvent que l'estomac* le siége de ces injections violacées, brunes, noirâtres, bleuâtres, que nous avons signalées dans le ventricule. La position très-déclive de cet intestin, qui séjourne presque entièrement dans le petit bassin, le cadavre étant couché sur le dos, paraît être la cause de ce phénomène, qui se passe probablement dans les dernières heures de la vie, ou dans les premières qui suivent la mort.

La membrane muqueuse de cet intestin est, en effet, bien souvent d'un rouge très-foncé, et véritablement lie de vin; cette coloration occupe la totalité de la tunique; elle est seulement plus prononcée par intervalles. L'aire de l'intestin est souvent rétrécie; les parois paraissent alors hypertrophiées; dans d'autres cas, plus rares, le diamètre est plus grand, et les parois plus minces : cet amincissement est quelquefois tel que l'intestin est pellucide, transparent, et paraît réduit à sa membrane séreuse. Enfin on observe aussi des rétrécissemens et des dilatations alternatifs.

Le rectum, le *colon* ascendant, transverse et descendant, sont loin de rester étrangers aux modifications dont nous parlons; toutefois elles y sont moins prononcées et moins fréquentes que dans les autres parties du tube digestif. Les épaississemens, les rétrécissemens, les dilatations, sont les modifications les plus ordinaires; les injections le sont beaucoup moins: en effet, la coloration du gros intestin, à moins que cet organe n'ait été le siége d'un travail morbide, est la plupart du temps d'un blanc légèrement rosé, c'est-à-dire, physiologique; bien entendu qu'on a dû le nettoyer exactement des féces qu'il contient, et dont la couleur pourrait avoir altéré la sienne.

Si après avoir examiné le canal digestif des vieillards qui ont succombé avec une maladie de cœur, et ce cas est excessivement commun, nous étudions ce même canal chez d'autres vieillards qui ne présentaient aucune trace de cette lésion, nous verrons qu'à la suite de brûlures qui déterminèrent la mort d'un homme de soixante-quinze ans au bout de huit jours, la membrane muqueuse gastrique était grisâtre, et celle des intestins d'un gris de cendre; que, chez une femme de quatre-vingts ans, morte de vieillesse, la tunique interne de l'estomac était aussi d'une couleur cendrée, celle du duodénum blanchâtre avec une nuance jaune peu intense, celle du jéjunum, de l'iléon, du colon et du rectum, blanchâtre, et celle du cœcum grisâtre. M. Billard, à qui nous avons emprunté ces deux faits, place au nombre des colorations qu'il faut considérer comme des phénomènes cadavériques, chez des individus dont la membrane muqueuse gastro-intestinale est dans l'état sain, des plaques jaunes plus ou moins étendues ou de simples bandes de cette couleur répandues sur la surface muqueuse du duodénum et du jéjunum.

Les variétés de coloration de la membrane muqueuse gastro-intestinale, pour être moins nombreuses chez les adultes que chez les vieillards, n'en existent pas moins : si l'individu est mort subitement pendant la digestion, d'une affection qui n'intéresse pas le canal digestif, la tunique interne de l'estomac est ordinairement de couleur rose, tandis que celle des intestins est grise, cendrée ou blanche, avec ou sans plaques jaunes; la coloration de la partie interne du tube digestif peut au contraire être plus variée et plus foncée si la mort n'a pas eu lieu pendant la digestion, et qu'elle n'ait pas été prompte, quoique la maladie à laquelle on a succombé n'ait pas été de nature à altérer directement les tissus de l'estomac et des intestins.

Nous terminerons cette esquisse rapide des divers états sous lesquels peut se présenter le canal digestif avant l'époque de l'inhumation, par quelques considérations sur les *lividités cadavériques* de ce canal. On sait qu'il n'est pas rare de trouver sous la membrane séreuse, dans le tissu même de la partie, des taches rouges, livides ou noirâtres, étendues, irrégulières, semblables à celles que l'on voit à la peau des cadavres: ces taches occupent la partie du canal digestif qui était la plus *déclive* au moment du refroidissement; elles ne dépendent que de la stase, de la congestion du sang dans les capillaires, et ne sauraient être regardées comme des traces d'inflammation. Les deux observations suivantes mettront cette vérité hors de doute. 1°. A l'ouverture de l'abdomen d'un individu qui succomba brusquement à une attaque d'apoplexie, et qui se trouvait peu de temps auparavant dans un état de santé parfaite, on observa que toutes les anses intestinales superposées, et la portion de l'estomac que l'on put découvrir, étaient d'une pâleur remarquable : on n'aperçut de rougeur que dans la partie la plus déclive de chacune de ces anses, et nulle part l'injection veineuse n'était aussi considérable que sur les portions de l'iléum plongées dans le petit bassin. La membrane muqueuse de l'estomac, celle de la vessie étaient rouges à leur partie la plus déclive. *Le cadavre était resté en supination :* l'ouverture avait été faite vingt-quatre heures après la mort. 2° On plaça sur le ventre, *immédiatement* après la mort, le cadavre d'un jeune soldat qui venait de succomber à une pneumonie grave et de peu de durée ; on veilla à ce que le corps restât dans cette position jusqu'au moment de l'ouverture, qui fut faite le lendemain. Les lividités cadavériques de la peau se montrèrent à la face, à la poitrine, au ventre et à la partie antérieure des membres ; les portions de l'estomac et de l'intestin grêle qui étaient en rapport avec l'épigastre, l'ombilic et l'hypogastre, offraient les teintes de rose, de rouge, de violet, que l'on remarque ordinairement dans les anses intestinales qui occupent le petit bassin et les côtés de la colonne vertébrale, et qui, dans cette occasion, étaient toutes d'une extrême pâleur, ainsi que la partie postérieure de l'estomac et de la vessie. (Trousseau, *Dissertation inaugurale.* Paris, 1825.)

Arrivons maintenant à la description des divers états que nous avons observés dans le canal digestif des individus exhumés plus ou moins de temps après l'inhumation. Tout ce qui précède montre combien il est difficile, pour ne pas dire impossible, d'affirmer que les colorations et même les ramollissemens dont nous allons parler, soient le résultat du séjour des cadavres dans la terre, puisque nous savons qu'avant d'enterrer les corps la membrane muqueuse pouvait déjà présenter ces colorations et ces ramollissemens : aussi nous bornerons-nous à dire ce que nous avons vu, sans prétendre établir, du moins pour ce qui concerne l'estomac et les intestins, que ce soit un effet nécessaire de l'inhumation prolongée.

La membrane muqueuse de la *bouche*, le *voile du palais*, le *pharynx* et la *langue*, sont verdâtres dans les premiers temps, et sensiblement ramollis; cette couleur se fonce de plus en plus, et finit par devenir noirâtre; toutes ces parties se dessèchent au point qu'au bout de quelques mois on ne trouve à la place de la langue qu'un appendice membraneux, très-sec et fort mince. Dans les premiers temps, la membrane interne de l'*œsophage* était colorée en vert plus ou moins foncé, surtout à sa partie supérieure, car inférieurement elle offrait souvent une couleur rougeâtre, même d'assez bonne heure; quelquefois aussi la teinte verdâtre de la portion inférieure était piquetée de rouge et de violet.

Dans certains cas, chez les vieillards, nous avons rencontré à l'intérieur de ce conduit musculo-membraneux plusieurs petites tumeurs variqueuses remplies de sang noir liquide, et qui ne constituaient pas évidemment une altération cadavérique, mais bien une lésion pathologique. Plus tard, l'œsophage brunissait de plus en plus et se détruisait, comme nous allons le dire en parlant de l'estomac.

Estomac. Ce viscère ne contenait ordinairement qu'une très-petite quantité de liquide. Dans les premiers temps, sa membrane muqueuse était jaunâtre, d'une couleur aurore, grisâtre, d'un gris bleuâtre ou d'un vert-bouteille; quelquefois ces teintes étaient piquetées de rouge et de violet; près du pylore, le plus ordinairement, elle offrait une plaque bleuâtre plus ou moins large, plus fortement colorée que le reste. Plus tard, elle était soulevée dans certains points par des gaz qui formaient des bulles du volume de têtes d'épingle ou plus grosses; souvent alors elle avait acquis une couleur rosée d'abord, puis rougeâtre violacée, et elle était tapissée d'une couche peu épaisse d'un liquide couleur de bistre, ou semblable à de la boue délayée. A une époque encore plus éloignée, elle était d'un gris blanchâtre, avec plusieurs taches bleues, sans la moindre apparence de rougeur : alors l'estomac, qui déjà avait éprouvé un ramollissement considérable, s'altérait de plus en plus, et bientôt après on ne le retrouvait qu'en partie sous forme d'une portion de cylindre offrant une cavité; enfin ce n'était plus qu'une masse feuilletée, desséchée, susceptible d'être réduite en filamens coralliformes, et, en dernier lieu, une matière noire humide, avec le luisant du cambouis, recouverte çà et là de moisissure d'un blanc, verdâtre sous forme de petits globules, et de plaques ressemblant beaucoup à ces lichens d'apparence terreuse qu'on trouve sur les troncs des vieux arbres. Plusieurs mois après l'inhumation, on pouvait encore séparer les trois tuniques de l'estomac; la musculeuse et la séreuse ne présentaient pas toujours les mêmes phénomènes de coloration que la muqueuse; en général, leur teinte était d'abord grisâtre ou jaunâtre, puis rosée; enfin elle redevenait grisâtre; quelquefois cependant les parties de la membrane séreuse correspondantes au foie et à la rate, étaient rougeâtres, surtout dans les premiers temps.

Intestins. Les intestins étaient d'abord d'un gris quelquefois légèrement rougeâtre à l'extérieur et grisâtre à l'intérieur; dans certains cas cependant, la tunique muqueuse était rosée ou violacée par parties, et là où elle était couverte d'excrémens, jaunâtre. Plus tard, l'épaisseur des intestins diminuait; ils commençaient à se dessécher et à être collés entre eux, puis brunissaient, devenaient plus secs, et leurs parois s'accollaient de plus en plus, au point que l'on avait beaucoup de peine à les séparer; ils constituaient alors une masse qui était assez fortement appliquée contre la colonne vertébrale; ils conservaient pendant long-temps les matières fécales; enfin ils éprouvaient les mêmes altérations que l'estomac, et se détruisaient comme lui.

Nous examinerons ailleurs si les changemens que la putréfaction fait subir au canal digestif sont de nature à pouvoir être confondus avec ceux que développe une inflammation (*voyez* chapitre VI); bornons-nous actuellement à observer que long-temps après la mort, lors même qu'il n'existe déjà plus de traces des viscères thoraciques, on découvre le plus souvent encore dans l'abdomen quelques vestiges de portions cylindriques du canal digestif, dans les cavités desquelles il serait possible de trouver des restes d'une substance vénéneuse.

Épiploons. Les épiploons et le mésentère deviennent d'abord grisâtres ou rosés, et se ramollissent; bientôt après ils se dessèchent, perdent de leur souplesse, et tendent à se transformer en gras de cadavres : du reste, ces organes se conservent long-temps sans subir d'altération marquée.

Le *foie* commence par se ramollir et par brunir; sa membrane péritonéale se détache assez facilement, et ne tarde pas à se détruire, du moins en partie; il suffit de quelques semaines pour que la structure normale de cet organe ne soit plus reconnaissable : en effet, on ne distingue plus alors les deux substances qui le composent; mais on aperçoit encore très-bien les gros vaisseaux qui sont souvent enduits intérieurement d'une sanie lie de vin foncée. Plus tard, il existe à la surface du foie des granulations comme sablonneuses de phosphate de chaux, et, chez certains individus, l'intérieur des vaisseaux contient d'autres granulations molles, blanches, évidemment formées par du gras de cadavres. Plus tard encore, l'organe dont il s'agit est réduit à une masse aplatie, épaisse d'un demi-pouce, d'un brun noirâtre, légèrement desséchée, qui, étant coupée, se subdivise en feuillets, dans l'intervalle desquels il y a une matière solide, brune, comme bitumineuse; cette masse, qui s'aplatit de plus en plus, finit par devenir noire, coralliforme, et par se séparer au plus léger effort; quelquefois cependant, au lieu de se dessécher ainsi, le foie se transforme en une matière molle, noirâtre, qui ressemble à du cambouis, sorte de bouillie au milieu de laquelle on aperçoit une matière jaune, comme graisseuse.

La *vésicule biliaire*, vide ou contenant de la bile, épaisse, d'un vert olive, se retrouve presque avec tous ses caractères, lorsque le foie a subi des changemens notables.

Rate. Elle se ramollit de très-bonne heure, et peut être facilement déchirée; elle brunit de plus en plus, et sa structure normale ne tarde pas à être méconnaissable; bientôt après elle est réduite en une bouillie noirâtre, semblable à du cambouis ou à de la boue d'égouts, qui imprègne les parties voisines et leur communique cette couleur. Enfin, dans certains cas, elle finit par être tellement diffluente, qu'on ne peut la reconnaître que par sa situation; elle ressemble alors à du sang décomposé.

Le *pancréas* commence par se ramollir, puis devient plus gris; le ramollissement est porté à un point tel, que l'organe est transformé en une bouillie d'abord grisâtre, et qui brunit de plus en plus.

Organes urinaires. Les *reins* ne se ramollissent pas aussi vite que la rate; cependant ils perdent aussi de bonne heure leur consistance; on peut facilement en détacher la membrane extérieure; les bassinets et les calices sont encore faciles à reconnaître, lorsque déjà les substances corticale et tubuleuse sont entièrement confondues. Enfin, ces organes se transforment en une bouillie brunâtre comme du cambouis, et disparaissent.

La *vessie* n'offre rien de remarquable pendant les premières semaines; quelquefois cependant elle est le siége d'un emphysème sous-muqueux. Plus tard, elle se rétracte, et éprouve à peu près les mêmes changemens que les intestins : toutefois on trouve souvent des traces de ces derniers quand déjà elle n'existe plus, ce qui s'explique par le voisinage de l'anus.

Organes génitaux. Dans les premiers temps, ces organes, quoique ramollis, conservent leurs formes; les corps caverneux s'affaissent de bonne heure. Plus tard, la verge est aplatie, ressemble à une peau d'anguille, et n'offre nullement l'aspect de cet organe. Le scrotum, qui d'abord a pu être excessivement distendu par des gaz, se dessèche de plus en plus; les testicules diminuent de volume, acquièrent une couleur vineuse et se transforment en gras. Plus tard encore, la verge ressemble à un tube d'un tissu consistant, dont les parois sont appliquées l'une sur l'autre, et qui, étant écartées, le réduisent à un cylindre creux. Déjà on ne trouve plus, à la place du scrotum et des testicules, qu'une matière molle, brunâtre, humide, offrant çà et là quelques lambeaux, comme membraneux, et recouverte d'un enduit visqueux, noirâtre, et de beaucoup de vers. A une époque plus éloignée, la destruction des organes génitaux est portée à son comble, et l'on ne peut plus reconnaître le sexe à l'inspection de ces organes, quoique le pubis soit couvert de poils qui sont accollés à la masse feuilletée et carbonnée, à laquelle sont réduites les parties molles.

Chez la femme, les organes génitaux externes, après s'être ramollis, finissent par ne plus constituer qu'une masse informe feuilletée, qui ne permet plus de distinguer le sexe. L'utérus se ramollit aussi, puis s'aplatit, et se déforme tellement qu'au bout de quelques mois on ne le reconnaît qu'à sa situation. Les trompes et les ovaires disparaissent d'assez bonne heure. Les ligamens larges résistent davantage à la putréfaction, et deviennent grisâtres.

Développement de certains gaz. Nous ne donnerions pas une idée complète des changemens que peuvent éprouver nos organes pendant l'inhumation, si nous ne parlions pas du *développement de certains gaz* qui a quelquefois lieu dans la plupart de nos tissus. L'estomac, les intestins, la plèvre, le péricarde, les cavités droites du cœur, les veines caves et d'autres parties du système veineux, l'utérus, la cavité du péritoine et les aréoles du tissu cellulaire, peuvent en effet être distendus par des gaz, qui sont le résultat de la décomposition des fluides : c'est ce que l'on observe *particulièrement* après des morts promptes et violentes, précédées de douleurs vives, de grands efforts, etc.; et il suffit alors quelquefois de deux ou trois heures pour rendre le corps emphysémateux, au point de le faire nager sur l'eau. On ne doit pas hésiter à rapporter au développement de ces bulles gazeuses dans les veines, un phénomène en apparence fort extraordinaire, et dont les anciens avaient prétendu tirer une induction *juridique;* nous voulons parler de la *cruentation*, c'est-à-dire du suintement et même du jaillissement de sang par les plaies : faut-il s'étonner que le sang contenu dans les veines s'échappe par les ouvertures des vaisseaux d'une plaie, lorsqu'il est poussé par les gaz développés dans le système veineux?

Après avoir exposé succinctement les phénomènes que présentent les divers organes en se pourrissant, il ne sera pas inutile de jeter un coup d'œil sur les principaux changemens éprouvés successivement par la tête, le thorax, l'abdomen, le bassin, les membres, et même le drap et la bière.

Tête. La tête tient encore à la colonne vertébrale, et conserve tous ses rapports, que déjà les paupières sont amincies et assez enfoncées pour qu'au premier abord les cavités orbitaires ne paraissent qu'à moitié pleines; les globes oculaires sont affaissés de très-bonne heure; il en est de même du nez, dont les parties latérales cependant sont les seules qui soient quelquefois déprimées. Bientôt après, les cheveux se détachent, les paupières, les parties molles du nez, et même les lèvres déjà très-amincies, se détruisent; une portion de la peau du crâne se détruit aussi, et les os, mis à nu, sont enduits d'une légère couche d'une matière comme graisseuse, couleur de bistre. Il existe à la partie postérieure de la tête une infiltration sous-cutanée, séro-sanguinolente, que l'on trouve également entre le périoste et les os ; et qui est le résultat de la situation du cadavre sur le dos; là, par conséquent, les parties molles se détachent très-facilement, quoique les tégumens aient encore assez de consistance. Au milieu de tous ces désordres, les oreilles et les joues sont assez bien conservées. On voit aussi çà et là, sur quelques parties du crâne et de la face, des moisissures vertes ou blanchâtres, humides et cotonneuses. Plus tard, entre le troisième et le quatrième mois (du moins dans les ouvertures faites à Bicêtre), on n'aperçoit plus aucune partie molle de la face; il n'y a que quelques débris membraneux, notamment aux régions molaires; mais l'os maxillaire inférieur tient encore au temporal, et la tête à la colonne vertébrale; à la vérité, une légère traction suffit pour amener la désarticulation. A une époque plus éloignée, les deux mâchoires, largement séparées, laissent voir l'apophyse basilaire de l'occipital; cependant elles sont encore unies par quelques débris de parties molles; la tête tient à peine au tronc. Enfin, plus tard, ces os sont complétement désarticulés et dénudés : alors les os du crâne sont recouverts d'un magma qui est un mélange de terre et de cheveux, et qui, étant enlevé, laisse voir leur couleur bistre clair-tachée çà et là de larges plaques brunes foncées.

Thorax. Il est rare que, pendant les trois premiers mois, le thorax ait éprouvé quelque changement dans sa forme ou dans les rapports des diverses pièces qui le composent; les cavités des plèvres peuvent contenir une plus ou moins grande quantité de liquide; mais cet épanchement n'est pas le résultat de la putréfaction. Enfin, l'affaissement des viscères thoraciques, et notamment des poumons, n'est pas encore assez marqué, pour qu'en ouvrant la poitrine on soit frappé par le vide qu'offriraient ses cavités. Quelque temps après, la dépression est évidente; le sternum semble toucher à la colonne vertébrale; on l'enlève facilement avec la main; quelques-unes des côtes commencent à se séparer de leurs cartilages; les espaces intercostaux, dans certains points, ne sont plus occupés que par une tunique grisâtre qui sert de moyen d'union; l'intérieur du thorax, lorsqu'on l'incise, paraît vide et comme tapissé d'une membrane ressemblant par sa couleur et sa consistance à du papier gris mouillé, sans qu'on puisse dire au juste de quels organes cette membrane est le débris. Plus tard, les côtes sont presque entièrement décharnées, et tiennent à peine au sternum, qui est enfoncé, brun, et souvent recouvert de moisissure; les cartilages sternaux sont presque tous séparés du sternum et des côtes; ceux qui restent sont noirs, percés de trous, encore souples et faciles à enlever; on n'éprouve pas beaucoup de difficultés à les casser, et alors on entend un léger bruit; les cavités thoraciques sont parsemées de moisissures blanches ou autrement colorées, et déjà quelques-uns des intervalles intercostaux sont à jour par suite de la destruction des parties qui les remplissaient. A une époque plus éloignée, le sternum et les cartilages costaux sont séparés; on en voit les débris épars dans le thorax et dans l'abdomen; ce qui produit nécessairement une grande ouverture à la partie anté-

-rieure du thorax. Plus tard encore, la cage thoracique est détruite; le sternum, séparé en deux pièces, occupe la cavité du thorax; les côtes sont presque toutes détachées et couchées les unes sur les autres, sur les parties latérales du cadavre; elles sont enduites d'une matière noire semblable à un extrait végétal mouillé, et qui est évidemment un reste des parties molles détruites; elles ne sont pas plus fragiles qu'à l'état naturel, mais leur intérieur est très-sec et très-poreux; il n'en est qu'un très-petit nombre qui conservent encore une partie de leurs cartilages; ceux-ci sont très-souples, d'un gris olivâtre, mais couverts d'un enduit brunâtre, comme vermoulus par places, et offrant une coupe excessivement poreuse; leur substance intérieure est évidemment détruite.

Abdomen. Pendant long-temps l'abdomen n'éprouve aucun changement notable, si ce n'est qu'il devient vert, jaune marbré de vert ou ochracé. Du troisième au quatrième mois, du moins dans nos expériences, il s'affaisse, et ses parois tendent à se rapprocher du rachis; quelque temps après, ces parois sont réduites à une couche membraneuse, quelquefois humide, mais le plus souvent mince, desséchée, brune, couverte de terre et de moisissure, très-facile à déchirer, collée surtout inférieurement à la colonne vertébrale et même au bassin; lorsqu'on l'enlève, on remarque un vide considérable sur les deux côtés de cette colonne et dans le bassin. Quand cette couche est humide, les feuillets qui la composent sont comme savonneux, d'un blanc jaunâtre, et ordinairement séparés les uns des autres par une quantité innombrable de vers. Quelques semaines après, les parois abdominales sont tellement collées au rachis, qu'on ne les détache facilement que sur les côtés, où elles existent sous forme d'une couche feuilletée, d'un rouge noirâtre à l'intérieur et quelquefois encroûtée de gras de cadavres à l'extérieur. Il résulte de l'accollement sur la colonne vertébrale, de la portion sous-ombilicale des parois dont nous parlons, un creux très-prononcé, à partir de l'appendice xyphoïde, jusqu'un peu au-dessous de l'ombilic. Quelquefois, au lieu de présenter une surface lisse et unie, la couche membraneuse qui est collée au rachis, offre des bosselures et des enfoncemens. A une époque plus éloignée, les parois abdominales sont réduites à quelques débris tégumentaires d'une couleur bistre, olivâtre ou noirâtre, souvent perforés dans plusieurs endroits, et qui tiennent encore aux dernières côtes, au pubis, et à la partie postérieure des crêtes iliaques ; ces débris paraissent formés par le péritoine, et peut-être par des portions des muscles droits et obliques, fortement desséchés et en quelque sorte méconnaissables. Enfin tout est détruit et on ne trouve sur les côtés du rachis, et adhérente à des os qui en sont teints, qu'une matière noire, humide, avec le luisant du cambouis, formant en quelques endroits des masses épaisses d'un demi-pouce, qui sont évidemment des débris des parties molles.

La conservation des viscères abdominaux, dépendant surtout de l'état d'intégrité des parois abdominales, il ne sera pas sans intérêt de jeter un coup d'œil rapide sur les époques auxquelles ces parois se détruisent. Nous trouvons ici, ce que nous voyons partout ailleurs, des différences immenses qui tiennent à des causes souvent difficiles à déterminer. Ainsi il ne restait plus de traces de parois abdominales chez les sujets des observations 11e, 14e (*voyez* pages 131 et 154), qui avaient été exhumés, le premier neuf mois dix-huit jours, et l'autre treize mois seize jours après l'inhumation; tandis qu'il existait une portion de paroi abdominale chez un individu dont le corps était inhumé depuis dix-sept mois six jours (*V.* observation 15e, page 158); et ce qui est bien plus extraordinaire, chez un autre sujet enterré vingt-trois mois cinq jours avant, la paroi antérieure de l'abdomen était presque entière et sous forme d'une membrane comme tannée, au milieu de laquelle on voyait l'enfoncement ombilical, et à laquelle adhéraient des feuillets de couleur bistre ou noirâtre, semblables à des feuilles de tabac préparées et humectées; ces feuillets étaient réunis entre eux par des filamens mous, semblables à de l'amadou et se déchirant avec facilité (*V.* observ. 16e). Pourtant tous ces sujets avaient été déposés dans des bières du même bois, de même épaisseur, enveloppés d'une serpillière, et à côté les uns des autres dans le cimetière de Bicêtre. Nous pouvons encore ajouter, pour mieux faire ressortir ces différences, que l'individu qui fait le sujet de l'observation 20e, et qui avait été inhumé deux ans neuf jours auparavant, n'offrait aucune trace de paroi abdominale, quoiqu'il eût été enterré dans une bière *excessivement épaisse*, et enveloppé d'*un drap de toile*.

La cavité abdominale ne contient jamais de liquide dans son intérieur, à moins qu'il n'en existât avant la mort; au contraire, les viscères abdominaux tendent de plus en plus à se dessécher, et leur aspect est loin d'être humide quelques mois après l'inhumation. Du reste, la conservation des organes contenus dans l'abdomen a quelque chose de surprenant pour les personnes peu habituées à ces sortes de recherches : on peut dire que tant que les parois abdominales sont intactes, les viscères sous-jacens conservent leur intégrité, leurs formes, et même leurs rapports; seulement quand l'affaissement de ces parois a été porté jusqu'au point de les coller au rachis, et lorsque déjà les organes eux-mêmes ont considérablement diminué de volume, n'aperçoit-on pas d'abord facilement, en ouvrant l'abdomen, toutes les parties qui y sont contenues. Plus tard, la difficulté devient plus grande; et si l'on reconnaît bien le foie, la rate et les reins, plutôt à leur situation qu'à leur forme, on ne trouve à la place du canal digestif qu'un amas de tuniques membraneuses affaissées, débris évidens de l'estomac et des intestins; car en les écartant on refait la cavité du premier et une partie des autres : du reste, ces tuniques sèches, d'un brun verdâtre, amincies, perforées dans certains points, ne permettraient pas, ni à beaucoup près, de refaire toute la longueur du canal digestif, non plus que d'en distinguer les diverses parties, ni les tuniques constituantes, et encore moins les altérations morbides, si la maladie qui a déterminé la mort était de nature à en produire. Plus tard encore, on ne découvre plus qu'une masse feuilletée, desséchée, dont l'intérieur est souvent rempli de vers, et que l'on peut réduire en filamens coralliformes ; dans un point de cette masse seulement, on reconnaît encore quelques vestiges de portions cylindriques appartenant au canal intestinal. Enfin, et comme nous l'avons déjà dit à l'occasion des parois de cette région, il ne reste plus dans la cavité de l'abdomen qu'une petite quantité de matière noire comme du cambouis.

Membres. Pendant les premières semaines, les membres ne présentent rien de remarquable ; seulement là où les bras appuient sur le thorax et sur l'abdomen, la peau a conservé sa couleur naturelle, tandis qu'ailleurs elle peut être déjà fortement colorée ; là aussi il existe une mucosité gluante, rougeâtre, qui semble unir ces parties, et lorsqu'on vient à les séparer, l'épiderme se détache. Plus tard, à mesure que la peau et les muscles se pourrissent, quelques parties de ces membres sont à nu ; mais les os conservent encore leurs rapports, parce que les ligamens articulaires ne sont pas détruits : en général alors, les portions qui ne sont pas décharnées, se présentent sous deux états : 1° elles offrent beaucoup de parties molles qui sont imprégnées de terre, de moisissure blanche, de débris de la serpillière, et qui ont l'apparence d'une matière solide, feuilletée et comme *cartonnée* à l'extérieur, et sous laquelle on sent des vides : cette matière est évidemment formée par les élémens fibreux et aponévrotique, sans la moindre trace de gras de cadavres; en l'incisant, il en sort une quantité considérable de vers et de mouches : quelquefois aussi cette couche est filandreuse, comme celluleuse, grasse au toucher, d'un ou de deux pouces d'épaisseur dans beaucoup de points, et offre extérieurement une sorte de croûte formée par du gras de cadavres, tandis qu'intérieurement elle ressemble à du bois pourri, si ce n'est que les filamens sont plus humides et qu'il est possible de distinguer çà et là qu'ils sont de nature animale; 2° les parties molles sont réduites à une couche assez mince, desséchée, grisâtre, parsemée dans quelques endroits de moisissures blanches, pouvant se subdiviser en deux lames, dont la plus externe semble devoir être la peau, et l'interne la partie aponévrotique, ou bien en une couche également mince, spongieuse, filandreuse, sèche, couleur d'amadou, dans laquelle il n'est plus permis de reconnaître ni nerfs, ni vaisseaux, ni muscles.

A une époque plus éloignée, le plus léger effort suffit pour séparer les os des membres, tant les ligamens présentent peu de résistance; quelques débris filamenteux des parties molles les maintiennent seuls dans leurs rapports; bientôt après ces os ne tiennent plus entre eux, quoiqu'ils conservent leur situation respective. Enfin, plus tard, lorsque tous les moyens d'union sont détruits, la séparation des os est complète, et on les trouve isolés soit dans la bière, dans le drap ou dans la terre.

Bière. La bière s'altère d'autant plus vite, tout étant égal d'ailleurs, qu'elle est en bois plus mince. En général, ce n'est guère qu'au bout de plusieurs semaines, même pour les bières qui ont peu d'épaisseur, que l'on y remarque des changemens; l'intérieur de la planche inférieure commence par devenir d'un gris noirâtre, plaqué de taches noires; il est enduit de moisissures, notamment sur la partie où reposent la tête et le dos; il existe aussi une assez grande quantité d'une bouillie brunâtre très-fétide, recouverte elle-même, dans plusieurs points, de vers, de larves, d'œufs; bientôt après, l'extérieur de la planche inférieure présente une coloration et un enduit analogues; les ais latéraux sont déjetés en dehors et comme pliés; ils sont brunâtres, grisâtres par places, et en quelque sorte tapissés de larves à l'intérieur; le fond de la bière ne tarde pas à se perforer en plusieurs endroits, il est comme rongé par des vers; le bois qui environne les parties perforées est noir et paraît gras; on y voit aussi quelquefois une matière brillante, moins brune, comme graisseuse; enfin on découvre au milieu de ce fond des milliers de larves et de vers, dont quelques-uns ont dix lignes de long. Déjà à cette époque le couvercle est enfoncé, brisé en plusieurs parties, et la terre a pénétré jusqu'au fond de la bière. Plus tard il est difficile de retirer cette boîte sans rompre les planches latérales et le couvercle; les divers fragmens de ces parties offrent, surtout à l'intérieur, des teintes variées, jaunes, blanches, noires, vineuses, et en certains lieux ressemblent à l'intérieur d'un vieux tonneau; le bois qui les forme est pourri au point qu'on peut le réduire en poudre en le pressant entre les doigts. Enfin l'altération finit par être portée si loin qu'il est impossible de retirer la bière autrement que par petits fragmens ; il a suffi, pour que cela eût lieu dans nos expériences, de treize à quatorze mois, lorsque les boîtes étaient en sapin mince ; tandis que deux ans après les bières étaient intactes et à peine colorées en jaune à l'extérieur, quand elles avaient été faites avec le même bois, ayant un pouce d'épaisseur. (*V.* observ. 20e, page 199).

Serpillière et drap. La serpillière et le drap se détruisent beaucoup plus vite, lorsque le cadavre n'a pas été déposé dans une bière. Dans ce cas, la première de ces toiles ne tarde pas plus de vingt à quarante jours à être réduite en lambeaux brunâtres et même noirâtres, déjà à moitié pourris, dont quelques-uns se détachent facilement, tandis que d'autres sont intimement mélangés avec la terre avec laquelle ils sont comme massés, et tellement adhérens au corps, que pour les enlever, il faut gratter assez fortement avec le scalpel ; et alors on détache aussi de larges plaques d'épiderme qui restent étroitement unies avec ce mélange de terre et de serpillière. Si le corps a été enterré dans une bière, la serpillière se couvre dans plusieurs points d'œufs, de larves, d'insectes, et de la même sanie dont nous avons parlé à l'occasion de la bière : cette bouillie brunâtre forme, surtout à la face postérieure du corps, et notamment au niveau du col, de la tête, des épaules, des espèces de plaques noires semblables à de la poix fluide, ou grisâtres comme de la sanie purulente, mêlée de poix liquide; quelquefois aussi la matière a la consistance et l'aspect du cambouis. Déjà la serpillière se déchire facilement, et peut être couverte de moisissures blanches. La putréfaction faisant des progrès, cette toile s'enlève par fragmens de couleur de fumier, ou noirs, enduits le plus ordinairement d'une matière comme bitumineuse. Enfin, on n'en trouve plus de traces.

Le *drap* commence par se colorer en jaune tirant plus ou moins sur le roussâtre, dans les parties qui sont en contact avec le corps; quelque temps après, sa surface interne se recouvre, surtout dans les portions sur lesquelles repose le cadavre, de taches ou de petites plaques de couleur extrêmement variée, plus ou moins épaisses, ordinairement mollasses, quelquefois presque diffluentes, provenant souvent de l'épiderme altéré; tandis qu'à l'extérieur on voit dans plusieurs points une matière comme glutineuse jaune ou rougeâtre, sous forme de *boutons lenticulaires*, de *stalactites*, etc., qui a évidemment transudé : à cette époque la consistance du drap n'est pas sensiblement diminuée, et plusieurs des parties qui n'ont pas été en contact immédiat avec le cadavre, sont encore blanches. Plus tard, il est encore entier, mais de couleur différente; sa partie antérieure est fauve très-foncé par places, et parsemée de taches noirâtres, si l'on en excepte les portions où il avait été noué, comme celles qui sont au-dessus de la tête et au-delà des pieds et qui sont blanches; sa partie postérieure, celle qui est appliquée sur le fond de la bière, est beaucoup plus humide et beaucoup plus tachée en brun, en jaune foncé, en lie de vin, surtout dans les environs de la tête : souvent alors cette toile est presque entièrement couverte à l'extérieur de larves d'un blanc jaunâtre, encore vivantes, qui la rendent comme lanugineuse; tandis qu'à l'intérieur on trouve dans quelques points une moisissure jaune, et dans d'autres un enduit graisseux, d'un brun noirâtre, et une quantité innombrable de larves qui s'agitent en tous sens. Déjà à cette époque elle est pourrie dans certains points, et se déchire avec la plus grande facilité; ailleurs elle adhère assez fortement à quelques parties du corps, et dans ces portions l'épiderme est sous forme de lambeaux mous presque poisseux.

Plus tard l'altération est plus marquée : il ne reste plus que des lambeaux plus ou moins volumineux, qui cachent une partie du corps, et qui sont entièrement pourris; leur couleur est *brune noirâtre*, mais ils sont tellement couverts de moisissures blanches et de chrysalides roussâtres, que cette couleur brune n'est pas apparente au premier abord, et qu'ils offrent l'aspect de certains lichens. Lorsqu'ils ont été débarrassés de ces diverses matières, on voit qu'ils sont humides, imprégnés d'une matière grasse à laquelle ils doivent leur couleur brune, et très-faciles à déchirer.

Il arrive enfin une époque où il ne reste plus de traces de cette toile; nous n'en avons pas trouvé chez Mme de Noresse, qui fut exhumée trois ans cinq mois après sa mort (*V.* observ. 31e); tandis qu'elle existait encore en partie dans un cas d'exhumation faite sept ans après l'inhumation.

Après avoir décrit les changemens que les tissus éprouvent successivement en se décomposant, il importe de déterminer si ces changemens arrivent à *des époques fixes*, ou bien si la nature présente à cet égard des variations plus ou moins nombreuses.

Il résulte de nos recherches et de celles d'un très-grand nombre d'auteurs qui nous ont précédés, que les cadavres enterrés à la même époque se pourrissent avec des vitesses différentes, les uns étant déjà complétement réduits au squelette, tandis que d'autres sont encore entiers ou commencent à peine à subir la décomposition putride. Il ne sera pas sans intérêt de jeter un coup d'œil sur les principales *causes* de ces différences; d'autant mieux que leur examen justifiera l'impossibilité où nous étions de préciser l'époque de la mort d'un individu enterré depuis quelque temps.

Ces causes se rapportent particulièrement à l'âge, à la constitution, au sexe, à l'état de maigreur ou d'obésité, de mutilation ou d'intégrité des sujets; au genre et à la durée de la maladie à laquelle ils ont succombé, aux phénomènes qui ont précédé immédiatement la mort, qui a pu arriver après une agonie plus ou moins longue, ou subitement, à l'époque où l'inhumation a eu lieu, à la ponte de quelques insectes à la surface du corps, à la nature des terrains, à la profondeur de la fosse, à l'état nu ou enveloppé des cadavres qui ont pu être habillés, enfermés dans un drap ou dans une serpillière, à la présence ou à l'absence d'une bière, à la nature et à l'épaisseur de celle-ci, qui pouvait être en bois de sapin, de chêne plus ou moins mince, en plomb, etc., aux influences atmosphériques, telles que la température, le degré d'humidité, etc.

Examinons chacune de ces causes en particulier.

Age. Les observations 22, 23 et 24, prouvent d'une manière incontestable que les cadavres d'enfans très-jeunes mis dans la terre, se pourrissent beaucoup plus vite que ceux des adultes et des vieillards; toutes les autres circonstances étant égales d'ailleurs.

Constitution de l'individu. Quoique l'influence de la constitution soit moins facile à prouver que celle de l'âge, on ne peut pas moins établir que des individus d'un tempérament lymphatique, sanguin, etc., mis dans la terre, *toutes les autres circonstances étant les mêmes* d'ailleurs, se pourrissent avec des vitesses différentes. N'a-t-on pas vu en effet des sujets à peu près du même âge, aussi maigres les uns que les autres, ayant succombé à la même affection (lors d'une épidémie), et après avoir été malades à peu près le même nombre de jours, ayant été enterrés dans des bières de bois pareil et de la même épaisseur, à côté les uns des autres, dans le même terrain et vingt-quatre heures après la mort; n'a-t-on pas vu, disons-nous, ces individus se pourrir dans des temps très-inégaux; et tandis que l'un des cadavres était au dernier terme de la décomposition, l'autre commençait à peine à s'altérer? A quelle cause attribuer dans ce cas la différence dont nous parlons, si ce n'est à la *constitution* des individus, qui n'était pas la même? L'influence dont il s'agit tient, dans beaucoup de circonstances, à ce que la quantité des fluides animaux n'est pas la même chez les sujets de différente constitution, et à ce que les tissus n'offrent pas le même degré de densité.

Sexe. La prédominance du système lymphatique chez la femme, et la plus grande quantité de graisse que contient son tissu cellulaire sous-cutané, font que la putréfaction marche plus vite chez elle en général que chez l'homme, tout étant égal d'ailleurs.

État de maigreur ou d'obésité. Ce qui vient d'être dit relativement au sexe doit déjà faire sentir que l'état d'obésité favorise la putréfaction dans la terre; c'est ce que l'expérience démontre. Il y a plus : comme nous le dirons ailleurs, la plus ou moins grande quantité de graisse influe sur le genre de décomposition qu'éprouvent les corps. (*V.* gras de cadavres, page 356.)

État de mutilation ou d'intégrité du sujet. L'observation 9e (p. 106) prouve combien marche rapidement la putréfaction des cadavres qui offrent des solutions de continuité d'une certaine étendue : on sait aussi que les parties contuses, ecchymosées, dans lesquelles il y a du sang épanché, se pourrissent beaucoup plus vite que celles qui sont dans des conditions opposées; et cependant nous supposons qu'il n'y a aucune perte de substance, ni aucune trace de solution de continuité à la peau : à plus forte raison cette différence serait-elle sensible, s'il y avait eu une plaie contuse du vivant de l'individu.

Genre et durée de la maladie à laquelle ont succombé les sujets. En général, la putréfaction marche plus vite chez les individus qui ont succombé à une maladie aiguë que chez ceux qui sont morts d'une affection chronique qui a exténué le corps; la prédominance des humeurs sur les solides, dans le premier cas, rend suffisamment raison du fait. Il serait curieux de déterminer par des expériences nombreuses quel genre d'influence chaque groupe de maladies aiguës exerce sur le développement de la putréfaction; il faudrait pour cela enterrer comparativement des sujets ayant succombé à des encéphalites, à des pneumonies, à des gastro-entérites, etc.; mais ce travail est hérissé de difficultés, les autres influences qui hâtent la putréfaction étant trop nombreuses et trop variables, pour qu'on pût supposer leur action nulle dans la décomposition des corps. Quoi qu'il en soit, nous savons que tout étant égal d'ailleurs, la putréfaction s'empare plus lentement du cadavre d'un individu mort par hémorrhagie que de celui dont les vaisseaux sont distendus par le sang, comme on le voit après quelques asphyxies; que les individus qui meurent dans un état d'anasarque se pourrissent beaucoup plus vite (*V.* observ. 7e, page 89); que ceux qui ont succombé à la petite-vérole, ou à toute autre affection pustuleuse de la peau, se détruisent plus rapidement que les autres (*V.* page 254); enfin, que les parties dans lesquelles l'irritation, l'inflammation ont attiré le sang, se pourrissent très-promptement. Il est probable aussi que l'altération manifeste qu'éprouvent les humeurs et même les solides dans certaines maladies aiguës, doit être une des causes qui hâtent la putréfaction.

Phénomènes qui ont pu précéder immédiatement la mort. Que la mort soit subite ou précédée d'une maladie qui aura duré quelques jours; que celle-ci se termine par une agonie longue ou courte; qu'elle soit le résultat de l'introduction dans le torrent de la circulation d'un de ces virus qui paraissent altérer le sang, la marche de la putréfaction sera plus ou moins rapide, sans que l'on puisse apprécier au juste la somme d'influence de chacun de ces élémens.

Époque où l'inhumation a eu lieu. La putréfaction marchant plus rapidement dans l'air que dans tout autre milieu, il est évident que si elle ne s'est pas encore développée lorsqu'on enterre le corps, celui-ci tardera plus à être pourri, que si l'inhumation avait eu lieu plusieurs heures et surtout plusieurs jours après le commencement de la putréfaction; il pourrait arriver même, *en été*, qu'au bout d'un mois d'inhumation un cadavre qui n'aurait été inhumé que cinq ou six jours après la mort, et déjà lorsque la putréfaction était très-avancée, fût aussi pourri qu'il l'eût été sept ou huit mois après la mort, s'il eût été enterré vingt ou vingt-quatre heures après. Dès-lors on concevra l'influence d'un certain nombre de causes *secondaires* qui agissent sur les corps depuis l'instant de la mort jusqu'au moment où la putréfaction se manifeste : celle-ci ne se développant que lorsque la rigidité cadavérique a cessé d'exister, il est évident que la *durée de cette rigidité*, durée qui est loin d'être la même pour tous les cadavres, doit exercer de l'influence sur la marche de la putréfaction; il suffira, pour justifier cette assertion, d'établir qu'il est des sujets qui ne sont plus raides quand on les enterre, tandis que d'autres offrent un état de rigidité remarquable; les premiers seuls ont commencé à se pourrir avant l'inhumation. Or, si la durée de la rigidité est un élément dont on doit tenir compte, ne savons-nous pas que cette durée est en grande partie subordonnée à celle de la chaleur, ou, en d'autres termes, que la rigidité ne s'établit le plus ordinairement que dans les parties déjà refroidies? Voilà ce qui détermine une marche différente dans la putréfaction des corps, suivant qu'ils ont été enveloppés de *vêtemens* de *laine*, de *draps* de *fil*, ou qu'ils ont été *nus*, suivant qu'ils ont été laissés dans des chambres *froides*, ou dans d'autres qui ont été *chauffées*.

Ponte de quelques insectes. Nous savons qu'en été, dans l'espace de temps pendant lequel les cadavres sont exposés à l'air, avant l'inhumation, quelques mouches pondent à la surface de la peau des œufs qui, éclos plus tard dans le cercueil, peuvent donner naissance à d'autres mouches; celles-ci, après s'être fécondées, peuvent encore reproduire sept ou huit fois des générations qui vont en se multipliant à l'infini.

Les insectes qui paraissent se repaître de préférence des cadavres, et dont les œufs sont déposés à la surface du corps, sont les suivans : *musca tachina simplex* de Meigen; *vomitoria*, *cæsarea*, *domestica*, *carnaria*, *furcata*; *scatophaga stercoria*; *thyreophora cynophila*; *anthrenus*; *dermestes*; *hister*; *necrophorus*; *sylpha*; *ptenus fur*, *imperialis*; *oxyporus*, *lathrobium*; *pæderus*; *ste-*

nus ; oxytelus ; tachinus ; aleochara ; noterus ; scarites ; harpalus ; julus lepisma.

Or, il est avéré que, dans les premiers temps après la mort, les mouches ne s'arrêtent pas autour des cadavres ; que plus tard elles ne font que voltiger près d'eux, et qu'enfin, lorsque la putréfaction est plus avancée, elles s'appliquent sur eux et y déposent leurs œufs ; bientôt en effet on voit des larves plus ou moins nombreuses ramper sur plusieurs de leurs parties. Que si l'on enterre maintenant deux cadavres, dont l'un offre à sa surface des milliers d'œufs, tandis que l'autre n'en présente pas encore, il est évident que le premier se pourrira beaucoup plus vite, toutes les autres circonstances étant les mêmes, parce que le propre des larves est de détruire nos tissus pour s'en nourrir. On ne saurait donc nier l'influence de la ponte des insectes à la surface du corps sur la marche de la putréfaction.

Ce serait ici le cas de se demander quelle est, dans toutes les saisons de l'année, l'origine de ces larves, de ces nymphes et de ces insectes, surtout de la *musca tachina simplex* de Meigen, que nous avons si souvent rencontrée à l'ouverture de cadavres enterrés à la profondeur de quatre à six pieds, depuis plusieurs mois et même depuis quelques années. La ponte de quelques-unes de ces mouches à la surface des cadavres paraîtra insuffisante pour expliquer le phénomène, dès qu'on l'observe également sur les corps enterrés en hiver, époque pendant laquelle il n'y a point de mouches. On n'admettra pas non plus que ces insectes, qui sont mous et très-faibles, puissent sortir de la terre et d'une aussi grande profondeur pour aller propager leur espèce. Il est tout aussi invraisemblable de supposer que les insectes aériens aient pu percer la terre pour parvenir jusqu'au cadavre. Si l'on ne rencontrait que des larves ou des nymphes, on aurait pu croire que ces insectes étaient dans une sorte d'engourdissement ou d'hybernation qui aurait pu cesser par une circonstance opportune; mais les larves, les nymphes et les mouches se trouvent ensemble, et plusieurs des nymphes ont donné des insectes parfaits. Quelle peut donc être l'origine de ces races d'animaux? Avouons qu'il nous est impossible de résoudre ce problème.

Nature des terrains (V. §. VI, page 339).

Pression. Profondeur de la fosse. La pression retarde la putréfaction, comme l'ont prouvé Godard et quelques autres auteurs. On pourra juger des résultats obtenus par Godard, par l'expérience suivante (1):

Le 10 mars, à six heures du soir, le thermomètre étant de 8 à 10°, on mit deux morceaux de maigre de veau, d'égal poids, dans une même quantité d'eau, mais contenue dans deux bouteilles de différente hauteur, savoir: l'une de deux pouces et demi, l'autre de trois pieds, y compris le tuyau que l'on y avait

---

(1) Godard. *Voyez* Dissertation sur les antiseptiques, imprimée par ordre de l'Académie. Paris, 1769, page 268 et suiv.

adapté; la petite bouteille fut bouchée avec un bouchon de cire, percé d'un trou égal à l'ouverture du tuyau.

Le 14, à la même heure, on voyait de l'air dégagé dans la petite bouteille; il ne paraissait rien dans l'autre.

Le 15, à onze heures du matin, le morceau de la petite bouteille flottait, et son eau était louche; on voyait dans l'autre quelques bulles, mais en bien moindre quantité que dans la petite, et son eau conservait sa transparence.

Le 17, à six heures du soir, le nombre des bulles de la petite bouteille était beaucoup augmenté; le morceau continuait d'y flotter, tandis qu'il n'y avait rien de changé dans l'autre.

Le 22, à sept heures et demie du matin, l'eau de la petite bouteille puait bien plus, et était beaucoup plus louche que celle qui était au fond de la grande; car l'eau contenue dans la partie supérieure et dans le tuyau n'avait pas reçu la moindre altération. La même différence avait lieu dans les puanteurs de leurs viandes; mais ces dernières puanteurs ont disparu dès que les morceaux tirés de l'eau ont été exposés à l'air pendant quelques secondes. Si l'on fait attention que la viande de la bouteille était entourée d'un plus grand volume d'eau que celle de la grande, on jugera qu'à pourriture égale, l'eau de celle-ci aurait dû puer davantage que celle de l'autre, puisque les miasmes putrides y étaient délayés dans moins d'eau; cependant le contraire a eu lieu, et par conséquent la différence de la transparence des eaux, de leur puanteur et de celle des viandes, prouve d'une façon manifeste la vertu antiseptique de la compression.

Plus la fosse sera profonde, les autres circonstances étant les mêmes, plus la putréfaction sera donc retarrdée, d'autant mieux que la terre est plus froide dans l'étendue de quelques pieds, à mesure qu'on la creuse plus profondément.

État nu ou enveloppé du cadavre. Les faits recueillis jusqu'à ce jour, et entre autres plusieurs de nos observations, établissent que plus les corps sont immédiatement en contact avec la terre, plus ils se pourrissent facilement, tout étant égal d'ailleurs; ainsi un cadavre enterré *nu* se pourrira beaucoup plus promptement qu'il ne l'eût fait dans un même terrain, s'il eût été enveloppé d'un *drap* et enfermé dans une *bière* en *plomb;* la putréfaction serait déjà moins tardive, si la bière était en *chêne* de l'épaisseur *d'un pouce,* moins encore si, étant construite avec le *même* bois, elle n'avait que quelques lignes d'épaisseur, moins encore si elle était en sapin, et surtout si celui-ci était très-mince; enfin le ralentissement dont nous parlons serait beaucoup moins sensible, si le corps, au lieu d'être inhumé dans une bière, était simplement enveloppé de vêtemens, ou d'un drap ou d'une serpillière. On concevra l'influence de l'*enveloppe* sur la putréfaction, quand on saura que les viscères ne doivent réellement leur longue conservation, relativement à la peau, qu'à ce qu'ils sont enveloppés par celle-ci; aussitôt que la destruction a atteint les tégumens, la putréfaction des viscères marche rapidement. Voyez, à l'appui de ce que nous avançons, combien le cerveau se conserve long-temps par rapport aux autres organes; c'est parce qu'il est recouvert d'une enveloppe très-solide, le crâne : dès-lors, il est aisé de sentir toute l'influence que doivent exercer sur la marche de la putréfaction les vêtemens, et surtout les bières qui agissent dans le même sens que les enveloppes naturelles, c'est-à-dire, en ralentissant l'action des causes destructives des corps. Nous ne prétendons pas cependant que les obstacles apportés par les bières au développement de la putréfaction puissent être tels que celle-ci soit complétement arrêtée; loin de là, les corps les moins disposés à se pourrir finissent par se détruire, même lorsqu'ils sont renfermés dans des bières en plomb; nous disons seulement que tout étant égal d'ailleurs, la décomposition putride marche d'autant plus lentement que le corps est enveloppé de manière à se soustraire davantage à l'action des agens extérieurs.

Influences atmosphériques. Il suffira de signaler l'influence de la chaleur et de l'humidité atmosphériques, pour convaincre nos lecteurs du rôle que jouent ces élémens pour accélérer la putréfaction.

Que penser maintenant de l'opinion de Burdach, sur le mode d'altération que les corps éprouvent dans les terre? Suivant lui, il faut reconnaître trois périodes dans cette décomposition : 1° Bouffissure de tout le corps par développement de substances gazeuses; c'est la période de fermentation qui *dure plusieurs mois.* 2° Conversion des parties molles en une matière pultacée, verdâtre ou d'un brun foncé; le corps s'affaisse parce que les gaz se volatilisent; cette période *dure de deux à trois ans.* 3° Les gaz achèvent de se dégager; l'odeur fétide est remplacée par une odeur de moisissure, et il reste une matière terreuse grasse, friable, brunâtre, qui ne se convertit qu'au bout d'un *nombre considérable d'années* en une cendre qui se mêle à la terre ordinaire.

Nous ne saurions admettre de pareilles idées sur la marche de la putréfaction dans la terre; elles sont évidemment erronées, et propres à induire les experts en erreur. Et d'abord, pour ce qui concerne la première période, n'avons-nous pas vu souvent, pour ne pas dire presque toujours, les cadavres ouverts dix, quinze, quarante, cinquante jours après l'inhumation, dans un état d'affaissement qui ne ressemblait guère à celui dont parle Burdach, qui suppose que le corps est bouffi pendant cette première époque, à laquelle il assigne une durée de *plusieurs mois*? Non pas que nous prétendions que jamais les cadavres ne se tuméfient lorsqu'ils commencent à se pourrir; nous voulons seulement établir que cette tuméfaction n'a pas nécessairement lieu, puisqu'elle manque souvent, et que lorsqu'elle existe, elle ne dure pas, *en général*, ni à beaucoup près, autant de temps que l'indique Burdach. Quant à la seconde période, il est évident que cet auteur s'est encore trompé; car tout en accordant que le corps s'affaisse, il n'en est pas moins vrai que les parties molles ne se convertissent pas constamment en une *matière pultacée;* n'avons-nous pas vu au contraire ces parties se dessécher pour la plupart, se réduire en lamelles ou en filamens coralliformes, et quelques-unes d'entre elles imiter même une sorte de cartonnage ? D'ailleurs, comment admettre que cette période dure de deux à trois ans, lorsque dans la plupart de nos expériences les cadavres étaient déjà presque réduits au squelette au bout de quatorze, quinze ou dix-huit mois, même lorsqu'ils avaient été enterrés dans des bières et enveloppés d'une toile ? L'inexactitude des phénomènes annoncés comme caractérisant la troisième période, ne saurait non plus être mise en doute ; en effet, la matière grasse qui reste en petite quantité, comme dernier terme de la décomposition putride, n'est ni terreuse ni friable ; c'est une sorte de cambouis mou, oléagineux, semblable à du vieux oing fortement coloré.

Ajoutons à tous ces faits, qui combattent victorieusement l'opinion de Burdach, qu'en admettant même que la *durée* des périodes assignées par lui fût exacte pour des observations faites dans un terrain donné et avec certains cadavres, elle ne le serait plus quand il s'agirait d'autres terrains et de sujets qui seraient placés dans d'autres conditions. Les experts ne sauraient donc assez se méfier de pareils résultats, qui malheureusement ont déjà été pris plusieurs fois pour guide, lorsqu'il a été question de déterminer l'époque à laquelle avait eu lieu la mort d'individus inconnus.

On prévoit déjà que nous n'adopterons pas davantage l'opinion des médecins et des anatomistes qui admettent, d'après le dire des fossoyeurs, qu'il faut de trois à quatre ans pour la destruction complète des parties molles d'un cadavre sous terre; d'autres portent jusqu'à six ans le laps de temps nécessaire à l'accomplissement de ce travail. Ne sait-on pas qu'il y a à cet égard des variétés et des différences aussi nombreuses qu'extraordinaires? Les exemples de conservation de corps ensevelis depuis plusieurs années se présentent en foule; nous nous bornerons à en citer quelques-uns. *Limprecht* a fait connaître une observation intitulée : *De manu in sepulchro ultra sæculum ab omni putredine conservata*. Plus loin, il dit que, passant par un monastère de la Gaule narbonnaise, on lui avait fait voir des cadavres bien conservés qu'on avait depuis long-temps retirés de leurs sépulcres (*V.* article *Momification*). *Faber* a communiqué à Fabrice de Hilden une observation intitulée : *De cerebro non putrefacto in cadavere quinquagennis annis sub terra reposito.*

---

§. VI.

De la putréfaction comparée de fragmens de cuisse d'un même cadavre, dans des terres de différente nature.

Les terrains hâtent ou retardent la putréfaction par plusieurs causes. *Leur situation :* deux terrains de même nature, dont l'un sera élevé et en pente, et dont l'autre sera dans un fond, n'agiront pas de même sur les corps : le premier étant beaucoup plus sec, ralentira la marche de la décomposition, tandis que l'autre pourra la favoriser. *Leur degré d'humidité* : la putréfaction ne se développe jamais quand les corps sont desséchés ; au contraire elle parcourt rapidement ses périodes dans un milieu humide ; donc elle arrivera bientôt à son dernier terme dans des terrains humides, tandis que dans les terrains qui se dessèchent aisément, elle sera singulièrement retardée. *Leur nature chimique* : nous entendons ici par nature chimique, non-seulement la composition du terrain, en tant qu'on le considère comme formé de plusieurs oxydes métalliques, de sulfate, de carbonate de chaux, etc., mais encore sa composition accidentelle ; en effet, il peut contenir des gaz plus ou moins fétides, des matières animales en putréfaction ou à moitié pourries, etc. ; ainsi nous verrons, en parlant du gras des cadavres, qu'au cimetière des Innocens non-seulement la putréfaction avait été ralentie, mais encore qu'elle avait fourni un produit particulier, le gras de cadavres ; et nous dirons que Fourcroy et Thouret avaient attribué ces deux phénomènes à ce que la terre qui recouvrait les corps avait été promptement saturée des gaz provenant de la première période de la putréfaction. Ne sait-on pas, d'une autre part, que la terre des cimetières où l'on a enterré beaucoup de cadavres, et qui par conséquent est fortement imprégnée de détritus de matières putréfiées, hâte la putréfaction ? Ces diverses propositions seront, du reste, éclaircies par les expériences suivantes, qui ont autant pour objet de faire connaître l'influence des terrains sur la marche de la putréfaction que le genre d'altération que chacun de ces terrains fait éprouver à la matière animale. Ces expériences ont été faites avec des parties d'un même cadavre, enveloppées d'un même linge, et enterrées au même moment, afin de pouvoir bien juger la seule influence qui ne fût pas la même, celle du terrain. Que si l'on nous blâmait d'avoir agi ainsi et de ne pas avoir cherché à résoudre le problème avec des cadavres entiers, inhumés dans différens cimetières, nous répondrons que les résultats fournis par un travail de ce genre eussent été loin d'être concluans comme ceux que nous allons faire connaître, parce qu'il eût été impossible d'affirmer que les différences observées dépendaient plutôt de la nature du terrain que de l'âge, de la constitution du sujet, de la maladie à laquelle il avait succombé, de la durée de celle-ci, etc.

Expériences.

Le 15 avril 1830, on a enfermé dans quatre sacs de toile crue assez épaisse quatre fragmens égaux de cuisses d'un cadavre encore frais, ne présentant aucune coloration ni aucun indice de putréfaction; chacun de ces fragmens était long d'environ six pouces. Les sacs ont été aussitôt enterrés à un pied de profondeur dans quatre tas de terre de la hauteur et de la largeur d'un mètre, préalablement disposés les uns à côté des autres, dans un coin du jardin de la Faculté de Médecine de Paris. Ces terres seront désignées sous les noms de *terre de Bicêtre*, de *terre du jardin de la Faculté de Médecine de Paris*, de *terreau*, et de *sable*. La terre de *Bicêtre*, prise dans le cimetière où nous avions enterré tous les cadavres dont il a été parlé jusqu'ici, est jaunâtre, calcaire, et ne présente aucun des caractères des terres végétales; elle a fourni à l'analyse, sur dix mille parties :

Matière organique très-azotée, soluble dans l'eau	0,040
Sulfate de chaux	0,238
Matière organique insoluble	0,520
Silice et sable siliceux	4,600
Carbonate de chaux	3,800
Oxyde de fer	0,540
Phosphate de chaux	0,100
Alumine	0,080
Perte	0,082

La terre du jardin de la Faculté de Médecine de Paris diffère de la précédente en ce qu'elle contient beaucoup moins de matière organique *azotée*, et qu'elle renferme des détritus de végétaux dont la décomposition est déjà très-avancée; aussi est-elle noire et offre-t-elle l'aspect d'une terre végétale; du reste, elle est également très-riche en carbonate de chaux, et contient aussi une assez grande quantité de sulfate de chaux. Le *terreau* est principalement caractérisé par la forte proportion de détritus de végétaux qu'il renferme; ces détritus sont loin d'être aussi pourris que ceux qui existent dans la terre du jardin; en sorte que le terreau constitue véritablement un terrain beaucoup plus végétal; il est principalement formé de silice et de carbonate de chaux. Le *sable de carrière* est essentiellement siliceux et très-ferrugineux; on y voit quelques traces de mica et à peine du carbonate de chaux.

Examen le 24 avril. — *Terre de Bicêtre.* Le sac est entier, très-altéré, et se déchire au plus léger effort; sa surface interne est enduite d'une sanie lie de vin sale et d'une couche jaunâtre desséchée. Il n'y a plus d'épiderme; le derme est blanc à la partie interne, rouge vineux dans une portion de la partie externe; il est luisant, humide et assez résistant. Les muscles, déjà très-ramollis, sont d'un rouge pâle tirant un peu sur le vert dans quelques points. Le tissu cellulaire ne paraît pas altéré.

Terre du jardin de la Faculté de Médecine. Le sac est entier, moins altéré que le précédent, quoiqu'il commence cependant à se déchirer avec assez de facilité. Il n'y a plus d'épiderme; le derme est très-humide, coloré en blanc, en rouge et en verdâtre. Les muscles sont à peu près comme les précédens; le tissu cellulaire est huileux, jaune, et n'offre pas la moindre apparence de gras. Ce fragment de cuisse paraît être arrivé au même degré de putréfaction que celui qui avait été mis dans la terre de Bicêtre.

Terreau. Le sac est entier, mais commence à se déchirer; sa surface externe est fortement imprégnée d'une sanie rougeâtre. On trouve à peine des traces d'épiderme; le derme, à peu près coloré comme dans les expériences précédentes, est un peu plus mou; les muscles sont aussi beaucoup plus ramollis; la putréfaction est évidemment plus avancée.

Sable. Le sac est entier et ne se déchire pas facilement. L'épiderme est détaché presque partout; les portions qui restent se séparent très-facilement; le derme et les muscles sont à peu près comme dans le fragment placé dans la terre de Bicêtre; toutefois, la putréfaction est moins avancée. Le tissu cellulaire ne paraît pas avoir éprouvé de changement notable.

Immédiatement après l'examen, ces divers fragmens ont été enfermés de nouveau dans les sacs, et enterrés à la même profondeur.

28 *avril*. La décomposition putride est plus marquée; le fragment placé dans le sable est le moins avancé, tandis que celui qui est dans le terreau est le plus pourri; les deux autres offrent à peu près le même degré d'altération; nulle part on n'aperçoit de gras de cadavres. La destruction des sacs est en rapport avec celle des fragmens.

2 *mai*. Les sacs sont assez pourris pour qu'il soit impossible de s'en servir; aussi enterre-t-on les fragmens à nu; du reste, la putréfaction a encore fait de nouveaux progrès, et toujours en suivant la même marche.

19 *mai*. Tous les fragmens sont plus pourris que la dernière fois, et la différence qui a déjà été remarquée est encore plus prononcée, c'est-à-dire que le fragment entouré de sable est le moins altéré, tandis que celui qui occupe le terreau est le plus avancé. Il y a une quantité notable de gras de cadavres dans le morceau placé dans la *terre du jardin;* celui qui est enterré dans la *terre de Bicêtre* en contient moins, et il y en a encore moins dans celui qui a été mis dans le *terreau;* le frag-

ment qu'enveloppe le sable n'en renferme pas du tout.

29 *mai.*—*Sable.* Les muscles, quoique rosés, sont très-ramollis; la peau est presque complétement détruite, et la masse des parties molles se détache avec assez de facilité des os, en entraînant le périoste. La portion de sable qui touche immédiatement ces parties est noirâtre; on dirait qu'il se forme un peu de gras de cadavres dans quelques points de la surface du moignon.—*Terre de Bicêtre.* La putréfaction est beaucoup plus avancée que dans le sable, et même que dans la terre du jardin; les parties molles sont entièrement détachées des os, et réduites en une bouillie de couleur ardoise claire par parties, olivâtre et blanchâtre dans d'autres; le gras de cadavres, plus abondant que la dernière fois, ne l'est pas autant que dans la *terre du jardin*, et il est à moitié desséché dans certains points. *Terre du jardin de la Faculté.* Les muscles sont violacés et moins ramollis que dans la terre de Bicêtre; le savon est déjà presque sec et en quantité plus considérable que partout ailleurs. *Terreau.* La putréfaction est extrêmement avancée; les muscles, de couleur roussâtre, ont atteint le dernier terme du ramollissement; il y a plus de gras de cadavres, mais il ne présente pas la siccité de celui du fragment qui entoure la terre du jardin.

5 *juin.*—*Sable.* On ne peut pas dire qu'il se soit formé du gras de cadavres; tout au plus remarque-t-on dans quelques points une légère tendance à la saponification; les parties molles sont à peu près dans le même état que le 29 mai. *Terre de Bicêtre.* On trouve à peine

des traces de muscles; l'os est presque dénudé; les parties molles qui restent, et qui par conséquent sont en très-petite quantité, sont presque entièrement transformées en savon. *Terre du jardin de la Faculté.* Le gras est encore plus abondant que la dernière fois; il ne paraît formé qu'aux dépens de la peau et du tissu cellulaire sous-cutané : on trouve au-dessous la couche musculaire violacée et très-ramollie. *Terreau.* Il s'est opéré un changement remarquable pendant ces huit jours; la quantité de savon est tellement abondante, qu'il y en a beaucoup plus que dans la terre du jardin, ce qui n'avait pas eu lieu jusqu'alors; ce gras est aussi plus sec et mieux formé que celui de cette terre; il n'est pas douteux qu'indépendamment de la peau et du tissu cellulaire, une portion de la couche musculeuse ne soit également saponifiée.

Il résulte de ce qui précède, 1° que la putréfaction est loin d'avoir marché avec la même rapidité dans les quatre terrains soumis à l'expérience; 2° qu'elle a été beaucoup plus lente dans le sable et beaucoup plus prompte dans le terreau que partout ailleurs, jusqu'au moment où il y a eu une certaine quantité de gras de cadavres de formé (1); 3° qu'à cette époque la décom-

---

(1) Ces résultats ne s'accordent guère avec ceux que Thouret dit avoir été consignés dans un rapport fait à l'Académie royale des sciences, en 1738, par Lémery, Geoffroy et Hunauld. Les expériences de ces savans les auraient conduits à admettre qu'en général c'est en raison de sa facilité à absorber ou à transmettre les gaz, que la putréfaction dans les terres offre des variétés; ainsi, le sable sec serait, de toutes les terres,

position putride a fait au contraire beaucoup plus de progrès, là où il y avait moins de gras, comme dans la *terre de Bicêtre*, que dans le *terreau* et dans la *terre du jardin* qui en renfermaient davantage; et que si, dans le sable où il ne s'était point formé de savon, la putréfaction était beaucoup moins avancée, cela tient à ce que ce terrain jouit à un très-haut degré de la propriété de ralentir la décomposition; 4° que tous les terrains ne sont pas également propres à opérer la saponification de nos tissus, et qu'en général le terreau et les terres végétales semblent être ceux qui la déterminent le mieux et le plus promptement; 5° que cette transformation graisseuse paraît commencer par la peau et le tissu cellulaire sous-cutané, pour gagner ensuite les muscles; 6° que quelle que soit la rapidité avec laquelle a lieu la putréfaction jusqu'à l'époque où la saponification a envahi une assez grande partie de la peau, elle s'arrête en quelque sorte dès cet instant, ou du moins ne suit plus la même marche, puisqu'au lieu de se ramollir de plus en plus, de devenir pultacés et de disparaître, les tissus sous-jacens passent au gras, et finissent par former une masse d'un blanc grisâtre, sèche, dans laquelle il n'est plus possible de les recon-

---

celle qui favoriserait le plus la décomposition des corps; tandis que les terres argileuses et compactes la retarderaient. Toutes nos recherches pour découvrir ce rapport ayant été infructueuses, il nous a été impossible de juger la valeur des expériences qui lui servent de base, et dont les résultats paraîtront si extraordinaires.

naître. (*Voyez* page 350, pour l'histoire du gras de cadavres.)

ARTICLE DEUXIÈME.

De la putréfaction des cadavres entassés dans des fosses communes.

Les cadavres qui se pourrissent dans des fosses communes peuvent se présenter au moins sous trois états différens : 1° ils sont réduits au squelette, on ne trouve plus que leurs ossemens; 2° ils sont transformés en *gras*, c'est-à-dire, ils ont éprouvé une véritable *saponification;* 3° ils sont changés en *momies sèches* (1).

---

(1) Le lecteur sera peut-être tenté de croire que la saponification et la momification sont exclusivement l'apanage des corps qui se pourrissent dans des fosses communes, puisque nous traitons de ces transformations à l'occasion des cadavres entassés dans ces fosses; il n'en est pourtant pas ainsi : la *momification* a fort souvent lieu dans les exhumations partielles, quand le terrain est sec et exposé à une température élevée; la saponification, il est vrai, ne s'observe guère que partiellement lorsque les cadavres sont enterrés dans des fosses particulières; on ne trouve alors de tranformés en savon, *et encore en savon incomplet,* que la peau, le tissu cellulaire, les muscles et un très-petit nombre de viscères; pour que les corps soient *complétement changés en gras*, il faut qu'ils se pourrissent, après avoir été entassés dans des fosses communes.

Nous n'affirmerons pas que cette triple altération soit *constante*, et qu'on l'ait reconnue toutes les fois que l'on a eu occasion d'observer des cadavres enterrés dans des fosses communes : nous manquons à cet égard des descriptions qu'il nous serait nécessaire d'avoir sur l'état anatomique et chimique des corps exhumés de la plupart de ces fosses communes ; mais nous établirons que dans le travail de ce genre, le plus remarquable qui ait été fait jusqu'à ce jour, celui qui avait pour objet les fouilles du cimetière des Innocens de Paris, ces trois états ont été observés et signalés par Fourcroy et Thouret, dont les mémoires nous serviront principalement de guide dans la rédaction de cet article.

§. I.

Cadavres réduits à leurs ossemens.

Les cadavres que l'on trouve réduits au squelette dans les fosses communes peuvent primitivement avoir subi la transformation graisseuse, et avoir ensuite été dépouillés de toutes les parties molles par l'action des eaux ; mais il est probable que plusieurs de ces cadavres ont été réduits à leurs ossemens sans avoir été saponifiés, et après avoir éprouvé un genre d'altération analogue à celui qu'ils subissent dans les cimetières, lorsqu'ils sont enterrés dans des fosses particulières, altération que nous avons décrite avec soin dans l'article précédent. Quoi qu'il en soit, les os une fois dépouillés de leurs chairs ne se décomposent que très-lentement, soit que les cadavres aient été inhumés dans des fosses communes ou dans des tombeaux particuliers; en général, ils deviennent d'un jaune nankin, striés quelquefois de rouge. Des os humains, enterrés depuis six cents ans, ont encore fourni à l'analyse 27 pour 100 de gélatine et 10 de graisse à peu près, comme s'ils eussent été frais; on sait en effet que la gélatine ne forme guère que les 30/100 des os. Si le terrain dans lequel l'inhumation avait eu lieu eût été à la température de 28° + 0° thermomètre centigrade, la graisse aurait fondu et se serait écoulée. Il est cependant des cas où les os subissent un genre d'altération remarquable; ceux que l'on retira d'un tombeau du onzième siècle, trouvé dans le sol de l'ancienne église de Sainte-Geneviève de Paris, présentèrent des caractères particuliers, tout-à-fait *différens de ceux* que l'on avait recueillis au *cimetière des Innocens.* Ces os, qui pouvaient avoir sept cents ans, étaient en général extrêmement fragiles; il suffisait de les presser légèrement avec les doigts pour les briser; ils étaient pourpres, à peu près comme la lie de vin desséchée, et leur surface était recouverte d'une grande quantité de cristaux blancs et brillans de phosphate acide de chaux. Ces os étaient remarquables par l'absence de matière animale et de carbonate de chaux, et par la présence de la matiere pourpre et du phosphate acide de chaux; tout porte à croire que la matière colorante pourpre, qui était soluble dans l'eau et dans l'alcool, était le résultat de la décomposition de la partie gélatineuse des os. Quant à l'origine du phosphate acide de chaux, Fourcroy et Vauquelin pensaient que la matière animale contenait du phosphore qui s'était converti en acide phosphorique, lequel se serait combiné d'abord au carbonate de chaux, puis au phosphate de chaux des os, et les aurait transformés en phosphate acide; cette formation de phosphate de chaux *très-soluble*, serait même un des moyens dont la nature se servirait pour détruire le tissu des os, et pour le mêler aux couches terreuses. (*Annales du muséum d'Histoire naturelle*, tome X.)

§. II.

Cadavres transformés en gras.

Il ne sera pas inutile, avant de décrire l'état de ces cadavres, d'indiquer succinctement la manière dont ils étaient enterrés; d'autant mieux que cette connaissance pourra nous servir dans la recherche des causes qui déterminent la saponification.

Les fosses communes du *cimetière des Innocens* avaient trente pieds de profondeur et vingt de largeur dans leurs deux diamètres; on y plaçait, par rangs très-serrés, les corps des pauvres renfermés dans leurs bières. La nécessité d'en entasser un grand nombre obligeait les hommes chargés de cet emploi de placer les bières si près les unes des autres, qu'on peut se figurer ces fosses remplies comme un massif de cadavres, séparés seulement par deux planches d'environ six lignes d'épaisseur, sans aucune couche de terre interposée entre eux. Ces fosses contenaient chacune mille à quinze cents cadavres. Lorsqu'elles étaient pleines, on chargeait la dernière couche des corps d'environ un pied de terre; et on creusait une nouvelle fosse à quelque distance. Chaque fosse restait environ trois ans ouverte, et il fallait ce temps pour la remplir. Le nombre plus ou moins grand des morts, comparé à l'étendue du cimetière, rendait nécessaire le creusement de ces fosses à des époques plus ou moins rapprochées; c'était au plus tôt après quinze ans, et au plus tard après trente ans, qu'une fosse était faite dans le même lieu. L'expérience avait appris aux fossoyeurs que ce temps ne suffisait pas pour la destruction entière des corps. La première fouille que l'on fit dans une fosse fermée et remplie depuis quinze ans, permit de constater que les *cercueils* étaient conservés dans toutes leurs dimensions et leur solidité; qu'à l'exception d'une légère teinte noire dont les bières étaient salies extérieurement, et qui était due à la terre qui les environnait, ces bières avaient conservé leur fraîcheur; toutefois, elles étaient un peu affaissées les unes sur les autres; le bois en était sain, et seulement teint en jaune.

Description des cadavres. Les corps étaient placés sur la planche du fond de la bière; il existait une distance assez grande entre leur surface et la planche de dessus; ils étaient tellement aplatis, qu'ils semblaient avoir été soumis à une forte compression (1). Le linge

---

(1) Quelqu'affaisés que soient les cadavres complétement saponifiés, on ne peut pas moins établir que le gras qui s'est

qui les recouvrait était comme adhérent aux corps qui, avec la forme des différentes régions, n'offraient plus, en soulevant ce linge, que des masses irrégulières d'une *matière molle, ductile, d'un gris blanc;* ces masses environnaient les os de toutes parts; elles n'avaient point de solidité, et se cassaient par une pression un peu brusque. L'aspect de cette matière, son tissu, sa mollesse, la fit d'abord comparer au fromage blanc ordinaire, et cette comparaison était juste, surtout par les empreintes ou aréoles que les fils tissus du linge avaient formées à sa surface. En touchant à cette substance blanche, elle cédait sous le doigt, et se ramollissait en la frottant quelque temps. Les cadavres ainsi changés en gras ne répandaient point une odeur très-infecte.

En examinant attentivement beaucoup de corps passés à cet état, on reconnut que tous n'étaient pas également avancés dans cette espèce de conversion. Plusieurs offraient, au milieu de masses blanches et grasses, des portions de *muscles reconnaissables* à leur tissu fibreux, et à leur couleur plus ou moins *rouge*. Dans ceux qui étaient complétement convertis en gras, les masses qui recouvraient les os étaient partout de la même nature, c'est-à-dire, présentaient indistinctement, dans toutes les régions, une substance *grise*, le plus souvent molle et ductille, quelquefois *sèche*, toujours facile à séparer, en fragmens poreux, percés de cavités, et n'offrant *plus aucune trace* des mem-

---

formé a plus de volume que n'en avait *toute la graisse* du corps.

branes, des muscles, des tendons, des vaisseaux, des nerfs : on eût dit au premier aspect que ces masses blanches n'étaient que du tissu cellulaire dont elles représentaient très-bien les aréoles et les vésicules.

En suivant cette matière blanche dans les différentes régions du corps, on put se convaincre que le tissu de la peau éprouvait partout cette altération remarquable; on reconnut ensuite que les parties ligamenteuses et tendineuses, qui attachent et retiennent les os, n'existaient plus, ou qu'au moins, ayant perdu leur tissu et leur ténacité, elles laissaient les articulations sans attaches, sans soutien, et les os livrés à leur propre pesanteur; de sorte qu'il n'existait plus entre eux qu'une juxtaposition sans réunion et sans adhérence : aussi le moindre effort suffisait-il pour les séparer, comme le savaient les fossoyeurs, qui, pour transporter ces corps et les enlever des fosses que l'on voulait vider, les pliaient et les roulaient sur eux-mêmes de la tête aux pieds, en écartant ainsi les extrémités des os autrefois articulés.

Il n'y avait plus de cavité abdominale. Les tégumens et les muscles de cette région, changés en matière *grasse* comme les autres parties molles de ces corps, étaient affaissés et appuyés sur la colonne vertébrale, de sorte que le reste était aplati, et qu'il ne restait plus de place pour les viscères; aussi ne trouvait-on presque jamais de traces de ceux-ci dans les lieux presque effacés qu'occupait autrefois la cavité abdominale. En vain cherchait-on dans le plus grand nombre des corps et le lieu et la substance de l'estomac, des intestins, de la vessie et même du foie, de la rate, des reins et de la matrice chez les femmes : tous ces viscères étaient fondus, et souvent il n'en restait absolument aucune trace ; quelquefois seulement on trouvait des masses irrégulières de la même nature que la matière *grasse*, de différens volumes, depuis celui d'une noix jusqu'à deux ou trois pouces de diamètre, dans les régions du foie ou de la rate.

L'extérieur de la poitrine était aplati et comprimé comme le reste des organes ; les côtes, luxées spontanément dans leurs articulations avec les vertèbres, étaient affaissées et couchées sur la colonne dorsale ; leur partie arquée ne laissait entre elles et les vertèbres qu'un petit espace de chaque côté, bien différent des cavités thoraciques, par l'étendue et par la forme. On n'y retrouvait point distinctement la plèvre, le médiastin, les gros vaisseaux, la trachée-artère, ni même les poumons et le cœur : ces viscères étaient souvent entièrement fondus, et la plus grande partie avait presque disparu ; on ne voyait à leur place que quelques grumeaux de matière grasse ; cette matière étant le produit de la décomposition de viscères chargés de sang et de diverses espèces d'humeurs, différait de celle de la surface du corps et des os longs, en ce qu'elle avait toujours une couleur plus ou moins rouge ou brune. Quelquefois on trouvait dans la poitrine une masse irrégulièrement arrondie, de même nature que les précédentes, et qui paraissait appartenir à la graisse et au tissu fibreux du cœur : apparemment que chez les sujets chez lesquels cela s'observait, le cœur avait été primitivement chargé de graisse. Dans d'autres circonstances, il y avait, dans un des côtés du thorax, une masse de forme ovoïde, qui paraissait en avoir occupé toutes les dimensions, offrant à sa surface des empreintes très-évidentes des côtes, et qui devait être la suite d'un engorgement très-considérable de l'un des lobes du poumon, fortement pénétré et distendu par une congestion de sucs épais et lymphatiques. L'extérieur de la poitrine des femmes présentait souvent la masse glanduleuse et adipeuse des mamelles, convertie en matière grasse, très-blanche et très-homogène.

La tête était environnée de matière grasse. La face n'était plus reconnaissable dans le plus grand nombre des sujets; la bouche, désorganisée, n'offrait plus de langue ni de palais; les mâchoires, désarticulées et plus ou moins écartées, étaient environnées de plaques irrégulières de *gras*. Quelques grumeaux de la même matière tenaient ordinairement la place des parties situées dans la bouche; les cartilages du nez participaient à l'altération générale de la peau; il n'y avait plus dans les orbites que quelques plaques blanches au lieu d'yeux; on découvrait encore les cils et les sourcils; les oreilles étaient également désorganisées; le cuir chevelu, changé comme les autres organes, *conservait encore les cheveux*. Le crâne renfermait *constamment* le *cerveau* rapetissé, noirâtre à sa surface, et *changé* absolument comme les autres viscères; du moins c'est ce que l'on put observer sur un grand nombre de sujets qui furent examinés avec soin. J'ai réuni, dit Thouret, une nombreuse suite de différens organes et de différentes parties saponifiées; la conservation du cerveau, qui reste *même dans les corps qui ne passent point au gras*, après l'entière destruction des parties molles, est une circonstance digne d'une attention toute particulière.

Les parties qui, indépendamment des *poils* et des *cheveux*, avaient résisté à la saponification, étaient les *ongles*, qui se conservaient intacts, et les *os*; toutefois, cette altération avait atteint l'intérieur de ceux-ci; la moelle, la membrane médullaire et toutes les divisions qu'elle forme jusqu'aux cellules du tissu alvéolaire, étaient changées en gras. Certains principes colorans résistaient également à la saponification; tels sont celui de la bile, les glandes bronchiques, le *pigmentum* de la choroïde et la partie rouge du sang.

Curieux de connaître les phénomènes que présentaient les cadavres dans les premiers temps de leur décomposition dans les *fosses communes*, et par conséquent bien avant d'être transformés en gras, Fourcroy interrogea les fossoyeurs, qui lui apprirent les détails suivans :

Les corps enterrés ne changent sensiblement de couleur qu'au bout de sept à huit jours. C'est dans le bas-ventre que se passe la première scène de cette altération; l'abdomen se boursouffle et paraît être distendu par des fluides élastiques qui se dégagent dans son intérieur; ce boursoufflement a lieu plus ou moins promptement, suivant que l'abdomen est plus ou moins gros et rempli de fluides, suivant la profondeur où les corps sont enfouis, et surtout suivant la température plus ou moins chaude de l'air. Ainsi, en réunissant toutes les circonstances favorables à ce premier degré de la décomposition putride, un corps très-gras, dont le ventre est infiltré, enterré à peu de profondeur dans une saison chaude, offre ce boursoufflement du bas-ventre au bout de trois ou quatre jours, tandis qu'un corps maigre, desséché, profondément enfoui dans une saison froide, peut rester plusieurs semaines sans présenter d'altération sensible. Les fossoyeurs ont cru remarquer qu'un temps d'orage avait une grande influence sur ce boursoufflement du ventre; ils assurent que cet état de l'atmosphère favorise singulièrement cette dilatation. Suivant leur témoignage et leurs expressions, le ventre *bout* à l'approche des orages; cette distension du ventre va, suivant eux, en augmentant, jusqu'à ce que les parois trop tendues, et ayant d'ailleurs leur tissu relâché et ramolli par la putréfaction qui les attaque, cèdent à l'effort de cette raréfaction intérieure, et se brisent avec une sorte d'explosion. Il paraît que c'est aux environs de l'anneau, et quelquefois autour du nombril, que se fait cette espèce d'éruption; il s'écoule alors par ces ouvertures un fluide sanieux brunâtre, d'une odeur très-fétide, et il se dégage en même temps un fluide élastique très-méphitique.

Les corps amoncelés les uns sur les autres ne sont pas, comme ceux qui sont enterrés dans des fosses particulières, exposés sur un sol qui puisse en absorber l'humidité. Comme ils se recouvrent les uns les autres, l'évaporation due à l'atmosphère n'a point ou presque point d'influence sur eux; en un mot, ils ne sont point exposés aux circonstances environnantes, et l'altération qu'ils éprouvent ne dépend que de leur propre substance.

Lorsque la rupture des parois du bas-ventre est faite, la putréfaction abdominale qui en est la cause, a déjà désorganisé les viscères mous de cette cavité; l'estomac et les intestins ne forment plus un tube membraneux continu. Brisées en plusieurs points et déjà fondues en sérosités putrides, les portions de membranes qui restent encore tombent et s'affaissent sur elles-mêmes; bientôt la putréfaction qui s'y est établie, et dont la marche devient de plus en plus rapide, en détruit et en désorganise tout-à-fait le tissu; il n'en reste donc, quelque temps après la rupture du bas-ventre, que quelques fragmens qui s'appliquent et se confondent avec les parois mêmes de cette cavité. Le parenchyme du foie, plus solide, paraît résister à cette fonte septique; la putréfaction s'y ralentit, et ne va point jusqu'à la destruction complète; l'humidité n'y est plus assez abondante pour en faciliter la décomposition totale; et telle est sans doute la cause de ces fragmens de *gras* que l'on trouve à la place de tous les viscères du bas-ventre. Le diaphragme, l'œsophage, le médiastin, les vaisseaux, les membranes, et toutes les parties molles contenues dans la cavité thoracique, se désorganisent à peu près en même temps que les viscères abdominaux. La rupture des fibres du diaphragme paraît accompagner ou suivre immédiatement celle des parois du ventre; à mesure que les liquides du thorax s'épuisent, les portions solides du cœur et des poumons éprouvent la même altération que la base de tous les autres organes; mais comme le tissu pulmonaire est très-lâche et contient beaucoup de sucs, les parois des cellules qui les constituent s'affaissent et se compriment, de sorte que sa forme se perd bientôt, et qu'il ne reste plus de sa substance que quelques masses irrégulières de *gras*. Quoique les cavités du cœur donnent aussi lieu à l'affaissement de ses parois musculaires, celles-ci étant d'un tissu plus dense, perdent moins de leur forme générale, et donnent, par leur conversion en *gras*, naissance à ces masses irrégulièrement arrondies, que nous avons dit exister dans la cavité thoracique.

Le même affaissement, la même désorganisation ayant lieu avec plus ou moins d'énergie dans toutes les parties musculaires, tendineuses et ligamenteuses qui environnent les os, suivant leur mollesse et la quantité de sucs dont elles sont pénétrées, la conversion en *gras* s'opère successivement dans toutes ces parties; tout ce qui est membraneux et plus ou moins muqueux se détruit et disparaît: c'est pour cela qu'on ne trouve plus de traces de vaisseaux, de nerfs, d'aponévroses, au milieu des masses de *gras* qui recouvrent les os des extrémités. Voici du reste comment s'exprime Thouret à l'occasion de l'ordre et des principaux phénomènes de cette transmutation en gras. C'est la peau qui la première subit la saponification : d'abord son tissu fibreux subsiste; mais le corps adipeux est déjà blanc. Lorsque celui-ci est passé à cet état, il offre encore en quelques parties la couleur jaune qui lui est ordinaire. Sous la peau et la couche de graisse déjà transformées, les muscles conservent encore quelque temps leur couleur. Les viscères sont long-temps aussi reconnaissables dans leurs cavités, où on les voit d'abord seulement affaissés, desséchés, et ayant perdu de leur volume. Mais bientôt ces mêmes parties subissent la conversion, et l'on voit se développer dans leur tissu la matière du gras, qui les pénètre enfin profondément. Toutes les chairs ayant éprouvé la transmutation, le tissu fibreux subsiste encore dans les masses qu'il forme, et ce n'est que lorsqu'il n'en reste plus de vestiges que la saponification est complète.

Mais que deviennent les corps ainsi changés en gras, *se conservent-ils sans se détruire*, ou bien *se décomposent-ils?* Quelques faits semblent autoriser à croire que ces corps se décomposent par l'action des pluies, qui les réduisent à l'état de squelette. Dans plusieurs fosses communes que l'on fit creuser au cimetière des Innocens, on trouva quelques bières dérangées de leur position horizontale par l'éboulement des terres : dans plusieurs de ces bières placées obliquement, la *portion inférieure* des corps était *réduite* à l'état de *squelette*, tandis que la partie supérieure présentait les masses de gras ordinaires dans tous ces corps; il était aisé de juger par l'inspection qu'une cause *dissolvante* avait agi sur le bas de ces cadavres, sans porter son action sur les parties élevées. Cette cause ne fut pas difficile à reconnaître; on trouva dans la partie inférieure de ces bières un fluide brun et fétide; la terre des environs était humide et pénétrée des mêmes miasmes que l'eau des bières; celles-ci d'ailleurs ne se trouvaient qu'au bas des fosses, et en général tous les cadavres qui occupaient cette région avaient la matière grasse la plus molle, la plus altérée et la moins abondante. On reconnaît à ces indices l'action de l'eau des pluies; en filtrant à travers une terre perméable, elle se rassemble dans le fond des fosses, elle baigne la partie des cadavres qui y sont situés, elle enlève la matière grasse qui y plonge; car on verra tout à l'heure que cette matière se délaie facilement dans l'eau. Les fossoyeurs ont remarqué qu'après de longues et fortes pluies, le dessus des fosses ou le sol qui les recouvre se creuse et s'abaisse de quelques pouces : on voit dans cette observation la preuve d'une diminution dans la masse des corps dont la matière soluble est peu à peu enlevée par l'eau et distribuée en molécules plus ténues dans la terre qui les environne, *et dans laquelle on a trouvé* les élémens de cette substance.

La dégradation ou décomposition dont il s'agit commence par les cavités; on ne trouve plus dans le thorax et dans l'abdomen qu'une petite quantité de gras sous forme de débris et comme émiettés : alors les os sont désarticulés, le sternum et les tégumens du ventre sont appliqués sur la colonne épinière, les côtes sont couchées de chaque côté, les vertèbres séparées, et l'on trouve dans les jeunes sujets les épiphyses désunies. La décomposition a lieu ensuite dans les chairs par la partie qui correspond au tissu cellulaire; ce gras, toujours spongieux et d'une consistance plus rare, se réduit aussi en débris ou en fragmens plus ou moins atténués. La peau et le corps adipeux se conservent d'une manière plus durable ; ils offrent des plaques plus ou moins épaisses et étendues, diversement configurées, le plus ordinairement de forme circulaire, qui s'appliquent sur les os longs, qu'elles enveloppent et qu'elles touchent immédiatement ; elles conservent long-temps leur densité et leur blancheur, le cuir chevelu surtout. Mais ce gras lui-même se détruit à la longue, et l'on ne trouve plus enfin à la surface des os qu'une substance peu abondante, ou molle comme de l'argile détrempée et un peu épaisse, dont elle a la couleur, ou sèche et comme friable, d'une teinte plus rembrunie. Il paraît que c'est le résidu des principes colorans et indestructibles, ou le principe terreux, peut-être, qui restent ainsi comme mêlés d'un peu de gras.

De la nature et des propriétés du gras des cadavres. Composition chimique. Le gras des cadavres, considéré à tort par Fourcroy comme un composé d'*ammoniaque* et d'*adipocire*, est formé, d'après M. Chevreul, d'acide *margarique*, d'un acide gras et liquide qui paraît être l'*oléique*, d'un peu de *substance amère*, d'un principe *colorant orangé*, qui colore l'acide liquide, d'une trace de principe *odorant*, d'*ammoniaque*, de très-petites quantités de *chaux* et de *potasse*, et de quelques sels ; les alcalis dont nous parlons saturent en partie les acides margarique et oléique ; ce dernier n'existe qu'en très-petite proportion dans le *gras*, surtout relativement à l'acide margarique qui y est très-abondant (1). Il est

(1) Le gras des cadavres analysé par Fourcroy fournit un gros et demi de sous-phosphate de chaux par livre.

aisé de conclure de cette analyse que le gras des cadavres est un savon à double acide et à base ammoniacale. Quelquefois cependant il est formé d'acides margarique et oléique combinés à la chaux ; c'est lorsque les cadavres qui le fournissent se pourrissent dans de l'eau contenant du carbonate ou du sulfate de chaux : c'est ainsi que M. Chevreul a trouvé que du gras provenant d'un cadavre de bélier, qui avait macéré dans l'eau de puits, était à l'état de savon calcaire. Il arrive quelquefois aussi que les parties des cadavres qui sont déposées dans la terre, se saponifient et se transforment en un véritable savon calcaire : nous avons enterré, le 4 décembre 1828, un estomac, une portion de peau avec le tissu cellulaire sous-jacent, deux testicules humains et un épiploon : tous ces organes appartenaient à l'espèce humaine ; chacun d'eux avait été enveloppé d'un linge et placé dans une petite boîte en bois de sapin ; ces boîtes avaient été enterrées à la profondeur de deux pieds et demi ; leur exhumation eut lieu le 30 juillet 1829, sept mois vingt-sept jours après les avoir placées dans la terre. A la place de l'estomac on trouva environ un demi-gros de *gras* de cadavres, *nullement ammoniacal*, mais bien composé d'acides margarique et oléique et de chaux. La peau, assez humide, offrait çà et là l'apparence du gras des cadavres, et fournissait à l'analyse un *savon calcaire nullement ammoniacal.* Les testicules étaient méconnaissables et transformés en *gras* d'un blanc jaunâtre, *véritable savon calcaire* aussi. Enfin, l'épiploon avait conservé son aspect et sa structure dans plusieurs points, tandis que dans d'autres il n'était plus reconnaissable, et se trouvait changé en une masse graisseuse jaunâtre, ayant l'odeur du fromage de Roquefort, et composée d'*acides gras et de chaux*.

Nous étions à peu près certains que la présence de ce savon calcaire, aux dépens du savon ammoniacal dans ces *matières grasses*, tenait à ce que les eaux pluviales, en filtrant à travers les terres jusque dans l'intérieur des bières, avaient dissous des sels calcaires qui avaient décomposé le savon ammoniacal et l'avaient changé en savon calcaire : cependant nous crûmes devoir nous assurer, par des expériences directes, que les choses s'étaient réellement passées ainsi.

1°. Nous préparâmes un savon ammoniacal avec de l'acide stéarique pur et de l'ammoniaque caustique, et nous le plongeâmes au milieu d'une dissolution de sulfate de chaux ; au bout de trois semaines, en examinant ce savon, nous le trouvâmes *entièrement* changé en stéarate de chaux, et il s'était formé du sulfate d'ammoniaque.

2°. Le 30 octobre 1829, nous renfermâmes un estomac vide et bien lavé dans une boîte de plomb, enveloppée elle-même par des planches de bois blanc ; nous enterrâmes aussitôt cette boîte à deux pieds et demi de profondeur. A côté, nous en plaçâmes une autre en *bois blanc*, dans laquelle nous avions également mis un estomac humain bien lavé et vide. L'exhumation de ces boîtes eut lieu le 29 mai 1830, sept mois après l'inhumation. L'estomac contenu dans la boîte en *bois blanc* était transformé en savon en partie ammoniacal, mais surtout calcaire; tandis que celui qui était enfermé dans le *plomb* n'offrait aucune trace de saponification; il était même peu altéré. Il est évident que, dans cette dernière expérience, la marche de la putréfaction avait été singulièrement ralentie à raison de la double enveloppe, et surtout de la boîte de plomb; et tout porte à croire que si le petit appareil fût resté en terre autant de temps qu'il était nécessaire pour changer l'estomac en savon, celui-ci n'eût pas été de nature calcaire, mais bien ammoniacal.

Propriétés du gras des cadavres. Les caractères du gras des cadavres varient suivant l'époque de sa formation et quelques autres circonstances que nous allons faire connaître. Dans les corps nouvellement saponifiés, c'est-à-dire, dans ceux qui ne sont enterrés que depuis trois à cinq ans, il est mou et très-ductile; il contient une grande quantité d'eau et est très-léger. Dans les cadavres qui sont convertis en gras depuis trente ou quarante ans, il est plus sec et plus cassant, en plaques plus denses; on a même vu des corps placés dans des terrains secs, dont quelques portions de la matière grasse étaient devenues transparentes; l'aspect, le tissu grenu et la qualité cassante de cette matière ainsi desséchée, imitent assez bien la cire: nous verrons tout à l'heure, en parlant de l'action de l'air sur ce corps, quels sont les changemens que le temps lui fait éprouver. L'époque de la formation du gras influe aussi sur ses caractères; en général, tout celui qui paraît formé depuis long-temps est *blanc*, égal dans tous ses points, et ne contient aucune matière étrangère, aucun reste de tissu fibreux; tel est surtout celui qui appartient à la peau des extrémités : au contraire, quand le gras est récent, il n'est ni aussi homogène ni aussi pur que le précédent; on y trouve encore des portions de muscles, de tendons, de ligamens, dont le tissu, quoique déjà altéré et changé dans sa couleur, est encore reconnaissable; suivant que la conversion est plus ou moins avancée, ces restes de tissu sont plus ou moins pénétrés de matière grasse, comme enchâssée entre les interstices des fibres. Chez quelques sujets on voit la matière grasse présenter des surfaces brillantes de la couleur de l'or et de l'argent: on dirait qu'une couche légère de mica est étendue sur ces surfaces; dans quelques-uns même cette propriété chatoyante offre assez d'éclat pour mériter d'être conservée par le dessin et l'impression. On voit aussi dans plusieurs points de la matière grasse des couleurs *rouges*, *orangées* et *incarnates* fort brillantes : ces couleurs se rencontrent surtout aux environs des os qui en sont eux-mêmes pénétrés.

Le gras des cadavres se ramollit par la *chaleur* et le mouvement des doigts; il *fond* comme une graisse lorsqu'on le chauffe au bain-marie à la température de l'ébullition. *Distillé* à feu nu en vases clos, il fournit d'abord de l'eau chargée d'ammoniaque, et au bout d'un temps assez long, une huile qui se fige dans l'allonge; enfin, et beaucoup plus tard, du sous-carbonate d'ammoniaque cristallisé, qui finit par se dissoudre dans l'huile (Fourcroy); il n'est pas douteux aussi qu'il se forme dans cette opération des traces de gaz inflammable et de charbon, et le produit volatil odorant roux et acide que fournissent les acides margarique et oléique que l'on distille.

Chauffé avec le contact de l'*air*, le *gras des cadavres* s'enflamme et brûle rapidement; le charbon résidu est peu abondant et difficile à incinérer.

Lorsqu'on expose des fragmens de gras des cadavres à l'*air sec* et chaud pendant l'été, ils deviennent secs et cassans, sans diminuer de volume; ils blanchissent et perdent l'odeur qui les caractérisait; leur surface finit par être friable et par se réduire presque en poussière sous le doigt; non-seulement le gras a perdu de l'eau par son exposition à l'air, mais il s'est encore dégagé de l'ammoniaque. Fourcroy assure ne pas avoir retiré de cet alcali, en analysant des portions de gras des cadavres qui étaient restées assez long-temps en contact avec l'air chaud, pour devenir demi-transparentes après avoir été fondues, et pour avoir plusieurs des caractères extérieurs d'une vraie cire. L'action de l'air sur cette matière grasse explique, d'après ce savant célèbre, pourquoi les portions de cette matière qui se trouvaient à la partie supérieure des fosses du cimetière des Innocens étaient sèches, tandis qu'elles étaient humides lorsqu'elles occupaient le fond des fosses.

D'après Thouret, par son exposition à l'*air humide*, le gras des cadavres se couvre de moisissures très-abondantes qui offrent les couleurs les plus vives et les plus variées.

Le gras des cadavres, délayé dans un mortier de verre avec un peu d'*eau* froide, s'y mêle très-facilement, et forme une espèce de magma, ou pâte molle et uniforme. En ajoutant de l'eau, la liqueur devient opaque, semblable à de l'eau de savon, et on y voit des espèces de stries brillantes et satinées. Dans cette expérience, le gras absorbe l'eau avec tant d'activité et y adhère tellement, qu'il en retient toujours une grande quantité, ce qui augmente singulièrement son volume; il est simplement délayé et non dissous. Cette action de l'eau froide sur le gras des cadavres vient suffisamment à l'appui de ce que nous avons établi, lorsque nous avons parlé de la manière dont les pluies agissaient sur les corps saponifiés. L'*eau* que l'on fait *bouillir* sur le gras des cadavres acquiert la consistance et la forme d'un mucilage épais de graine de lin; par le refroidissement, la liqueur se prend en une sorte de pâte ductile, qui, étant étendue d'eau froide, *s'y délaye comme à l'ordinaire*, sans s'y dissoudre; car, par le filtre, on peut en séparer la matière savonneuse.

Toutefois, si le gras des cadavres sur lequel on agit a été long-temps exposé à l'air sec et chaud, s'il a perdu une grande quantité d'ammoniaque, l'eau ne *le délaye* plus aussi facilement que dans son état ordinaire.

L'acide *hydrochlorique* étendu d'eau décompose le gras des cadavres, surtout à une douce chaleur, se combine avec l'ammoniaque, la potasse et la chaux, avec lesquelles il forme des hydrochlorates solubles, et laisse les acides gras; la dissolution, riche surtout en hydrochlorate d'ammoniaque, si le gras n'est pas calcaire, dégage beaucoup d'alcali volatil par l'addition de la potasse. L'acide hydrochlorique, comme on voit, fournit un moyen simple de connaître la nature de la base ou des bases qui entrent dans la composition de ces savons.

Si, après avoir tenu en fusion pendant quelque temps le gras des cadavres ammoniacal, on y ajoute à froid de la *chaux* vive, il se dégage de l'ammoniaque.

L'*alcool froid* ne dissout point ce savon; *bouillant*, il en dissout 90,3 parties sur 100, et il les laisse presque entièrement déposer par refroidissement. Les 9,7 parties non dissoutes par l'alcool bouillant sont formées d'un principe colorant jaune, d'une matière azotée, d'une matière grasse, de phosphate de chaux, de chaux, de magnésie, d'oxide de fer, d'acide lactique, et de deux sels désignés par M. Chevreul sous les noms de *lactates* de *potasse* et de *soude*.

Origine du gras des cadavres; circonstances qui influent sur sa formation; théorie de sa production. Le gras des cadavres ne se produit que là où il y a de la graisse et une matière azotée; le corps gras fournit les acides margarique et oléique, et la substance animale l'ammoniaque : telle est l'*origine* de cette matière grasse. Les preuves de cette assertion se présentent en foule; nous ne choisirons que les suivantes :

1°. Les cadavres entiers, ou une partie d'un cadavre formant un tout fini, c'est-à-dire constituant un membre, la tête ou le thorax, parties dans lesquelles on trouve de la peau, de la *graisse*, des muscles, etc., se changent en *gras* dans l'eau stagnante d'un étang ou dans l'eau peu courante des bords d'une rivière. On sait que Georges Smith Gibbes a décrit, en 1794, les procédés qu'il faudrait suivre pour obtenir en grand le gras des cadavres. (*Voyez* son Mémoire intitulé : *On the conversion of animal muscle into a substance much ressembling spermaceti*, dans les *Transactions philosophiques.*) Les muscles *isolés* ne fournissent qu'une petite quantité de gras, et seulement lorsqu'ils sont riches en *graisse*.

2°. La graisse lessivée, exsangue, et isolée des parties qui contiennent de l'ammoniaque, ne se transforme pas en *gras des cadavres*. (*Güntz*, ouvrage cité.)

3°. M. Gay-Lussac a fait voir que la fibrine du sang parfaitement lavée et débarrassée de graisse, ne se changeait point en *gras des cadavres*.

4°. M. Chevreul a fait la même observation sur les tendons d'éléphans et la chair musculaire de bœuf *privés de graisse* et submergés pendant *un an* dans l'eau distillée.

5°. Après sept mois vingt-six jours d'inhumation à la profondeur de deux pieds et demi, nous avons vu de la peau, que nous avions préalablement dépouillée de tissu cellulaire, *ne pas s'être transformée en gras*; elle était réduite à de petites lamelles inodores, comme tannées, brunâtres d'un côté et fauves de l'autre, difficiles à déchirer, d'une texture filamenteuse. Au contraire, la peau du même individu, *encore adhérente au tissu cellulaire graisseux*, inhumé dans le même terrain, le même jour, à la même profondeur, et dans une boîte pareille, était assez humide, offrait dans certaines parties l'*aspect du gras*, et fournissait à l'analyse un *savon calcaire*.

Si nous examinons maintenant les *circonstances qui influent sur la formation du gras des cadavres dans la terre*, nous verrons, 1° qu'il faut à peu près trois ans de séjour dans la terre pour que les corps soient *complétement* convertis en gras, tandis que cette transformation s'opère plus vite dans l'eau, tout étant égal d'ailleurs; 2° que l'on n'a *presque jamais* observé cette transmutation *complète* dans des corps isolés ou enterrés seuls; que, dans ce cas, en effet, on ne trouve que *quelques* parties saponifiées, et encore ne sont-elles pas toujours à l'état de savon parfait; il n'y a que les cadavres accumulés dans les fosses communes qui sont sujets à la saponification complète; 3° que parmi les corps inhumés dans des fosses communes, ceux qui sont à la partie inférieure de ces fosses paraissent être les premiers à subir la transformation en gras; 4° que cette transmutation ne s'établit pas également bien dans les *diverses espèces de terres*, quoi qu'en ait dit Fourcroy. (*Voyez* nos expériences à la page 347.) Déjà Thouret avait annoncé qu'on ne trouvait des traces de ce phénomène que *dans celles des couches* de terre qui ont une couleur noire, qu'elles doivent à une grande quantité de *gaz inflammable* dont elles sont surchargées, ou bien dans les grandes fosses *toujours enveloppées* et *pénétrées d'une terre très-noire*, qui recouvre même de plusieurs pieds les massifs des cercueils. Ce qui avait induit Fourcroy en erreur, c'est qu'il avait constaté la présence du gras des cadavres dans un grand nombre de cimetières, et toutes les fois que les corps étaient déposés en masse, et les uns à côté des autres; mais cette observation ne prouve pas que tel terrain ne soit pas plus propre que tel autre à opérer la saponification ; 5° qu'une couche épaisse du sol est nécessaire au-dessus des corps ; trop près de la surface, l'évaporation des gaz aurait lieu, la terre ne s'en saturerait pas, et n'offrirait par conséquent plus les conditions voulues ; 6° que les corps chargés de beaucoup d'embonpoint, qui sont en même temps d'une structure forte et robuste, d'un tissu compacte et solide, sont ceux qui ont le plus de propension à passer à l'état gras, tandis que les corps très-secs et très-maigres se changent plus particulièrement en momies ; 7° que le sexe ne paraît pas influer d'une manière sensible sur l'époque où se fait la saponification ; 8° que les jeunes sujets se transforment plus tôt en gras que les adultes et les vieillards.

Il nous est impossible de déterminer, faute d'observations, s'il y a des différences à raison de la *position* des fosses, pour le moment où la saponification commence dans chacune d'elles, si les corps que l'on trouve réduits à leurs ossemens ont d'abord été saponifiés, ou bien s'ils ont été décomposés par un autre genre de destruction ; enfin si ceux qui ont été changés en gras ont seuls subi cette transmutation d'une manière simultanée ou successive.

La théorie de la production du gras des cadavres dans la terre n'est pas aisée à établir, parce que nous manquons encore d'un certain nombre de données qui sont indispensables ; cependant tout porte à croire que les corps *entassés* dans les fosses commencent à se pourrir comme ceux qui sont dans des sépultures particulières ou dans l'air ; mais qu'au bout d'un certain temps, il arrive un autre genre de décomposition, la *transformation* en gras. La cause de cette saponification paraît tenir à ce que la terre étant trop peu abondante autour de l'immense quantité des corps contenus dans les caveaux, ne tarde pas à être *saturée* des produits volatils de la putréfaction ; dès-lors elle ne hâte plus la décomposition putride par sa disposition à recevoir les produits. Le contraire arriverait si les cadavres se pourrissaient dans l'air ou isolément dans la terre, c'est-à-dire que, dans ce cas, les gaz ayant une libre issue dans l'air, ou pouvant être retenus par la terre, la décomposition continuerait comme elle avait commencé. Les produits gazeux de la putréfaction dans les fosses communes, d'après ce qui vient d'être dit, étant en quelque sorte réfléchis sur les parties molles, ou retenus dans leurs tissus, il se passe de nouveaux phénomènes, un nouvel ordre de décomposition. Voici comment Fourcroy explique la putréfaction des corps dans ces fosses : le carbone s'échappe en grande quantité sous la forme d'acide carbonique, soit en réagissant sur l'eau, soit en absorbant l'oxigène contenu dans les matières animales. Cette volatilisation du carbone avec l'oxigène est la cause de la perte considérable qu'éprouvent les matières animales en se convertissant en *gras* ; car ce dernier ne fait que le *dixième* ou le *douzième* de tout le corps. L'azote, principe très-abondant dans ces substances, se combine *en entier* à l'hydrogène, et forme l'ammoniaque, dont une portion se dégage en vapeurs, et l'autre reste fixée dans le *gras ;* le résidu des matières animales, privées d'une grande partie de leur carbone, de leur oxigène et de tout leur azote, se trouve contenir une proportion beaucoup plus forte d'hydrogène ; et c'est cet hydrogène carboné et légèrement oxidé qui constitue la matière grasse (acides margarique et oléique), dont l'union avec l'ammoniaque forme le savon des cadavres. Il resterait seulement à déterminer si c'est l'oxigène contenu dans la matière animale, ou celui de l'eau faisant partie de cette matière, qui a opéré la décomposition ; peut-être la proportion considérable d'hydrogène qui existe, soit dans l'ammoniaque formée, soit dans la matière grasse du savon, doit-elle faire penser que la décomposition de l'eau est nécessaire à cette opération. (Fourcroy, deuxième mémoire, page 71.).

Thouret, au contraire, n'était pas éloigné d'admettre que la matière grasse du gras des cadavres (acides margarique et oléique) n'est pas le produit de la putréfaction, mais qu'elle existe toute formée chez l'homme pendant la vie. Après avoir indiqué qu'on retire beaucoup de *blanc de baleine* des cavités du cerveau de la baleine, de la bile, quelquefois du foie, du cerveau de l'homme et de tous les animaux ; il dit : « Mais si cette substance existe déjà formée dans l'animal vivant, pourquoi l'attribuerait-on au mouvement de destruction et de putréfaction, lorsqu'elle paraît après la mort? Si dans les corps du cimetière on a trouvé cette matière réduite à l'état de savon ; et unie à une certaine quantité d'alcali volatil, qui ne peut être que le produit d'une putréfaction avancée, cette putréfaction et la formation de l'alcali volatil n'ont-elles pas pu s'opérer seules, et la matière du gras, *antérieurement* existante, ne subir d'autre changement que celui de s'unir à une substance alcaline, qui, dans l'état ordinaire, n'était pas formée ? » (Mémoire cité, page 27.) Cette théorie, à laquelle on pouvait opposer tant d'objections au moment où elle fut publiée, n'est plus admissible aujourd'hui, que l'on connaît la différence immense qui existe entre le *gras des cadavres* et le *blanc de baleine* (principalement formé de *cétine*), que Thouret supposait à tort exister abondamment dans le corps humain.

§. III.

Cadavres changés en momies sèches.

Le mot *momie*, pris dans l'acception la plus étendue, sert à désigner *toute espèce* de cadavres artificiellement ou *naturellement* modifiés dans leur texture, et préservés ainsi de la putréfaction. On a désigné sous le nom de momies *grasses* les corps saponifiés dont il a été question dans le paragraphe précédent, tandis qu'on a appelé momies *sèches* ceux qui, loin d'avoir subi ce genre de transformation, ont perdu leurs fluides, et sont dans un état de dessiccation complète. Les momies *sèches* sont *artificielles* ou *naturelles*; les premières ne sont autre chose que des cadavres embaumés par un procédé quelconque : telles sont les *momies égyptiennes*, les *momies des îles Fortunées* ou

Xaxos, les *momies péruviennes*, etc. Les momies *naturelles*, au contraire, ne sont le résultat d'aucune préparation : ce sont des cadavres qui, à raison de circonstances particulières, dépendantes de la température, du terrain, etc., se sont desséchés sans se pourrir. Il ne doit être question dans cet article que des *momies sèches naturelles* appartenant à l'espèce humaine.

Établissons d'abord par des faits la *possibilité* que des cadavres humains enterrés dans des fosses communes se transforment en momies *sèches* à côté de corps qui se saponifient, et même d'autres qui se trouvent réduits à leurs ossemens. 1° Voici ce que l'on remarqua lors des fouilles du cimetière des Innocens : dans quelques corps que l'on trouvait toujours isolés, la peau, les muscles, les tendons et les aponévroses étaient desséchés, *cassans*, *durs*, d'une couleur plus ou moins grise, et semblables aux momies de quelques caveaux où l'on a observé ce changement, comme les catacombes de Rome et le caveau des Cordeliers de Toulouse. (Fourcroy, mémoire cité.) Parmi les différens corps changés en momies sèches que j'ai trouvés au cimetière des Innocens, dit Thouret, et que je conserve au nombre de *cinquante* à *soixante*, il n'y a qu'un seul corps d'homme ; les femmes, en effet, paraissent avoir une propension plus grande à se changer en momies. (Rapport déjà cité, page 48.) 2° On lit dans le *Recueil de pièces concernant les exhumations faites dans l'enceinte de l'église de Saint-Éloi de la ville de Dunkerque*, « que, parmi les *onze* cadavres qui, dans le nombre des *soixante* exhumés le 12 et le 13 mars, se sont trouvés en entier, il y en avait trois entièrement *desséchés* et semblables aux *momies*. Les anciens avaient plusieurs opinions sur la durée des corps enterrés. Nous avons des caveaux dans lesquels ils se conservent des siècles; tels sont ceux des Cordeliers de Toulouse, où l'on en voit plusieurs qui sont encore en entier. Ici on ne peut attribuer cette conservation au terrain et à l'exposition, puisqu'à côté des espèces de momies dont il s'agit, il se trouvait des corps tout-à-fait putréfiés : il faut donc faire dépendre ce phénomène de la constitution des corps mêmes, ou peut-être de l'usage long et immodéré des liqueurs fortes. » (page 46.)

Description des cadavres réduits à l'état de momie sèche naturelle. Autant les descriptions des momies artificielles sont communes, autant celles des momies naturelles sont rares et peu détaillées. Nous prendrons pour guide dans ce travail le mémoire de M. de Puymaurin fils, intitulé : *Détails chimiques et observations sur la conservation des corps qui sont déposés aux caveaux des Cordeliers et des Jacobins de Toulouse* (voy. tome 3e des Mémoires de l'Académie de Toulouse, 1787), et la notice de Vicq-d'Azyr *sur les corps déposés dans les caveaux des Cordeliers de la même ville*. (Histoire de la Société royale de médecine; année 1779.)

Les corps ou momies étaient rangés debout dans l'un et dans l'autre caveau, et adossés au mur. La charpente osseuse et la peau qui les recouvre étaient parfaitement conservées, et leur permettaient de se soutenir dans cette position. Toutes les parties internes de ces corps, musculeuses, tendineuses, cartilagineuses, le foie, le poumon et tous les viscères contenus dans les trois grandes cavités, ressemblaient à de l'amadou et prenaient feu comme lui, mais n'avaient point la même souplesse ni la même solidité; elles tombaient en poussière quand on les pressait entre les doigts, par l'effet de l'attaque constante des mites qui les dévoraient. Les paupières, les lèvres, les oreilles, la langue, étaient bien conservées, mais ne ressemblaient plus qu'à un cuir sec et ridé; il en était de même de la peau qui recouvrait ces momies. Le tissu cellulaire avait cependant encore dans la plupart sa souplesse et son intégrité. Le nez et ses cloisons intérieures, les dents et les ongles étaient aussi à peu près comme dans leur premier état. Les ongles de certains corps avaient même conservé toute leur fraîcheur. Les ligamens et les tendons résistaient au tranchant du scalpel; il fallait une force considérable pour les diviser. Le nerf médian supportait la dissection jusqu'au doigt; l'artère radiale avait été poursuivie jusqu'à la paume de la main, et sa cavité avait permis l'introduction d'un stylet plus gros qu'une soie de porc. Les recherches que l'on fit pour découvrir les veines furent inutiles. Le périoste était détruit en partie; les portions qui ne l'avaient pas été étaient desséchées et recouvraient les parties dures; mais on l'en détachait avec un peu de patience. Les os étaient très-légers; ils avaient la solidité ordinaire; l'acide nitrique les attaquait. Quelques-unes de ces momies, surtout celles du caveau des Jacobins, avaient les parties de la génération bien entières et parfaitement conservées; le seul scrotum existait dans les autres, mais sans nulle apparence de testicules. La partie dont la conservation était la plus frappante, était la face : tous les traits de la physionomie étaient conservés au point de reconnaître les personnes.

Le cerveau de presque toutes ces momies était réduit en une poudre jaune et grossière, sans odeur ni saveur; elle ressemblait à de la sciure de bois, et prenait feu comme elle, mais avec quelque détonation.

Le poids moyen de ces momies était de dix livres; tandis que la pesanteur moyenne des sujets vivans devait être de cent cinquante livres.

Indépendamment des corps conservés dans ces deux caveaux, on en voyait encore une vingtaine rangés à la file, et placés debout dans une tribune qui est dans le porche de l'église de Saint-Nicolas. Ces corps étaient enterrés dans un terrain sablonneux. « Il est très-singulier, dit M. de Puymaurin, qu'exposés au grand air depuis un grand nombre d'années, ils se soient aussi bien conservés qu'ils le sont; du reste, les cadavres maigres et peu chargés d'humeurs sont surtout ceux qui restent sans s'altérer; le sable absorbe leurs parties humides, tandis que la chaleur du soleil opère une prompte dessiccation. » (*V*. page 131.)

Voici maintenant les observations faites par Vicq-d'Azyr sur plusieurs membres des momies de Saint-Nicolas qu'il a disséqués avec soin. Lorsqu'on enlevait la peau desséchée, comme tannée et noirâtre, de ces corps, on trouvait dans les endroits où le tissu cellulaire était le plus lâche, quelques dépouilles d'insectes ; partout ailleurs on n'en rencontrait point ; tout y était affaissé, mais plein et comme collé à l'os. On voyait sous la peau deux espèces de substances différentes : l'une présentait des plaques minces, cotonneuses, jaunâtres, irrégulières ; l'autre était composée de fibres parallèles et semblables à celles que l'on aperçoit dans les écorces des arbres desséchés. Parmi ces dernières, on en remarquait aux condyles de l'humérus, dans lesquelles la forme blanche tendineuse était très-reconnaissable. Les fibres que l'on trouvait ainsi sous la peau se ployaient cependant sans se rompre, et brûlaient à la manière des poils et des cheveux, lorsqu'on les exposait à la flamme d'une bougie. Mais ce qui fixa surtout l'attention de Vicq-d'Azyr, ce fut le tendon du muscle biceps, dans lequel les trousseaux de fibres ligamenteuses et parallèles étaient très-distincts ; elles opposaient même beaucoup de résistance lorsqu'on voulait les couper avec des ciseaux.

Causes de la momification naturelle des cadavres humains. Il est difficile de ne pas admettre que les cadavres de certains individus se momifient par des causes qui nous sont encore inconnues, et qui pourraient bien dépendre jusqu'à un certain point de la constitution de ces mêmes individus ; comment expliquer en effet ces momifications *sèches*, observées à Dunkerque et dans le cimetière des Innocens, à Paris, à côté de cadavres qui subissaient des transformations d'un genre tout différent, et sous des influences propres à développer la saponification, ou à réduire les corps en squelettes ? Mais si, dans quelques circonstances, nous ne pouvons pas apprécier les causes qui opèrent la momification sèche des corps, souvent nous pouvons l'attribuer, sans crainte de nous tromper, à la nature du terrain et à la chaleur de l'atmosphère : ne sait-on pas que des caravanes entières enterrées dans les sables brûlans de l'Arabie s'y sont complétement desséchées? Chardin ne nous parle-t-il pas de la conservation et de la momification sèche de certains cadavres dans les sables du Corassan (Perse), où ils sont ensevelis depuis deux mille ans? Combien ne pourrions-nous pas citer encore de faits à l'appui de cette manière de voir?

Quoi qu'il en soit, nous sommes loin de regarder l'excès de froid comme une cause de momification; nul doute que les corps ne se conservent au milieu des glaces, mais ils n'éprouvent alors aucune altération; tandis que, pendant leur transformation en momies, ils sont pour le moins desséchés : que l'on vienne à retirer des glaces du Kamtschatka les cadavres des poissons qui y sont restés plongés pendant plusieurs mois, on verra qu'ils ne seront pas pourris; mais à peine seront-ils en contact avec l'air, à la température de 10° à 15° + 0°, la putréfaction se développera et parcourra la marche ordinaire.

La momification des cadavres dans les caveaux de Toulouse peut-elle être expliquée par la nature du sol et par la chaleur de l'atmosphère, ou bien dépend-elle de quelque autre cause? Avant de chercher à résoudre cette question, établissons, 1° que le caveau des Cordeliers était une petite chapelle souterraine, de la forme à peu près d'un ovale allongé, longue de dix-huit pieds, large de douze et haute de six et demi; que l'on y descendait par un escalier très-étroit qui avait quinze marches, et qui n'avait d'autre ouverture que celle de cet escalier; 2° que les cadavres de tout sexe et de tout âge qui étaient conservés dans ce caveau, avaient été retirés de quelques tombeaux de l'église et du cloître, qui ont *seuls le privilége* de les garantir de la dissolution ordinaire : en effet, à l'ouverture de ces tombeaux on trouvait les corps entiers, on les portait au clocher, on les y laissait quelque temps, et quand ils étaient *parfaitement desséchés*, on les déposait dans le caveau des Cordeliers; 3° que les cadavres des Cordeliers, que l'on ensevelissait dans un caveau *qui n'était destiné que pour eux*, n'avaient pas l'avantage de se conserver entiers; ces cadavres étaient simplement enterrés dans des fosses creusées dans la *terre nue*, et étaient recouverts ensuite de la terre qui en avait été tirée; 4° que le caveau des Jacobins était moins enfoncé que celui des Cordeliers; il était ovale, aussi long que le précédent, mais il avait quatre pieds de plus de large et trois pieds de plus de hauteur; il était mieux éclairé et mieux aéré que le précédent; 5° qu'il ne renfermait que les corps des religieux de la maison, les seuls de tous ceux qu'on enterrait dans le cloître ou dans l'église qui *ne fussent pas détruits*. Ces religieux étaient enterrés dans des tombes en briques et en pierre de taille, maçonnées à chaux et à sable, et tous n'étaient pas également bien conservés, ce qui paraissait tenir à la constitution des individus, aux maladies auxquelles ils avaient succombé, etc.; 6° que les corps des individus enterrés dans des *tombes ordinaires* ne se conservaient pas dans l'église ni dans le cloître des Jacobins.

Il paraîtrait, d'après ce qui précède, que la momification sèche observée à Toulouse pourrait très-bien reconnaître pour une des principales causes l'inhumation dans des *tombes hermétiquement fermées*, puisqu'on ne l'a jamais remarquée dans les corps enterrés dans la terre nue. On avait été tenté d'abord d'attribuer la conservation des cadavres exhumés et portés au caveau des Cordeliers, à ce que la chaux qui avait servi à la construction de l'église où ils étaient primitivement inhumés, avait été éteinte sur les terrains où les tombeaux étaient placés, et qu'elle y avait séjourné longtemps; mais alors pourquoi l'église et le cloître des Jacobins, qui ne conservaient point les cadavres, comme nous l'avons déjà dit, et sur lesquels la chaux avait été également éteinte, se comportaient-ils autrement?

Quoi qu'il en soit, M. de Puymaurin n'est pas éloigné d'admettre que la putréfaction avait été suspendue, et la dessiccation opérée dans les tombes hermétiquement fermées, parce que la masse d'air pur qui y était contenue ne pouvant pas se renouveler, était bientôt viciée, et le corps se trouvait enveloppé d'une atmosphère en quelque sorte conservatrice. « Si on met de la braise dans un four dont la bouche soit close, dit-il, l'air pur y étant bientôt absorbé, il ne reste plus que le méphitique ; les lumières s'y éteignent, l'huile de tartre s'y cristallise, la braise cesse alors de se détruire et redevient un charbon ordinaire » (page 130).

FIN DU TOME PREMIER.

ERRATA DU TOME PREMIER.

Page 315, ligne 1re, au lieu de *n'est pas*, lisez *est rarement*.

Page 319, ligne 3, au lieu de *ne contient jamais de*, lisez *contient rarement un*.

TABLE DES MATIERES

DU PREMIER VOLUME.

SECTION PREMIÈRE.

De la législation relative aux exhumations juridiques ; des dangers dont elles peuvent être accompagnées, et des précautions à prendre pour éviter ces dangers.

SECTION II.

CHAPITRE PREMIER.

DE LA PUTRÉFACTION DES CADAVRES DANS LA TERRE

FIN DE LA TABLE DU PREMIER VOLUME.

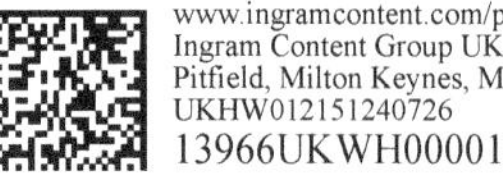

www.ingramcontent.com/pod-product-compliance
Ingram Content Group UK Ltd.
Pitfield, Milton Keynes, MK11 3LW, UK
UKHW012151240726
13966UKWH00001B/255

9 782011 953117